Legasthenie und Rechtschreibreform

Europäische Hochschulschriften

Publications Universitaires Européennes
European University Papers

Reihe XI
Pädagogik

Série XI   Series XI

Pédagogie
Pedagogics

Bd./Vol. 79

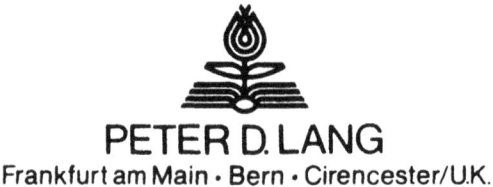

PETER D. LANG
Frankfurt am Main · Bern · Cirencester/U.K.

Sabine Ruhfus

Legasthenie und Rechtschreibreform

Möglichkeiten und Grenzen
einer Behebung legasthener
Erscheinungsformen durch
eine gezielte Reform der
deutschen Rechtschreibung

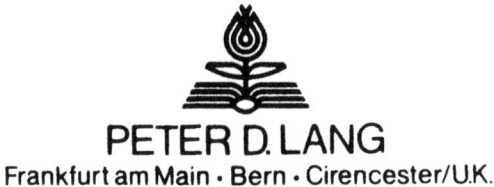

PETER D. LANG
Frankfurt am Main · Bern · Cirencester/U.K.

CIP-Kurztitelaufnahme der Deutschen Bibliothek

Ruhfus, Sabine:
Legasthenie und Rechtschreibreform: Möglich=
keiten u. Grenzen e. Behebung legasthener Er=
scheinungsformen durch e. gezielte Reform d.
dt. Rechtschreibung / Sabine Ruhfus. — Frank=
furt am Main, Bern, Cirencester/U.K.: Lang,
1980.
 (Europäische Hochschulschriften: Reihe 11,
 Pädagogik; Bd. 79)
 ISBN 3-8204-6671-1

ISBN 3-8204-6671-1
© Verlag Peter D. Lang GmbH, Frankfurt am Main 1980
Alle Rechte vorbehalten.
Nachdruck oder Vervielfäligung, auch auszugsweise, in allen Formen
wie Mikrofilm, Xerographie, Mikrofiche, Mikrocard, Offset verboten.

INHALTSVERZEICHNIS

Legasthenie und Rechtschreibreform
Möglichkeiten und Grenzen einer Behebung legasthener Erscheinungsformen durch eine gezielte Reform der deutschen Rechtschreibung

Seite:

1. *Problemstellung*   1

2. *Linguistische Probleme der deutschen Rechtschreibung*   5
    2.1. Verhältnis von Sprache und Schrift   5
    2.2. Kommunikative Funktion von Sprache und Schrift   15
    2.3. Zur Geschichte der deutschen Rechtschreibung   22
    2.4. Prinzipien der deutschen Orthographie und die damit verbundenen Rechtschreibschwierigkeiten   3o
       2.4.1. Das phonetisch-phonemische Prinzip   3o
       2.4.2. Das morphologische Prinzip   33
       2.4.3. Das historische Prinzip   35
       2.4.4. Das semantische Prinzip   37
       2.4.5. Das grammatische Prinzip   38
       2.4.6. Das pragmatische Prinzip   39
       2.4.7. Das ästhetische Prinzip   4o
    2.5. Zusammenfassende Betrachtung und Konsequenzen für eine Rechtschreibreform   41

3. *Legasthenie als aktuelles Problem der Schulpädagogik*   44
    3.1. Entwicklung und theoretischer Stand der Legasthenieforschung   44
       3.1.1. Definition und Abgrenzung   45
       3.1.2. Symptomatik   5o
          3.1.2.1. Primärsymptomatik   51
          3.1.2.2. Sekundärsymptomatik   53
       3.1.3. Ätiologie   55
          3.1.3.1. Visueller und akustischer Ursachenkomplex   55
          3.1.3.2. Gedächtnisschwäche   59
          3.1.3.3. Hirnstörungen, Reifungsrückstand und Erblichkeit   6o

Seite:

      3.1.3.4. Nichtstabilisierte Hemisphärendominanz und Lateralitätspräferenzen   61

      3.1.3.5. Emotionale Schwierigkeiten   63

      3.1.3.6. Ungünstige Milieuverhältnisse   64

      3.1.3.7. Methodische und pädagogische Fehler   64

   3.1.4. Fehlertypologie   66

   3.1.5. Problematik der nichteindeutigen Theoriebildung   69

3.2. Auswirkungen der Legasthenie im Rechtschreibunterricht   71

   3.2.1. Ziele und Stellenwert des Rechtschreibunterrichts   72

   3.2.2. Methodisch-didaktische Aspekte des Rechtschreibunterrichts   77

   3.2.3. Zur Diagnose von Legasthenikern   81

      3.2.3.1. Rechtschreibtests   82

      3.2.3.2. Lesetests   82

      3.2.3.3. Intelligenztests   83

      3.2.3.4. Ergänzende Tests   84

      3.2.3.5. Die Problematik der Legastheniediagnose   85

   3.2.4. Fördermaßnahmen für Legastheniker   88

   3.2.5. Zur Leistungsüberprüfung und Bewertung von Legasthenikern   91

   3.2.6. Zusammenarbeit von Eltern, Schulen und Schulpsychologischen Beratungsstellen   94

3.3. Zusammenfassende Betrachtung und Konsequenzen für eine Rechtschreibreform   96

4. *Probleme bei der Reform der Rechtschreibung*   1oo

4.1. Entwicklung der Rechtschreibreformbemühungen seit 19o1   1o1

4.2. Aktuelle Reformvorschläge   111

4.3. Standpunkte bei der Beurteilung der Rechtschreibreform   115

   4.3.1. Faktoren zur Unterstützung einer Reform   115

      4.3.1.1. Pädagogische Argumente   115

      4.3.1.2. Bildungspolitische Argumente   117

Seite:

       4.3.1.3. Psychologische Argumente   12o
       4.3.1.4. Wirtschaftliche Argumente   122
    4.3.2. Faktoren gegen eine Reform   123
       4.3.2.1. Politische Argumente   123
       4.3.2.2. Emotionale und ideologische Argumente   125
       4.3.2.3. Finanzielle Argumente   127
       4.3.2.4. Organisatorische Argumente   128
4.4. Erfahrungen mit der Rechtschreibreform in Dänemark   13o
4.5. Die öffentliche Meinung zur deutschen Rechtschreibreform   132
4.6. Zusammenfassende Betrachtung   138

5. *Gegenüberstellung der aktuellen Rechtschreibschwierigkeiten von Legasthenikern mit den Rechtschreibreformbemühungen*   14o

5.1. Ziel und Aufbau der Untersuchung   141
5.2. Situationsanalyse einer 6. Hauptschulklasse und deren Einstellung zur Problematik von lese-rechtschreibschwachen Kindern   142
    5.2.1. Ergebnisse einer Fragebogenuntersuchung zum Rechtschreibunterricht und zur Rechtschreibreform   144
    5.2.2. Ergebnisse aus der Diskussion über Legasthenie und Rechtschreibreform   151
5.3. Vergleichende Untersuchung von Rechtschreibfehlern in verschiedenen Klassen- und Leistungsstufen mit den zentralen Rechtschreibreformpunkten   159
    5.3.1. Zur Durchführung der Rechtschreibtests   159
    5.3.2. Beurteilung einzelner Fehlerschwerpunkte aus den Rechtschreibtests im Hinblick auf eine Rechtschreibreform   16o
       5.3.2.1. Die häufigsten Fehlerschwerpunkte in drei fünften Hauptschulklassen   162
       5.3.2.2. Die Groß- und Kleinschreibung als aktuellster Rechtschreibreformpunkt   165
          5.3.2.2.1. Reformvorschläge zur Groß- und Kleinschreibung   166

	Seite:
5.3.2.2.2. Vor- und Nachteile einer Reform der Groß- und Kleinschreibung im Hinblick auf den Lese- und Rechtschreibprozeß	169
5.3.2.2.3. Vergleichende Testanalyse in den verschiedenen Klassenstufen	175
5.3.2.2.4. Konsequenzen der Reform für Legastheniker im Vergleich zu anderen Leistungsgruppen	183
5.3.2.3. Die s-Schreibung	197
5.3.2.3.1. Reformvorschläge zur s-Schreibung	197
5.3.2.3.2. Vor- und Nachteile einer Reform der s-Schreibung im Hinblick auf den Lese-Rechtschreibprozeß	2o1
5.3.2.3.3. Vergleichende Testanalyse in den verschiedenen Klassenstufen	2o3
5.3.2.3.4. Konsequenzen der Reform für Legastheniker im Vergleich zu anderen Leistungsgruppen	2o9
5.3.2.4. Zur Problematik der Reform weiterer Rechtschreibschwerpunkte	22o
6. *Schlußbetrachtung*	226
Tabellenverzeichnis	233
Abbildungsverzeichnis	235
Abkürzungsverzeichnis	235

	Seite:
Anhang: Testübersicht zur Diagnose von Legasthenikern	236
- Diagnostische Rechtschreibtest 2-3	238
- Diagnostische Rechtschreibtest 4-5	239
- Testergebnisse der gesamten Klasse 5c/6c vor und nach einjährigem gemeinsamen Unterricht	240
- Fragebogen zum Rechtschreibunterricht und zur Rechtschreibreform	241
- Unterrichtsprotokoll der Klasse 6c	244
- Literaturverzeichnis	255

1. PROBLEMSTELLUNG

Da die zwischenmenschliche Kommunikation als Übermittlung und Austausch von Informationen vor allem in neuerer Zeit zu einem erheblichen Teil auf schriftsprachlicher Ebene vollzogen wird, gilt die Beherrschung der Orthographie in unseren Kulturbereichen als entscheidende Voraussetzung für gesellschaftliche Interaktionen, für den allgemeinen Lernprozeß und die Persönlichkeitsentwicklung jedes einzelnen. Um die Rechtschreibung als ein der Sprache angemessenes und geeignetes Kommunikationsmedium verwenden zu können, sollte ihre bestehende Norm ständig auf die Kriterien der Gültigkeit, Zweckmäßigkeit, der pädagogischen und sozialen Funktion sowie auf die kommunikativen Bedürfnisse hin überprüft und ggf. geändert werden.

"Ausgehend von der Beobachtung, daß geschriebene Texte für das Funktionieren einer Gesellschaft wie der unsrigen essentiell wichtig sind, kann behauptet werden, daß linguistische Untersuchungen eben dieses graphischen Kommunikationsmediums heute nicht überflüssig sind (man denke an Probleme der automatisierten Dokumentation und damit verbundene Probleme der automatischen Zeichenerkennung oder an didaktische Probleme des Rechtschreibunterrichts, Fragen der Orthographiereform u.ä.)" [1]

Bereits seit der endgültigen Festlegung der deutschen Rechtschreibnorm durch die I. und II. Orthographische Konferenz im Jahre 1876 und 1901 werden Vorschläge zur Reform der Rechtschreibung diskutiert, da diese Konferenzen wohl eine Vereinheitlichung der Schriftsprache zu erreichen, aber noch nicht alle Widersprüchlichkeiten auszuräumen und Vereinfachungen im System durchzusetzen vermochten. Die Verwirklichung der seitdem immer wiederkehrenden Reformvorschläge ist von der Einigung der Sprachgemeinschaften abhängig und aufgrund der bestehenden unterschiedlichen Auffassungen nur schwer durchführbar. So konnte seitdem keine Rechtschreibreform bis auf geringfügige Veränderungen realisiert werden.

---
1 Brekle 1971, S. 55

Die Kritik an der augenblicklichen deutschen Rechtschreibung richtet sich einerseits gegen die zur Zeit der Rechtschreibeinigung nicht eindeutig festgelegten und häufig widersprüchlichen Normen, andererseits gegen die Starrheit ihrer Entwicklung im Vergleich zur gesprochenen Sprache.

Mit zahlreichen Rechtschreibschwierigkeiten haben wir uns heute im Alltag, vor allem aber im schulischen Bereich auseinanderzusetzen. Die Erarbeitung und Einprägung der geltenden Rechtschreibung bis hin zum angestrebten kompetenten und performanten Einsatz dieses Kommunikationsmediums nimmt einen so breiten Raum im Sprachunterricht - vor allem in der Grundschule - ein, daß andere wichtige Lernbereiche leicht zu kurz kommen. Einerseits sollte die Vermittlung der Rechtschreibung nur noch sekundäre Bedeutung erhalten [1], andererseits wird in unserer Gesellschaft die orthographische Fähigkeit immer noch zum Statussymbol erhoben, wenn gute Rechtschreibung als Anzeichen für gebildet und fehlerhaftes Schreiben als Bildungsdefizit interpretiert werden [2]. Ein vernachlässigter Rechtschreibunterricht birgt insofern eine Gefahr in sich, als die Einschränkung der schriftsprachlichen Kommunikationsfähigkeit aufgrund einer fehlerhaften Rechtschreibung erhebliche Nachteile in der Persönlichkeitsentwicklung des Heranwachsenden verursachen kann. Dies betrifft ganz besonders Schüler mit Lese-Rechtschreibschwächen, die in letzter Zeit zu einem bedeutenden schulischen Problem geworden sind.

Die umfangreiche Diskussion um die Legasthenie - allgemein definiert als Lese-Rechtschreibschwäche bei sonst normaler Intelligenz - beschränkt sich fast ausschließlich auf psychologische, pädagogische und soziologische Aspekte und Untersuchungen. Trotz zahlreicher Forschungsbemühungen konnte man zu keiner theoretischen Einigung über Ursache,

---

1 Vgl. Richtlinien 1973, S. 2o.
2 Vgl. Kern 1973, S. 9.

Diagnose und Therapie gelangen. Sprachwissenschaftliche Abhandlungen über eventuelle Rechtschreibreformen im Hinblick auf den möglichen Abbau der Legasthenie wurden bisher nur angeregt, aber nicht durchgeführt. Ein Grund dafür könnte das über einen langen Zeitraum zurückgestellte Interesse an unserer Schriftsprache selbst sein.

Obwohl die Legasthenie in letzter Zeit bereits als ein übertriebenes und häufig falsch eingeschätztes Problem dargestellt zu werden droht, sowie starke Kritik an der Legasthenieforschung überhaupt geübt wird, erscheint der Versuch sinnvoll und wichtig, die bisherigen Ergebnisse durch sprachwissenschaftliche Untersuchungen zu fundieren. Die hohe Korrelation zwischen den Fehlern von lese-rechtschreibschwachen Schülern und den Reformpunkten in der Rechtschreibung deuten auf mögliche ursächliche Zusammenhänge hin. Aus dieser Perspektive ist ein Beitrag zur Klärung der Ursachen und Ausprägungen der Legasthenie möglich.

Der Lernerfolg hängt u.a. auch vom Grad der Einsicht in den Unterrichtsgegenstand und von der bestmöglichen Annäherung an die Aufnahmefähigkeit und -bereitschaft der Lernenden ab. Ein Rechtschreibunterricht, der eine unlogische und reformbedürftige Rechtschreibung vermitteln muß, kann daher Grund für Rechtschreibversagen sein und gleichzeitig damit die Leistungen in anderen Fächern negativ beeinflussen. Dagegen besteht die Chance, durch Rechtschreibvereinfachungen auch den allgemein Rechtschreibschwachen sowie weniger Begabten die Gelegenheit zu verschaffen, ihre Kommunikationsfähigkeit zu erweitern. Dies steht sicherlich im Interesse einer verantwortungsvollen Pädagogik.

Ziel dieser Arbeit ist es, die eventuellen kausalen Zusammenhänge der Legasthenie mit dem deutschen Rechtschreibsystem und den nicht durchgeführten Rechtschreibreformpunkten aufzudecken und zu präzisieren. Hierfür wird zunächst die Problematik der deutschen Rechtschreibung und ihrer Reformbemühungen einerseits sowie der Legasthenie andererseits

analysiert, um diese hinsichtlich einzelner Reformabsichten und
ihrer möglichen Auswirkungen bei einer Veränderung für alle
Sprachteilnehmer gegenüberzustellen. Dem folgt in Anlehnung
an Schüleräußerungen die Erörterung über eventuelle Konsequenzen der Reform für die spezielle Situation von Legasthenikern sowie für die Schulsituation überhaupt. Die anschließende empirische Untersuchung liefert einen Vergleich
der bei Schülern vorkommenden Rechtschreibfehler mit den
augenblicklich diskutierten Reformpunkten, wobei nicht nur
Fehler von Legasthenikern berücksichtigt, sondern auch Feh-
leranalysen von durchschnittlichen und guten Schülern mit-
einbezogen werden. Die Untersuchung basiert auf einer Recht-
schreibfehleranalyse, die aktuellen diagnostischen Rechtschreibtests zur Diagnose von Legasthenikern entnommen ist.

Die erwarteten positiven Auswirkungen einzelner geplanter
Rechtschreiberleichterungen auf die Rechtschreibleistung
dieser Schülergruppen soll das pädagogische Interesse an
einer Orthographiereform aus der Perspektive der Legasthenieforschung sowie des allgemeinen Sprachunterrichts beleuchten. Aufgrund der Tatsache, daß eine breite Rechtschreibreform auf erheblichen Widerstand stößt und nur einzelne,
augenblicklich aber noch unterschiedlich intensiv diskutier-
te und gewertete Reformpunkte ausgewählt werden könnten,
sollen im Anschluß an die Fehleranalyse gezielt ausgewählte
Reformschwerpunkte aus den Bedürfnissen der Schüler abgeleitet und beurteilt werden.

Da die Diskussion um die Rechtschreibreform und die Legasthenie sich aus der deutschen Orthographie selbst heraus
ergibt, soll letztere im folgenden aus der Perspektive ihres
Verhältnisses zur Sprache, ihrer kommunikativen Bedeutung,
historischen Entwicklung und ihres Aufbaus selbst analysiert
werden.

2. LINGUISTISCHE PROBLEME DER DEUTSCHEN RECHTSCHREIBUNG

Bei der Beurteilung einer Rechtschreibreform dürfen nicht nur psychologische, soziale und pädagogische Aspekte Berücksichtigung finden, sondern es muß auch die Rechtschreibung in ihrer Relation zur Sprache gesehen werden. Das Verhältnis von Sprache und Schrift ist deshalb ein bedeutender Gesichtspunkt bei der Einschätzung der Rechtschreibreformdiskussion, weil die Orthographie als "Normierung und Kodifizierung eines Graphemsystems für eine bestimmte Gruppensprache"[1] versucht, die lautliche Struktur einer Sprache durch visuelle Zeichen zu repräsentieren.

2.1. Verhältnis von Sprache und Schrift

Die Sprache wird als "akustisches System von Lauten und Schrift als optisches System von Zeichen, das sich jeweils aus isolierten Elementen logisch zusammensetzt"[2] verstanden. Die Übertragung der gesprochenen Sprache in Schriftzeichen kann dabei durch unterschiedliche Schriftsysteme wie z.B. die Piktographie, Ideographie, Logographie, Syllabographie und Phonographie geschehen, auf die im einzelnen hier aber nicht eingegangen werden kann.

Die in unseren Kulturbereichen als schriftsprachliches Kommunikationsmedium gültige Alphabetenschrift beruhte zunächst auf einer konventionalisierten, später normierten, als Orthographie bezeichneten Transposition der lautlichen Ebene in die graphische[3]. Der Wechsel von Bild-, Begriffszeichen und Hieroglyphen zur lautlichen Umsetzung von Inhalten in Buchstaben wurde deshalb vorgenommen, weil man aufgrund der relativ wenigen bedeutungsunterscheidenden

---
1 Althaus 1973 a, S. 13o.
2 Wacker 1972, S. 28.
3 Vgl. Nerius 1974, S. 45 ff.

Laute auch mit entsprechend wenigen graphemischen Symbolen
auskommen konnte. Bei der Einführung dieser flexibleren
und leichter anwendbaren Buchstabenschrift wurde von Anfang
an eine möglichst große Übereinstimmung der lateinischen
Schriftzeichen mit der Aussprache angestrebt. Eine adäquate
Phonem- Graphemzuordnung konnte aber daher nicht erreicht
werden, weil zum einen der Zeichenvorrat des lateinischen
Alphabets zur Umsetzung aller Laute nicht ausreichte, zum anderen reversibel dieselben Laute häufig durch unterschiedliche graphische Zeichen realisiert wurden. Zusätzlich konnten Veränderungen in der Aussprache nicht immer gleich auf
die graphische Ebene übertragen werden. Der Überfluß und
gleichzeitige Mangel an optischen Zeichen sowie die unterschiedliche Entwicklung von Sprache und Schrift begründen
die Schwierigkeiten, die wir - ebenso wie andere Sprachgemeinschaften - mit unserem Orthographiesystem haben [1].

Die Umsetzung der Sprache in Schrift verlief nach mehreren
Prinzipien, denen im Laufe der Zeit unterschiedliche Bedeutung beigemessen wurde [2]. Diese schriftliche Fixierung der
aus einer endlichen Menge individuell unterschiedlich artikulierter Sprachlaute (Phone) bestehenden verbalen Sprache geschieht auf mehreren Ebenen. Innerhalb dieser Phone auf elementarer Ebene gibt es klassifizierte Lauteinheiten, die
einen funktionalen Unterschied in gleicher lautlicher Umgebung aufweisen, d.h. bedeutungsunterscheidende Funktion
besitzen. Sie werden Phoneme genannt.

> "Zwei phonetisch verschiedene 'Laute' in gleicher Umgebung, durch die der Unterschied zwischen zwei verschiedenen Wörtern manifestiert wird, werden als verschiedene Phoneme definiert." [3]

---

1 Vgl. Moser, H. 1955, S. 6 ff., Althaus 1973 b, S.
  124 ff., Hofer 1974, S. 69- 87.
2 Vgl. hierzu Kapitel 2.4. dieser Arbeit.
3 Lyons 1973, S. 115.

Den Phonen entsprechen in der Schriftsprache die Graphe mit ihren zahlreichen formalen Ausprägungen (z.B. verschnörkelte Buchstaben, Drucktypen etc.). Die Phoneme werden wiederum durch Grapheme repräsentiert, die innerhalb des Graphemsystems als "kleinste Funktionseinheit im Rahmen der endlichen Menge von Graphen angesehen" und durch "Segmentierung und Bilden von Minimalpaaren"[1] ermittelt werden. Je nach linguistischem Standpunkt, der Auffassung über das Ausmaß der Autonomie von Sprache und Schrift und dem Forschungsziel werden Grapheme mehr oder weniger in Relation und Abhängigkeit zu den Phonemen definiert[2].

Im Rahmen dieser Arbeit, in der die Probleme der Rechtschreibung vor allem aus der Perspektive des lese-rechtschreibschwachen Schülers beurteilt werden sollen, erscheint eine Definition der Grapheme in Relation zu den Phonemen sinnvoller zu sein, da vor allem auch legasthene Schüler orthographische Hilfestellungen durch die gesprochene Sprache suchen. Dies soll aber nicht die Relevanz einer auf die graphemische Ebene beschränkte Betrachtungsweise der Grapheme für andere Untersuchungen mindern. So werden im folgenden Grapheme und Phoneme nicht nur innerhalb ihres Systems, sondern auch in ihrem parallelen Verhältnis zueinander gesehen, ohne damit den gleichzeitigen autonomen Charakter beider Systeme aufheben zu wollen.

> "Die Relation zwischen Graphemsprache und Lautsprache (Phonemsprache) wird sowohl durch eine Abhängigkeit der Graphemsprache von der Phonemsprache (...), durch relative Autonomie der Graphemsprache (...) wie durch eine Abhängigkeit der Phonemsprache von der Graphemsprache (...) hergestellt."[3]

---

1 Piirainen 1971, S. 82.
2 Vgl. Piirainen 1971, S. 82, ders. 1968, S. 19 ff.; Althaus 1973 b, S. 121 f.; Harweg 1971, S. 78; Brekle 1971, S. 55 f.; Börner 1972, S. 67 ff.; Nerius, 1975 S. 31 ff.
3 Althaus 1973 a, S. 1o6.

Setzt man die phonemischen und graphemischen Strukturen auf höherer Stufe in Beziehung, so erhält man als kleinste bedeutungstragende Einheit der Phonemsprache das Phonomorphem und entsprechend in der Schriftsprache das Graphomorphem [1]. Grundsätzlich unterscheidet man in der Morphemtheorie noch zwischen den lexikalischen Morphemen (z.B. "lauf" , "Kleid" etc.), den Flexionsmorphemen (z.B."-en" , "ge-" , bei "laufen" , "gelaufen") und den Wortbildungsmorphemen (z.B. "ver-" bei "verlaufen"). [2]

Das Vorhandensein von nur 27 Zeichen (einschließlich ⟨ß⟩) im lateinischen Alphabet bedingte, daß nicht von vornherein individuelle Varianten eines Phonems (z.B. Offen / Geschlossenheit, Längen / Kürzen etc.) durch eigene Grapheme festgehalten werden konnten, sondern daß die Transposition der akustischen in die optische Sprache nur den bedeutungsunterscheidenden Aspekt zu berücksichtigen vermochte. So mußte den ca. 4o Phonemen eine geringere Anzahl von graphischen Zeichen zugeordnet werden, wobei alle Zeichen außer ⟨ß⟩ auch in der Majuskel vorkommen. Zudem gibt es Zeichenkombinationen (Diagraphe wie ⟨ai⟩, ⟨ei⟩ , ⟨au⟩) mit eigenen Graphemwerten, d.h. in der Kombination mit bedeutungsunterscheidender Funktion [3,4].

Nach Althaus liegen der Graphemsprache drei Regeln zugrunde: erstens die graphischen Regeln, die "die Kombination von graphisch distinktiven Merkmalen zu Graphen organisieren", zweitens die graphemischen Regeln, die "die Grapheme als Funktionsinstanz allographischer Varianten konstituieren", drittens die graphonemischen Regeln, die der "graphemsprachlichen Signifikanzstruktur von Sprachzeichen" und

---

[1] Vgl. Althaus 1973 b, S. 123.
[2] Vgl. Weber, H. 1963, S. 167 ff.
[3] Vgl. Piirainen 1976
[4] Im weiteren werden die Zeichen [ ], ⟨ ⟩ , / / der allgemeinen linguistischen Zeichenkonvention entsprechend verwandt, vgl. Lyons 1973, XXI.

"der Kombination von Graphemen zu Graphemsequenzen" dienen[1].
Aufgrund der nichtvorhandenen 1 : 1 Entsprechung des deutschen Graphem-Phonemsystems, wie es z.B. annähernd das finnische aufweisen kann [2] sind mit der Erlernung unseres Schriftsystems zahlreiche Komplikationen verbunden. Dies wird vor allem bei arealen und sozialen Sprachunterschieden deutlich, da z.B. die Übertragung verbaler Minimalpaaroppositionen in die graphische Ebene zu Verständigungsschwierigkeiten führen kann. Dagegen behält eine fehlerhafte Schreibweise von z.B. "Wint" statt "Wind" , d.h. Graphemopposition bei gleichen Phonemen, die Bedeutung bei, weil keine semantische Opposition und keine Veränderung des kommunikativen Effektes vorliegen.

Da die deutsche Hochsprache Grundlage der normierten Orthographie bildet, wurde im Sprachunterricht lange Zeit eine Angleichung der Aussprache an das Hochdeutsche angestrebt; im Augenblick allerdings scheint die Tendenz dahin zu gehen, individuellen Sprachschichten, fehlerhafte Aussprache und Umgangssprachen eher zu akzeptieren und häufig nicht zu korrigieren. Diese zunehmende Großzügigkeit gegenüber dem individuelle Sprachgebrauch führt vor allem bei Schulanfängern zu zusätzlichen Fehlerquellen, da diese zunächst bei Rechtschreibunsicherheiten nach phonetischen Gesichtspunkten vorgehen.

Das Verhältnis von Sprache und Schrift wurde im Laufe der Sprachgeschichte unterschiedlich eingestuft. In der historischen Sprachwissenschaft erforschte man fast ausschließlich nur die schriftlich fixierte Sprache überlieferter Texte, beschäftigte sich daher kaum mit dem Verhältnis zwischen gesprochener und geschriebener Sprache und differenzierte zudem nicht klar zwischen diesen beiden Ebenen. Erst um die Jahrhundertwende trennte man bereits deutlicher zwischen Sprache und Schrift und gewann mehr Interesse an der phonemisch-graphemischen Relation, wenn auch die geschriebene

---

1 Althaus 1973 b, S. 126.
2 Vgl. Piirainen 1975/76

Sprache noch kaum in sprachwissenschaftliche Untersuchungen mit einbezogen wurde. Begründungen dafür, daß die gesprochene Sprache so lange Inhalt der modernen Sprachforschung auf elementarer Ebene war und die Schriftsprache nur als Randgebiet eine sekundäre Rolle spielte (z.B. Paul, Behagel), liegen darin, daß die gesprochene Sprache historisch älter ist und alle Schriftsysteme auf sie zurückführen.

Ähnlich betont auch Saussure die Priorität der gesprochenen Sprache, mißt der Schriftsprache aber bereits einen Systemcharakter und eine kommunikative Funktion bei. So sagt er:

"Sprache und Schrift sind zwei verschiedene Systeme von Zeichen; das letztere besteht nur zu dem Zweck, um das erstere darzustellen! Nicht die Verknüpfung von geschriebenem und gesprochenem Wort ist Gegenstand der Sprachwissenschaft, sondern nur das letztere, das gesprochene Wort allein ist ihr Objekt". [1]

Besonders stark z.B. differenziert die amerikanische deskriptive Linguistik (Harries, Hockett, Bloomfield) zwischen Sprache und Schrift, wobei z.T. die letztere völlig unbeachtet bleibt [2].

Als erster weist Artymovyč auf die Autonomie des Schriftsystems hin. Vachek vertieft diese schriftsprachliche Untersuchung und unterscheidet zwischen der sekundären Rangordnung der Schrift aufgrund ihrer "bloßen Transposition der Sprechnorm" (diachronische Betrachtungsweise) [3] während ihrer Entstehungsphase und ihrer gleichrangigen Bedeutung mit der Sprache und ihrer Autonomie aufgrund ihrer speziellen eigenständigen Funktion im Rahmen des Kommunikationsprozesses (synchronische Betrachtungsweise). Sprach- und Schriftnorm sind jeweils auf eine eigene Norm zurückzuführen und besitzen kommunikativ ergänzende Funktionen. Somit existieren die geschriebene und gesprochene Sprache autonom nebeneinander

---

1 Saussure in Nerius 1975, S. 11.
2 Vgl. Piirainen 1968, S. 12 ff.; ders. 1975/76, Nerius 1975, S. 9 ff.
3 Vachek 1939, S. 118.

auf der Ebene der Äußerung (Sprach- und Schriftäußerung), der
Norm (Sprach- und Schriftnorm) und des Systems (Sprach- und
Schriftsystem) [1]. Unter der geschriebenen Sprache versteht
Vachek

> "eine Norm, oder besser ein System von graphischen
> (bzw. typographischen) Mitteln, die innerhalb einer
> Gemeinschaft als Norm anerkannt werden. Die Schrift-
> äußerungen dagegen sind einzelne konkrete Realisierun-
> gen der besagten Norm." [2]

Seit ca. 4o Jahren hat die Graphemforschung vor allem durch
die Prager Schule (Penttila, Saarnio u.a.) großes Interesse
gefunden und wurde zu einem autonomen Gegenstand zahlreicher
linguistischer Untersuchungen, wobei der besagte Grad
der Autonomie der geschriebenen Sprache gegenüber der gesprochenen Sprache unterschiedlich beurteilt wird. Auf eine
nähere Erläuterung der einzelnen Theorien muß aber im Rahmen
dieser Arbeit verzichtet werden. Wichtig für die vorliegende
Untersuchung ist, daß die grundsätzliche Tendenz dahin verläuft,
die Schrift wegen ihrer Eigenentwicklung, Normierung und ihrer
bedeutenden kommunikativen Funktion als autonomes System zu
betrachten und diese Erkenntnis als Grundlage und Gegenstand
weiterer linguistischer Forschungen zu nehmen [3].

Durch die festgelegte Norm der Rechtschreibung ergibt sich
eine einseitige Erstarrung ihrer Beziehung zur Sprache. Während sich letztere aufgrund des gesellschaftlichen, technischen,
politischen und fremdsprachlichen Einflusses in ihrer phonetischen Struktur verändert und sich dabei automatisch den kommunikativen Bedürfnissen der Sprachgemeinschaft angepaßt hat,
bleibt die Schrift in ihrem System fest. Dem fortschreitenden
Wandel der Sprache im Flexions-, Syntax- und Wortbildungsbe-
reich steht somit eine begrenzte Veränderungsmöglichkeit der

---

1 Vgl. Vachek 1939, S. 112 ff.
2 Vachek 1939, S. 112.
3 Vgl. Piirainen 1968, S. 12 ff.; Fleischer 1965, S. 461 ff.;
  Althaus 1973 b, S. 119 f.; Nerius 1975, S. 9 f.

normierten, in Rechtschreibregeln festgehaltenen Schrift gegenüber [1].

Ein Beispiel für die eigenständige Entwicklung der Schrift jedoch gibt die Überlagerung des phonetischen Prinzips durch weitere, später aufkommende und als wichtiger empfundene Rechtschreibgrundsätze [2], durch die wohl die lautliche Struktur beibehalten wurde, aber die graphische Abfolge sich änderte.

Daß aber auch die Schrift einen Einfluß auf die frühere Aussprache einzelner Wörter hatte, zeigt z.B. /e/ das zum offenen /ɛ/ wurde (z.B. "älter", "Hände" etc.) oder die Aussprache des zwischenvokalischen /h/ (z.B. "drehen" , "näher"), auch wenn es etymologisch nicht richtig ist [3].

Einmal fixierte Normen werden leicht tradiert und eine eventuelle notwendige Entwicklung, d.h. die phonetische Anpassung der Schrift an den aktuellen Sprachgebrauch retardiert. Die im Laufe der Zeit vom phonetischen Prinzip teilweise abweichende Rechtschreibung kann den Rechtschreiberlernungsprozeß für den Heranwachsenden zu einem Problem werden lassen.

Während natürlich gewachsene Sprachveränderungen eher automatisch von den Sprachträgern akzeptiert und übernommen werden, sind die Wandlungen der von den Menschen künstlich geschaffenen Rechtschreibnorm nur von einer bewußt geplanten Reform abhängig, auch wenn andererseits grundsätzlich die Notwendig-

---

1 In der französischen Sprache z.B. gibt es neben dem hohen Maß an Homophonie in der Schriftsprache noch gewisse Verformen (z.B. passé simple), die in der gesprochenen Sprache gar nicht mehr vorkommen. In diesem Fall orientieren sich Sprache- und Schriftäußerungen an unterschiedlichen Normen (vgl. Lyons 1973, S. 41 ff.).
2 Vgl. hierzu Kapitel 2.4. dieser Arbeit.
3 Vgl. Moser, H. 1955, S. 18.

keit der Rechtschreibveränderung theoretisch akzeptiert wird.
Dadurch, daß sich bestimmte Wortbilder im Gegensatz zur Sprache
bewußt an das Auge des Erwachsenen gewöhnen mußten, werden sie
nur ungern wieder aufgegeben. Voraussetzung für die Reform
einer bereits normierten Rechtschreibung ist aber die Einigung
der erwachsenen Sprachteilnehmer und ihre Bereitschaft zu
einer umfangreichen technischen Umorganisation [1].

Das "Verstärken der Tradition bis zum Bewahren von Überholtem
und das Unterbinden von Neuerungen" [2] im deutschen Schriftsystem, d.h. das Verwenden von veralteten Normen, wird in der
Literatur häufig auch in unsachlicher Form angegriffen. So
sieht z.B. Weisgerber die "Gefahr der Rechtschreibung" in der
"Starrheit des verschrifteten Systems, Erscheinungen zu verewigen" [3] und fordert den Abbau der durch "Versteinerung" begründeten Rechtschreibprobleme mit Hilfe der Anpassung des
Schriftsystems an die Sprache. Nach seiner Meinung ist die Rechtschreibung grundsätzlich wegen der Notwendigkeit ihrer größeren Beständigkeit als kommunikatives Mittel, der gleichzeitigen Umständlichkeit und fehlenden Bereitschaft ihrer Veränderung zur Unvollkommenheit verurteilt. Hinzu kommen noch bereits oben erwähnte Traditionswerte, die sich hinderlich bei
Reformen auswirken. So bleibt die Rechtschreibung für Weisgerber nur noch eine "bruchstückhafte Nachahmung einer Buchstabenschrift mit bedenklichen Einschlägen von Versteinerung
und Verfremdung" [4]. Diese Meinung ist allerdings auf eine
einseitige Betrachtungsweise der Rechtschreibung als Kommunikationsmittel und autonomes System zurückzuführen.

---

1 Vgl. Moser, H. 1955, S. 15 ff.
2 Weisgerber 1955, S. 12.
3 Weisgerber 1955, S. 12.
4 Weisgerber 1972, S. 22; vgl. ebenso Weisgerber 1964, S.
  2o ff., S. 172 ff.; ders. 1955, S. 8 ff.; ders. 1974,
  S. 42 ff.; ders. 1972, S. 18 ff.

Die Möglichkeit innerhalb der gesellschaftlichen Kommunikation zwischen akustischer und optischer Sprache je nach den Bedürfnissen und Erfordernissen situationsgemäß zu wählen, kennzeichnet das fortgeschrittene Bildungs- und Kulturniveau einer Bevölkerung. So muß auch die Rechtschreibreformdiskussion aus der Perspektive der neuen Erkenntnisse über Sprache und Schrift betrachtet werden und Konsequenzen einer Reform sowohl bezüglich der Schrift als autonomes System selbst, als auch aus ihrem Verhältnis zur Sprache beurteilt werden. Demzufolge darf eine gewisse Berechtigungsfunktion der augenblicklichen Rechtschreibung aus ihrer Entwicklung heraus und die damit verbundenen Vorteile ihres Systems nicht übersehen werden, auch wenn die Rechtschreibschwierigkeiten noch so unüberwindbar zu sein scheinen. Eine Reform ist allerdings unumgänglich, wenn die Divergenzen zwischen Sprach- und Schriftnorm so groß sind, daß der Heranwachsende die Orthographie nicht mehr ausreichend lernen kann.

Da die Autonomie der Schrift u.a. mit ihrer kommunikativen Funktion begründet wird, soll im folgenden ein Überblick über die kommunikative Bedeutung von Sprache und Schrift gegeben werden. Diese kommunikative Betrachtungsweise der Orthographiediskussion ist insofern wichtig, als wir täglich mit diesem Medium umgehen müssen und dessen Veränderung Auswirkungen auf jeden einzelnen unserer Sprachgemeinschaft hat. Dabei sollen Konsequenzen der eventuellen Reform auf die kommunikative Funktion unter Berücksichtigung von Sender und Empfänger, d.h. Schreiber und Leser, geprüft werden.

2.2. Kommunikative Funktion von Sprache und Schrift

Die zwischenmenschliche Kommunikation, die innerhalb einer Lebensgemeinschaft durch konventionalisierte, mit bestimmten Inhalten verbundene nonverbale Handlungs- und Verhaltensweisen sowie durch Sprache signalisiert wird, bildet ein grundlegendes Element für das Funktionieren sozialer Interaktionen in unserer heutigen Gesellschaft.[1]

"Die kommunikative Umwelt des Menschen" macht "den Kern seiner Lebenswelt aus" und ist daher "in der ganzen Lebenswelt in irgendeiner Weise zumindest impliziert."[2]

Durch die moderne komplexe Nachrichtentechnik eröffneten sich neue kommunikative Dimensionen in Bürokratie, Politik, gesellschaftlichen Institutionen und im privaten Bereich, mit deren Hilfe räumlich und zeitlich unbegrenzte Informationsverteilung, Speicherung und jederzeitiges Abrufen von Informationen und damit Vereinfachung, Intensivierung, größere Flexibilität und Beschleunigung des Kommunikationsprozesses erreicht wurden[3].

---

[1] Vgl. im folgenden Ruhfus-Köster 1976/76, Kap. über Kommunikation.
[2] Luckmann 1973, S. 3.
[3] So erhielt man durch die Transposition akustischer und optischer Zeichen in elektrische Signale (z.B. Telegraphie, Telefon, Rundfunk, Film und Fernsehn) erweiterte Informations-, Lehr-, Unterhaltungs- und Werbemedien. Moderne Setzmaschinen, Rotationspressen, Vervielfältigungsmaschinen und Techniken dokumentarischer Archivierung gewannen große Bedeutung für schriftliche Dokumente. Nicht zuletzt erzielte man durch Speicherungsgeräte (z.B. Tonband) und durch die Verwendung elektronischer Datenverarbeitung erhebliche kommunikative Fortschritte. (Vgl. Ungeheuer 1974, S. 11-23).

Grundsätzlich wird zwischen intra-, interpersonaler und
mediengebundener- oder Massenkommunikation unterschieden.
Reduziert man diese komplexen Kommunikationsvorgänge auf
elementare Grundstrukturen, so bleiben zunächst nur die beiden Konstituenten des Emittenten und Rezipienten. Diese mehr
oder weniger aktiven Kommunikationspartner können z.B. durch
einen Sprecher und Hörer verkörpert werden [1], die aus
einer Nachrichten- oder Informationsquelle (z.B. Gehirn)
eine Mitteilung durch Sprechlaute (kodierte Signale) über
einen Kommunikationskanal (z.B. Laut oder Telefonleitung)
übertragen. Um zu einer möglichst wechselseitigen und
gleichwertigen Kommunikation zu gelangen, müssen die Transposition von Informationen in Zeichen und umgekehrt und das
Sprachrepertoire (Codes) der Kommunikationspartner wenigstens teilweise identisch sein. Voraussetzung dafür ist ein
vorher normiertes Zeichensystem, auf dem die situationsgemäße Kodierung und Dekodierung von Informationen in Zeichen
basieren können.

"Damit die Symbole einer Sprache dieselben Wirkungen bei allen denen hervorrufen, die sie sprechen,
d.h. damit Sprache sich konstituiert, ist (es)
notwendig, daß sie aufruht auf einer vorgängigen
Vereinigung (Einheit) (union préalable) der Individuen, auf einem präexistenten Wir" [2].

Eine Kommunikationssituation kann durch die in einer Redekonstellation bedingten Störungen beeinträchtigt werden.
Diese können Geräuschquellen oder Materialfehler des Übertragungskanals (z.B. unterbrochene Telefonleitung), vor allem aber eine falsche Kodierung bzw. Dekodierung und Interpretation von Inhalten und Signalen sein. Weitere kommunikative Schwierigkeiten bestehen häufig wegen unterschiedlicher

---

1 Monologe bzw. intrapersonale Kommunikation sind hier
  ausgeschlossen.
2 G. Gurvitch, Traité de Sociologie, in: Ungeheuer 1974,
  S. 17.

Dialekte, Fachsprachen, sozialer Sprachschichten und Konnotationen [1]. Kommunikation kann auf verbaler und nichtverbaler Ebene geschehen, wobei die sprachliche Kommunikation in ein außersprachliches Kommunikationsverhalten eingebettet ist, die nichtsprachliche aber von der sprachlichen Ebene losgelöst sein kann. Die Information wird dementsprechend durch akustische bzw. visuelle Zeichen übermittelt. Die visuelle Sprachkommunikation geschieht durch normierte Schriftzeichen, die nicht sprachlich visuelle durch Photos, dargestellte Bilder, Verkehrszeichen etc., bei der nicht immer ein konventionalisiertes Verhältnis von Abbildung und Inhalt zu bestehen braucht. Die Graphemsprache als "Transposition lautsprachlicher Kommunikation in ein mit einer geringen Menge von Elementen produzierbares graphisches Medium (z.B. durch das Alphabet)" [2] bildet den größten Teil kommunikativer Prozesse auf visueller Ebene.

Im Gegensatz zur früheren eingeschränkten, meist "face-to-face" Kommunikation durch ausschließlich gesprochene Sprache suchte man später aufgrund des zunehmenden überregionalen Kommunikationsbedürfnisses eine Erweiterung durch das Zusatzmedium der Schrift. Beide Kommunikationsmedien haben heute für bestimmte Situationen ihre eigenen Dimensionen und Relevanz, können sich gegenseitig ergänzen und erfüllen für die Kommunikation jeweils gleichwichtige Funktionen. So bringt z.B. die geschriebene Sprache aufgrund ihrer Bewahrungs-, Wiederholungs- und Verteilungsmöglichkeit von Informationen sowie der Genauigkeit und beliebig variierenden Übertragungs-

---

1 Vgl. zum Aufbau des Kommunikationsprozesses folgende Angaben: Maser 1974, S. 41-47; Barker 1974, S. 47-56; Smith 1974, S. 57-68; Herrlitz 1973 a, S. 38-47; ders., 1973 b, S. 38 ; ders. 1973 c, S. 47-56; Schmidt 1973, S. 234-244; Posner 1973, S. 513-522.
2 Althaus 1973 a, S. 1o6.

geschwindigkeit in manchen Konstellationen einen größeren
Nutzen als die gesprochene Sprache. Man denke z.b. an die
Informationsgewinnung einer komplizierten, umfangreichen
Thematik, die aus einem schriftlich fixierten Text leichter
und sicherer zu entnehmen ist als durch die mündliche Übertragung. Letztere wiederum kann durch den direkten Kontakt
zwischen den Kommunikationspartnern, die ständige Einsatzmöglichkeit, schnellere Informationsgewinnung, die sofortige
Rückkopplung und durch die größere Variabilität bei anderen
Gelegenheiten angemessener sein. Daher sollte jeder lernen,
Sprache und Schrift situationsgemäß zu gebrauchen, d.h.
zwischen der geeigneteren Kommunikationsebene unter Ausnutzung ihrer jeweiligen Vorzüge für die Übermittlung einer Nachricht,gezielt zu wählen [1].

"Es handelt sich hier um eine Art komplementärer
Distribution beider koexistierender Normen in bezug
auf verschiedene mögliche Arten der Lebenssituationen"[2].

Da das Ausmaß der Verständigung in einer Kommunikationssituation
vom Grad der sich überschneidenden Repertoires bei den Kommunikationspartnern auf sprachlicher und schriftsprachlicher
Ebene abhängt, kann die verbale Kommunikation nur dann funktionieren, wenn die Gesprächspartner neben der phonologischen
die entsprechende syntaktische und semantische Kodierung(bzw.
Dekodierung) beherrschen. So kann eine Mitteilung bereits
durch die falsche Verschlüsselung eines Phons mit phonemischer
Funktion nicht übermittelt werden, wenn z.B. /m/ statt /d/
bei "mein" und "dein" gewählt wird.

Im Gegensatz zur rein akustischen Kommunikation verlangt der
schriftliche Austausch von Informationen von den Kommunikationspartnern - abgesehen von der häufig geforderten schnelleren
Reaktionsleistung bei der akustischen Kommunikation - geistig
höhere Anforderungen. Der fehlende unmittelbare Kontakt zwischen
Emittenten und Rezipienten bei der schriftlichen Kommunikation

---

1 Vgl. Vachek 1971, S. 1o7 ff.; vgl. Nerius 1975, S. 18 ff.
2 Vachek 1971, S. 113.

setzt eine umfassendere, differenziertere und damit komplizierte Sprachäußerung mit zusätzlicher Verbalisierung der emotionalen Ebene voraus [1]. Gleichzeitig müssen Phoneme in normierte Grapheme und umgekehrt übertragen werden sowie feinmotorische Fähigkeiten ausgebildet sein.

So geschieht das Lesen zunächst durch die Dekodierung der graphischen Zeichen in die entsprechenden Phoneme, bevor diese einem Inhalt zugeordnet werden können. Die eindeutige Informationsentnahme aus einem Schriftstück ist nur dann garantiert, wenn der Leser die optische Differenzierung einzelner Zeichen bzw. Zeichenkomplexe, die Transposition der Graphem- in die Phonemebene und die Sinnverleihung der Zeichen beherrscht, wobei beim Vorlesen noch sprech- oder akustomorische Komponenten zur Aufgliederung der Wort- und Satzgestalt hinzutreten.

Die schriftliche Übertragung einer Information dagegen ist noch komplizierter, da die Umsetzung akustischer Zeichen in normierte optische gedächtnismäßig höhere Anforderungen an den Emittenten stellt. Während der Leser Grapheme wiedererkennen und in Phoneme übertragen muß, setzt man vom Rechtschreiber zusätzlich die typographische und graphematische Reproduktion der Buchstaben voraus, was bei der Vielzahl an uneindeutigen Regeln in der deutschen Rechtschreibung nicht immer einfach ist. Im Gegensatz dazu, daß die Norm der gesprochenen Sprache durch soziale Interaktionsbeziehungen vom Heranwachsenden eher "automatisch" internalisiert wird, muß die Rechtschreibnorm bewußt und unter Aufwand gelernt werden.

Die Nichtbeherrschung der Rechtschreibung bedeutet insbesondere eine Einschränkung des Sich-Mitteilen-Könnens mit negativer Auswirkung auf soziale Interaktionen, das Aufnehmen von Informationen und damit auch auf die geistigen Fähigkeiten. Die Begrenzung der Kommunikation auf die

---

1 Vgl. Nerius 1975, S. 19 f.

akustische Ebene beschränkt den Vermittlungsprozeß nicht nur
zeitlich und räumlich, sondern auch in seiner Flexibilität.
Bereits eine fehlerhafte Anwendung der Orthographie kann zu
erheblichen Verständigungsschwierigkeiten führen.
Da die Orthographie im hier verstandenen Sinne "nur" Mittel
der schriftlichen Übertragung ist, d.h. für die Informations-
übermittlung eine dienende Funktion einnimmt, wird ihr eigent-
licher Zweck durch zu langes Nachdenken über bestimmte Schreibweisen entfremdet. Die Rechtschreibung sollte automatisch,
ohne zu großes Zögern verwandt werden können, damit sich der
Schreiber vollständig auf die Kommunikationsintention konzentrieren kann. Voraussetzung dafür ist ein zielgerichtetes und
einfaches Rechtschreibsystem, dessen Aufbau nicht zu anspruchs-
voll sein darf, damit es möglichst von allen Menschen gelernt
und gehandhabt werden kann. Die Tatsache aber, daß die Rechtschreibung von kaum jemandem fehlerfrei beherrscht wird, liegt
nicht nur an denjenigen, die sie gebrauchen, sondern ist auch
in ihrem Aufbau und ihrer Struktur selbst begründet. Die den
Rechtschreiberlernprozeß erleichternde eindeutige Graphem-
Phonemrelation kann aufgrund der ungleichen Anzahl von Phonemen und Graphemen nie erreicht werden, was aber nicht aus-
schließt, daß eine größtmögliche Übereinstimmung beider Sprachebenen angestrebt werden sollte.

Aus der Perspektive des Lesers werden dagegen andere Erwartungen an die Rechtschreibung gestellt. Dieser fordert zur
besseren semantischen Inhaltsklärung sowie schnelleren Überschaubarkeit von Schreibweisen (z.B. Signalfunktion von Großbuchstaben) eine von der verbalen Sprachform häufig abweichende Rechtschreibung. Diese entgegengesetzten kommunikativen Anforderungen des Lesers und Schreibers an die deutsche Orthographie erklären die unterschiedlichen Standpunkte bei der
Rechtschreibreformdiskussion. Für die Reform ergibt sich daher die Notwendigkeit, möglichst beide kommunikativen Funktionen
und Anforderungen der Rechtschreibung zu berücksichtigen und
abzuwägen, d.h. die Rechtschreibreformvorschläge nicht kommu-

nikativ einseitig zu sehen [1].

Versteht man bei der Beurteilung der Rechtschreibreform die Schrift als ein von der Sprache abhängiges System, so ergibt sich ein unumgänglicher Drang zur Reform [2]. Diese Auffassung ist aus der Perspektive des Rechtschreibunterrichts und seiner Probleme zu begrüßen, vor allem,wenn man bedenkt, daß die anfängliche Rechtschreibmethode meist auf die Sprache als Hilfsmittel zurückgreift. Faßt man aber die Rechtschreibung als ein autonomes kommunikatives System auf, so kann man die augenblickliche Rechtschreibung in ihrer Entwicklung und ihrem momentanen Stand eher akzeptieren und verlangt weniger ihre Angleichung an die gesprochene Sprache. Eine gemäßigtere, vom Verfasser der Arbeit vertretene Auffassung ergibt sich aus der Berücksichtigung der unterschiedlichen Kommunikationsteilnehmer, zu denen nicht nur Schreibende, sondern auch Lesende aus der Gruppe der Schulanfänger, der Fortgeschrittenen, der Erwachsenen,einschließlich derjenigen mit Leserechtschreibschwierigkeiten gehören. Dabei wäre es wichtig herauszufinden, ob letztere mehr Probleme beim Lesen oder Schreiben haben. Nur die optimale beidseitige kommunikative Funktionserfüllung der Rechtschreibung für alle Sprachbeteiligten kann zu einer verantwortungsvollen Rechtschreibreform führen.

So ist die ständige Überprüfung der Brauchbarkeit der Orthographie im Hinblick auf die entgegengesetzten Kommunikationsbedürfnisse erforderlich, und eventuelle Reformen sollten die Interessen des Lesers und Schreibers berücksichtigen. Eine beispielsweise durch Kleinschreibung vereinfachte Orthographie könnte bezüglich der Informationsentnahme und des Leseverständnisses (vgl. Kapitel 5.3.2.2.2.) für den Leser möglicherweise komplizierter werden und somit auch den Lese-Rechtschreibschwachen gleichzeitig Nachteile bringen.

---

1 Vgl. Nerius 1975, S. 24 ff., S. 49.
2 Vgl. Weisgerbers Theorie

Um die Eigenzüge der deutschen Orthographie beurteilen zu
können, muß man die Rechtschreibung aus der Perspektive ihrer
Entwicklung betrachten, zumal die augenblicklichen Reformempfehlungen größtenteils auf Vorschläge früherer Rechtschreibreformer von den besagten Orthographiekonferenzen
zurückführen.

Der folgende Überblick über den historischen Werdegang der
geschriebenen Sprache erhebt nicht den Anspruch auf Voll-
ständigkeit, sondern er soll nur helfen, die Schwierigkeiten
bei der Herausbildung der Orthographienorm und die diskutierten
Reformbestrebungen zu verstehen und zu bewerten.

2.3. *Zur Geschichte der deutschen Rechtschreibung*

Durch überlieferte Schriften, die bis in die erste Hälfte des
achten Jahrhunderts zurückführen, gewinnen wir heute nicht nur
Einblick in die kulturelle Entwicklung, sondern auch in den
Aufbau der geistigen Welt einer Sprachgemeinschaft.

Die hochdeutsche Schreibweise unterlag ständigen Änderungen,
bevor eine verbindliche Schreibnorm eingeführt werden konnte.
In ahd. Zeit [1] ging man dazu über, die deutsche Sprache in
das lateinische Alphabet zunächst nach möglichst phonetischen Gesichtspunkten umzusetzen. Dabei stellte sich - wie
bereits erwähnt - von Anfang an eine deutliche Divergenz zwischen
phonemischem und graphemischem System heraus, da die optischen
Zeichen nicht mit denen der Lautsprache übereinstimmten [2].

---

1 ahd = Abkürzung für althochdeutsch, nhd = Abkürzung für
 neuhochdeutsch, mhd = Abkürzung für mittelhochdeutsch.
2 Folgende Beispiele für den gleichzeitigen Überfluß und
 Mangel der Buchstaben neben der unzureichenden, meist
 fehlenden Differenzierung zwischen Vokaldauer (abgesehen
 von den selten gesetzten diakritschen Zeichen) sowie
 Offenheit und Geschlossenheit zeigten sich in damaligen
 Doppelschreibungen (⟨fph⟩, ⟨bph⟩, ⟨pff⟩, ⟨pfp⟩ etc.).
 Dem gegenüber standen die noch heute als kompliziert empfundene und bemängelte parallele Verwendung von ⟨f⟩ und
 ⟨v⟩ für /f/ etc. Vgl. Moser, H. 1955, S. 6 ff.

Zahlreiche Schwierigkeiten unserer heutigen Orthographie, die
bereits im achten Jahrhundert Otfried von Weißenburg kritisierte, sind auf die anfängliche Verschriftung der deutschen
Sprache zurückzuführen.

> "Wie die nichtlateinische Sprache ungepflegt, ungeschult und nicht gewöhnt ist, den Regelzaum der Grammatik zu tragen, so ist (auch) die Schreibung bei vielen
> Wörtern infolge der Häufung der Buchstaben und ihrer
> unklaren Lautqualität schwierig." [1]

Zudem hemmten das Nebeneinander von deutscher und lateinischer Sprache, Dialektverschiedenheiten und das Nichtvorhandensein einer allgemeingültigen überregionalen Ausdrucksweise die Herausbildung einer einheitlichen Rechtschreibung.
So gab es zahlreiche, individuell stark schwankende Schreibrichtungen mit differierenden Laut-, Flexions- und Wortschatzentwicklungen.

Durch die im Mittelalter stattfindende, zunehmende Angleichung
der Mundarten an eine einheitliche Sprache gelangte man immer
mehr zu einer allgemein gültigen Schreibweise innerhalb einzelner Rechtschreiborte (Klöster, Höfe etc.), auch wenn
zahlreiche individuelle und in sich selbst schwankende Schreibvorstellungen und -gewohnheiten noch lange Zeit bestehen blieben. Mit dem wachsenden Bedürfnis nach überregionaler schriftsprachlicher Kommunikation sowie durch die Verbreitung literarischer Texte und Bibelübersetzungen nahm die Orientierung
an der allgemeinen Sprech- und Schreibweise auch für größere
Sprachgebiete mehr und mehr zu. Man richtete sich weniger
nach dem eigenen Dialekt, sondern nach der aufkommenden
Schrift- und Gebildetensprache (Kanzlei-, Geschäfts- und
Verkehrssprache). So führte beispielsweise Luthers Schriftvorstellung in seinen Übersetzungen, Kirchenliedern etc., die
weitgehend der sächsischen Kanzleisprache entsprach, durch
die Verbreitung des Buchdrucks zu einer allgemeinen Schreib-

---

1 Vgl. Otfried v. Weißenburg in: Augst 1974, S. 48.

konvention, die somit eine Grundlage der nhd. Schriftsprache bildete [1].

Seit dem 16. Jahrhundert fanden die ersten deutschen Grammatiker (Thurnmayer, Kolroß, Frangk, Ickelsamer, Ölinger, Clajus etc.) Interesse an dem Schriftsystem. Sie versuchten nicht nur, die individuellen Schreibweisen anzugleichen, sondern auch Regeln für die Rechtschreibung und Aussprache in Anlehnung an nur eine allgemeingültige Sprachrichtung aufzustellen [2].

Während in ahd. und mhd. Zeit fast ausschließlich dem Gesetz der Lauttreue gefolgt wurde, gewinnen ab 16. Jahrhundert weitere Prinzipien der Rechtschreibung an Bedeutung [3]. Über den Stellenwert dieser Rechtschreibgrundsätze konnte auch unter den Grammatikern im 17. Jahrhundert (Ratichius, Helvicus, Gueintz, Gilbert, Schottelius, Bödiker) keine Einigung gefunden werden, wohl aber blieb der phonetische der primäre. Die Nichteinigung über die Gewichtung der Prinzipien führte dazu, daß die Orthographen entsprechend ihrer Auffassung über die Rechtschreibgrundsätze individuell verschiedene Regeln für die Orthographiebücher aufstellten.

Im 18. Jahrhundert gelangten dann die Normierungsbemühungen durch Freyer, Gottsched und vor allem durch Adelung zur Festlegung der Rechtschreibung in ihren Hauptzügen, was sich auch positiv auf den schulischen Bereich auswirkte [4]. Innerhalb der Diskussionen um die einzelnen Schreibweisen stand die bereits

---

1 Vgl. Ruprecht 1857, S. 13; Wilmanns 188o, S. 1 f;
  Moser, H. 1955, S. 5 ff., ders. 1951, S. 58 ff.; Raschke
  1862, S. 8 ff.
2 Vgl. hierzu und im folgenden die Rechtschreibvorstellung
  einzelner Orthographen in den jeweiligen Jahrzehnten in
  Grothausmann 1975/76.
3 Vgl. Kapitel 2.4. dieser Arbeit.
4 Vgl. Adelung 1788; Ruprecht 1857, S. 16 ff.; Raschke
  1862, S. 11 ff.; Wilmanns 188o, S. 2 ff.; Moser, H. 1955,
  S. 8 ff.

im 16. Jahrhundert aufgekommene Großschreibung bald im Vordergrund. Trotz zahlreicher Gegner (wie Kolroß, Grimm, Becker etc.) wurde diese schließlich durch die im 18. Jahrhundert von Gottsched, Heyse und Adelung aufgestellten Regeln und Gesetze durchgesetzt [1].

Auch wenn im 18. Jahrhundert eine deutliche Vereinheitlichung der Rechtschreibung erreicht werden konnte, so waren immer noch nicht alle individuellen Schreibweisen abgeschafft. Unter den als Vorbilder geltenden deutschen Klassikern richteten sich einige nicht nach der allgemeinen Rechtschreibkonvention, sondern bevorzugten alte Schreibweisen, während sich andere wiederum (z.B. Klopstock, Rückert, Platen) um eine Verbesserung der deutschen Rechtschreibung nach strengeren phonetischen Gesichtspunkten bemühten. So warnten z.B. Raschke und Ruprecht vor der unkritischen Übernahme von Schreibweisen in der Bevölkerung. Die Gefahr sahen sie vor allem darin, daß Lehrer in Schulen aus Zeitmangel und Unsicherheiten heraus die Orthographie der Gelehrten unkritisch übernahmen und so zu einer ungeprüften Konvention und Verhärtung der Rechtschreibung gelangen mußten. Außerdem war es oft fraglich, ob die in den Werken zugrundeliegende Rechtschreibung von den Autoren oder den Setzern stammte [2].

Grimm brachte durch seine auf die historische Sprachforschung fußende Forderung nach der Rückkehr zur historischen und etymologischen Schreibweise im 19. Jahrhundert die durch Gottsched und Adelung aufgestellte, bereits relativ einheitliche Rechtschreibung noch einmal ins Schwanken. Grimms Vorstellungen gingen dahin, durch die Übernahme historischer Schreibweisen eine Verbindung zu älteren Sprachzuständen herzustellen. Der Grammatiker lehnte sich gegen die abnehmende

---

1 Vgl. Adelung 1788, Raschke 1862, S. 11 ff.; Wilmanns 188o, S. 6 ff.
2 Vgl. Raschke 1862, S. 24 f.; Ruprecht 1857, S. 5 f.

phonetische Schriftform zugunsten anderer Prinzipien, sowie gegen die inkonsequente Schreibweise auf und schlug zahlreiche Vereinfachungen vor [1]. Ganz besonders warnte Grimm vor dem "verwerflichen miszbrauch groszer buchstaben für das substantivum, der unserer pedantischen unart Gipfel heiszen kann" [2]. Seine Forderungen nach der Reform der "barbarischen" Rechtschreibung folgen in teilweise extremer Form u.a. Wackernagel, Müller, Hoffmann, Andresen und vor allem Weinhold, die manche radikale, auf ältere Sprachzustände zurückgreifende Schreibweisen in ihren Grammatiken aufstellten. Diese häufig widersprüchlichen und für die damalige Sprache nicht mehr relevanten Schreibweisen führten im Volk zu neuen Verwirrungen und wurden stark angegriffen [3].

Einen Gegenpol zu dieser historischen Schule bildeten die Verteidiger des phonetischen Prinzips der Rechtschreibung, deren Hauptvertreter von Raumer war. In seinen gemäßigten Reformbestrebungen gab er dem phonetischen Prinzip die Priorität, baute aber auf dem Überlieferten auf und warnte vor zu großen Veränderungen zugunsten einer leichteren Rechtschreibvereinheitlichung. Hierdurch konnte er mehr als obengenannte, historisch orientierte Grammatiker erreichen.

"Wo man an der bestehenden Orthographie ändert, da kan der Zweck dieser Aenderung nur der sein, die Schreibung der anerkannten Aussprache der Gegenwart anzunähern, nicht aber, sie davon zu entfernen" [4].

---

1 Grimms Reformvorschläge bezogen sich u.a. auf die Reform der Doppelkonsonanz im Auslaut und vor ⟨t⟩ , der Beseitigung des auslautenden ⟨ss⟩ , dem Ersatz von ⟨t⟩ für ⟨dt⟩ und ⟨th⟩ , die Abschaffung vom Dehnungs- ⟨h⟩ und Dehnungs- ⟨ie⟩, wo es historisch nicht richtig war. Vgl. Wilmanns 1880, S. 1o ff.
2 Grimm 1854 b
3 Vgl. Eggers 1973, S. 438; Nerius 1975, S. 59 ff.; Ruprecht 1857, S. 1 ff., S. 27 ff.; Raschke 1862, S. 16 ff.; Wilmanns 1880, S. 9 ff.; Grimm 1854 a., ders. 1854 b.; von Raumer 1855, S. 18 ff.
4 von Raumer 1837, S. 127.

"Das vorgefundene Alte ist hier wie überall mit
behutsamer Schonung zu behandeln, jedoch da allmählich zu beseitigen, wo augenblicklich die Mühsal
das Erlernen den angeblichen Gewinn bei weitem übertrifft" [1].

Auffallend sind die zunehmenden Bemühungen um eine einheitliche, gebildete Aussprache innerhalb der Hochsprache, sowie Gedanken über die Rückwirkungen und die Orientierungshilfe, die die Schrift bezüglich der Sprache selbst leisten kann: "Sprich wie du schreibst" bzw. "Bring deine Schrift und deine Aussprache in Übereinstimmung" [2].

"Wenn die Schreibung verschiedene Laute durch dasselbe Zeichen ausdrückt, gilt die gegenwärtige Aussprache der Gebildeten als maßgebend, wo sie übereinstimmend ist; wo sie auseinander geht, ist die Sprachgeschichte zu befragen" [3].

Diese im 19. Jahrhundert entgegengesetzten phonetischen und historischen Standpunkte prägten die für Schulen regional unterschiedlich eingesetzten Orthographielehrbücher. Nachdem zunächst die Schulbehörde von Hannover 1855 (nach von Raumers Theorie), dann die Württembergische 1861 (nach der historischen Schule) sowie die Lehrerschaft von Leipzig ein eigenes Lehrbuch für die erste Bürgerschule und Realschule (nach von Raumers Theorie) verbindlich machten, konnte schließlich mit der politischen Einigungsbewegung nach 1871 eine für Preußen gültige Rechtschreiblehre angestrebt werden. So berief der preußische Unterrichtsminister Falk 1876 in Berlin die I. Orthographische Konferenz zur "Herstellung größerer Einigung in der deutschen Rechtschreibung" ein, bei der die gemäßigten Reformvorschläge von von Raumer als Grundlage dienen sollten [4]. So sagte von Raumer:

"Auch eine minder gute Orthographie, wofern n u r
g a n z   D e u t s c h l a n d   d a r i n   ü b e r -
e i n s t i m m t, ist einer vollkommeneren vorzu-

---
1 von Raumer 1837, S. 261; vgl. Grothausmann 1975/76, S.31 ff.
2 von Raumer 1855, S. 6.
3 Vgl. von Raumer in Raschke 1862, S. 21; vgl. auch von Raumer 1855, S. 1o ff.
4 Vgl. von Raumer 1855, S. 31 ff.

ziehen, wenn diese vollkommenere auf einen Theil
Deutschlands beschränkt bleibt und dadurch eine
und keines wegs gleichgültige Spaltung hervorruft" [1].

Da die Beschlüsse dieser Konferenz erheblich über die von
von Raumer vorgeschlagenen Verbesserungen hinausgingen, und
keine Einigung der Länder erreicht werden konnte, weil
Bayern und Österreich der Konferenz fernblieben, mußten die
amtlichen Vereinheitlichungsbemühungen scheitern [2]. So blieben die erneuten Vereinheitlichungsbestrebungen auf die einzelnen Länder beschränkt. Nachdem Bayern und Österreich
1879 eigene Rechtschreibbücher herausgebracht hatten, folgte
auch Preußen 1880 mit der nach von Raumers Tod von Wilmanns
kommentierten "Preußischen Schulorthographie", die schließlich für alle preußischen Schulbehörden verbindlich wurde.
Dadurch, daß das bayerische, österreichische und preußische
Orthographiebuch auf von Raumers Theorie zurückführten, wichen
sie jedoch nur geringfügig von einander ab.

Konrad Duden, der zunächst auch umfangreichere Reformen
gefordert hatte, schloß sich Wilmanns Meinung an, die Einigung in der Rechtschreibnorm einer umfassenderen Reform
vorzuziehen. 1800 verfaßte er ein "Vollständiges Orthographisches Wörterbuch der deutschen Sprache. Nach den preußischen
und bayerischen Regeln" [3].

Der Antrag des preußischen Erziehungsministers Puttkamer,
die preußisch-bayerische Orthographie für alle deutschsprachigen Länder in Schule und Öffentlichkeit zu übernehmen,
scheiterte an der Forderung Bismarcks, an der augenblicklichen
Orthographie so lange festzuhalten, bis

---

[1] von Raumer 1855, S. 32.
[2] Vgl. Nerius 1975, S. 61 ff.; Eggers 1973, S. 438;
Wilmanns 1880, S. 16 ff.
[3] Vgl. Augst 1974, S. 48 ff.; Eggers 1973, S. 438.

"im Wege der Reichsgesetzgebung oder einstimmiger
amtlicher Vereinbarung eine Abänderung herbeigeführt
sein werde" [1].
Die in der Bevölkerung nicht nachlassende Kritik an der Divergenz zwischen den neuen verbindlichen Schulorthographien und dem allgemeinen Schreibgebrauch, ebenso die Unzufriedenheit über die, wenn auch nicht prägnant unterschiedlichen Schreibvorschriften im gesamten deutschen Sprachraum finden schließlich nach dem Abgang von Bismark mit der II. Orthographischen Konferenz am 17./18. Juni 1901 in Berlin ihr Ende. Da diese Konferenz in erster Linie die Vereinheitlichung der Orthographie zum Ziel hatte, wurden nur geringfügige Veränderungen vorgenommen [2]. Grundsätzlich aber hielt man an den Regeln von Wilmmans und Duden fest. Die von Konrad Duden neu bearbeitete Ausgabe des Preußischen Regelbuches [3] - von dem Zeitpunkt an als "Duden" bezeichnet - galt zum Jahresbeginn 1903 als einheitliche Norm für den Schulunterricht und den Gebrauch in Behörden innerhalb von Deutschland, Österreich und der Schweiz verbindlich [4]. Seitdem wurde der Duden ständig auf den neuesten sprachlichen Stand gebracht, ohne dabei Rechtschreibvereinfachungen zu erreichen.

Da sich die deutsche Orthographie nach mehreren, zwischenzeitlich unterschiedlich gewichteten Grundsätzen entwickelte, auf die sich die heutigen Reformvorschläge z.T. wieder beziehen, empfiehlt sich im folgenden die Darlegung der einzelnen Rechtschreibprinzipien, auch wenn durch die unterschiedlichen Betrachtungsweisen Wiederholungen von bereits oben festgestellten Phonem-Graphembeziehungen unumgänglich sind. Dabei

---

1 Staatssekretär des Innern 1880, an den Senat der freien Hansestadt Bremen vom 13.3.1880 in: Grebe 1963, S. 45; vgl. ebenso Nerius 1975, S. 63 ff.; Wilmanns 1880, S. 25 ff.
2 Z.B. ⟨th⟩ wurde zu ⟨t⟩ ; ⟨pf⟩, ⟨sp⟩,⟨ck⟩ , ⟨tz⟩ außer ⟨st⟩ konnten getrennt werden, Angleichung der Fremdwörter an die deutsche Rechtschreibung und Vereinfachung einzelner Schreibungen wie z.B. "tot" statt "todt" etc.
3 Vgl. Regeln für die deutsche Rechtschreibung nebst Wörterverzeichnis 1902
4 Vgl. Nerius 1975, S. 63 ff.; Eggers 1973, S. 438; Moser, H. 1955, S. 6 ff.; Augst 1974, S. 51 ff.

soll die nähere Erklärung bestimmte Schreibweisen begründen, aber auch die daraus resultierenden Schwierigkeiten unserer augenblicklichen Orthographie verstehen helfen. Die Einsicht in die Rechtschreibprinzipien und ihre Gewichtung gibt nicht nur Hinweise auf den allgemeinen Rechtschreiberlernungsprozeß, sondern sie kann auch eine wichtige theoretische Unterstützung beim Abbau bestimmter Lese-Rechtschreibschwierigkeiten liefern.

2.4. *Prinzipien der deutschen Orthographie und die damit verbundenen Rechtschreibschwierigkeiten*

Da die deutsche Rechtschreibung ursprünglich nach dem phonetisch-phonemischen Prinzip aufgebaut wurde, soll dieses im folgenden auch als erstes Berücksichtigung finden.

2.4.1. *Das phonetisch-phonemische Prinzip*

Die Orthographie, auch heute noch primär verstanden als "normierte Repräsentation der phonemischen Struktur einer Sprache durch graphemische Einheiten"[1], wurde in ahd. Zeit zunächst nur nach dem phonetisch-phonemischen Grundsatz aufgebaut. Jedem Phonem sollte möglichst nur ein Graphem entsprechen, d.h. es konnten nur die funktionalen und distinktiven Einheiten der gesprochenen Sprache in optische Zeichen umgesetzt werden. Die von vornherein nicht zu erreichende 1 : 1 Relation aufgrund der Inkongruenz der lateinischen Buchstaben und der Laute führte zu zahlreichen, auch heute noch bestehenden Rechtschreibschwierigkeiten. Zudem setzte der z.B. von Adelung aufgestellte Grundsatz der Schrift: "Bezeichne jeden Laut, den man bei richtiger und deutlicher Aussprache hört, durch das ihm zukommende Zeichen"[2] eine allgemein anerkannte Sprechnorm voraus, was

---
1 Althaus 1973 b, S. 130.
2 Adelung in Wilmanns 1880, S. 47.

aber bei den damaligen zahlreichen Mundarten viele individuelle Schreibweisen zur Folge hatte. Die Unsicherheit über die fehlende Sprechnorm und die phonetisch nicht eindeutige Rechtschreibung führte zwischenzeitlich sogar dahin, daß man versuchte, Lautsprache an der Schriftsprache zu orientieren [1].

Auch heute, nachdem die Rechtschreibung normiert ist und sich nach einer allgemeinen Sprachnorm richtet, bleiben Schwierigkeiten in der phonemisch-graphemischen Umsetzung bestehen. Ein entscheidender Grund dafür sind die noch immer vorkommenden individuellen Aussprachen (z.B. Dialektunterschiede, fremdsprachliche Einflüsse, oberflächliche Artikulation etc.). Diese begründen - vor allem beim Schüler - zahlreiche Fehlerverführungen, da letzterer zunächst vor allem mehr nach phonetischen Gesichtspunkten schreibt.

Ebenso konnten - wie bereits gesagt - bis heute Offen- und Geschlossenheit der Vokale (z.B. $[\varepsilon:]$, $[e:]$, $[\partial]$), die Vokallänge (z.B. $[a]$ und $[a:]$), Stimmhaftigkeit und Stimmlosigkeit einzelner Konsonanten (z.B. $[z]$ und $[s]$) etc. durch unser Alphabet nicht genügend gekennzeichnet werden. Zum anderen bestehen für ein Phonem verschiedene Zeichenkombinationen (z.B. /i/ für ⟨i⟩, ⟨ie⟩, ⟨ieh⟩ oder /e/ für ⟨e⟩ ,⟨ee⟩ ,⟨eh⟩) und mehrwertige Phoneme (z.B. /f/ für ⟨f⟩ und ⟨v⟩), sowie umgekehrt unterschiedliche Phoneme (z.B. /z/, /s/ /ʃ/) mit nur einem Zeichen ⟨s⟩ bzw. Zeichenkombinationen wiedergegeben werden. Ein Beispiel für ein solches komplexes Graphem als Transposition nur eines Phomens ist ⟨sch⟩ für /ʃ/ oder ⟨ch⟩ für /x/. Gleichzeitig kann aber auch ⟨s⟩ für /ʃ/ stehen, z.B. in "Spion". Das zur phonetischen Verdeutlichung der langen Vokale eingeführte Dehnungs-⟨h⟩ und Dehnungs-⟨ie⟩ bringt auch heute noch wegen seines nicht konsequenten Einsatzes

---

1 Als Beispiel sei die Aussprache von $[ai]$ im Gegensatz zu $[ei]$ mit deutlicher Betonung von /a/ genannt; vgl. hierzu Moser, H. 1951, S. 7o ff.; Riehme 1974, S. 3o ff.; Wilmanns 1880, S. 49.

Rechtschreibprobleme. Zudem gibt es Phonemverbindungen, die zahlreiche Graphemübertragungen zulassen und dadurch zu Fehlern führen können (z.B. /k/ und /s/ kann man als ⟨chs⟩, ⟨cks⟩ ,⟨ks⟩ , ⟨gs⟩ und ⟨x⟩ schreiben). Weitere Schwierigkeiten ergeben sich durch mehrwertige Grapheme (⟨g⟩ für /k/ und /g/. Diese Rechtschreibschwierigkeiten dürfen aber nicht darüber hinwegtäuschen, daß das phonetisch-phonemische Prinzip auch heute noch die dominierende Grundlage unserer Orthographie bildet.

Aus dem nicht eindeutigen Graphem-Phonem-Verhältnis erwachsen vor allem dem Schulanfänger Komplikationen, wenn er versucht, selbständig eine Schreibweise aus dem Lautbestand eines Wortes zu erschließen. Da das Verstehen und die Anwendung weiterer Rechtschreibprinzipien größere Lernerfahrung voraussetzen und der Rechtschreibunterricht zunächst in erster Linie nach lautlichen Methoden ausgerichtet ist, kann es nur natürlich sein, wenn der Schüler bei der Erlernung dieses Kommunikationsmediums häufig resignieren muß. Gewinnt er aber Einblick in die weiteren Orthographiegrundsätze, gelingt es ihm schon eher, fehlerfrei zu schreiben und sich vom rein phonetischen Grundsatz zu lösen. Interessanterweise spiegeln sich die früheren Rechtschreibfragen und Diskussionspunkte um die noch zu normierenden Rechtschreibprinzipien und ihrer Gewichtung in den Problemen und Fehlern der einzelnen Lernphasen innerhalb des Rechtschreibunterrichts wider. So erlebt der Schüler die Problematik der Rechtschreibung und ihre Entwicklung indirekt noch einmal mit, während sich der Erwachsene aufgrund der Gewohnheit eher unbewußt und selbstverständlich der Orthographieprinzipien bedient.

> "Die geschriebene Norm ist leicht erlernbar, wenn die Korrespondenzen, die sie mit der ihr entsprechenden Norm verbinden, verhältnismäßig einfach sind, und sie ist schwer erlernbar, wenn diese Korrespondenzen allzu kompliziert werden" [1].

---

1 Vachek 1971, S. 119.

Sehr häufig wird die konsequentere Durchführung des phonetischen Prinzips in den Hauptänderungsvorschlägen der deutschen Rechtschreibung tangiert, wobei aber nicht selten die Berechtigung weiterer notwendiger Rechtschreibgrundsätze für die Kommunikation unterschätzt wird.

2.4.2. *Das morphologische Prinzip*

Das morphologische-oder auch etymologisch genannte - Prinzip schränkte als erstes das phonetisch-phonemische ein. Dieser neue Grundsatz sollte die Wortverwandtschaft, d.h. die Stammschreibung, auch im Schriftsystem verdeutlichen und somit durch seine bessere optische Überschaubarkeit und Bedeutungserschließung dem kommunikativen Anspruch dienen. Die Schreibung erfährt einen wichtigen "Nebenzweck", die

> "Grundbedeutung der Wörter zu leren, indem sie die Ableitung und Ferwantschaft zeigt. Zu diesem Zweck aber muß die Schreibung tauglich sein"[1].

Hier führt die "Ausbildung der funktionalen Spezifik der geschriebenen Sprache und ihre Auswirkungen auf die Gestalt dieser Sprachform in die Phase ihrer vollen Entfaltung"[2]. Als Beispiel für die Durchsetzung des morphologischen Prinzips sei die fnh. Schreibweise von "v__ä__terlich" (*V__a__ter*), "sch__ä__dlich" (*Sch__a__den*) etc. genannt, die sich aus der mhd. phonetischen Buchstabenfolge "v__e__terlich", "sch__e__delich" entwickelte. Ebenso bestimmte das etymologische Prinzip auch die Schreibweise der Umlaute und Verschlußlaute *[b]*, *[d]*, *[g]* in der Finalstellung (Auslautverhärtung), die "normalerweise" phonetisch ⟨p⟩, ⟨t⟩, ⟨k⟩ geschrieben werden müßten. Sie werden zwar der Flexions-, Derivations- und Kompositionsumgebung entsprechend unterschiedlich ausgesprochen, behalten ihre graphematische Struktur jedoch bei (z.B. "Tag", "Tages" ,

---

1 Raschke 1862, S. 23.
2 Nerius 1975, S. 38.

"täglich", oder auch "böse", "böshaft" etc.).

Daß sich der etymologische Grundsatz nicht immer durchgesetzt hat, zeigen die Wörter "beh­ende" und "fertig" trotz der Ableitung von "Hand" und "Fahrt" und "überschw­englich" trotz "Schwang" etc. Dies führt auch heute noch vor allem dann zu Verwirrungen und Unsicherheiten, wenn der Schreiber eine konsequente semantische Analyse der Wortstruktur zur Klärung der Orthographie vornimmt [1]. Ebenso problematisch ist das Nebeneinander von ⟨eu⟩ und ⟨äu⟩ bei phonetisch gleichen Wörtern, die keine etymologische Begründung für ihre Schreibweise geben (z.B. 'Beule' , "Säule').

Das morphologische Prinzip bestimmt ebenso die Verdopplung der Konsonanten, wenn es im Stamm auch so geschrieben wird (z.B. "Hoffnung" entsprechend "hoffen"). Nicht etymologisch dagegen ist die Graphemfolge von "Brand" im Gegensatz zu "brennen" [2]. Nerius geht es bei diesem Prinzip weniger "um die Verdeutlichung der Wortverwandtschaft als vielmehr um die graphische Kennzeichnung der Identität bzw. Zusammengehörigkeit der Morpheme."[3] Würde im Rechtschreibunterricht klar und ausgiebig auf die ständig wiederkehrende Schreibung dieser Morpheme innerhalb der Morphemsequenzen eingegangen, könnten sicherlich zahlreiche Fehler durch eine bewußte Gedächtnisschulung vermieden werden. Häufig scheint aber der Lehrer seine Methode zu sehr nach dem Grundsatz: "Schreib wie du sprichst" zu orientieren und die Einsichtsvermittlung in die Morpheme- und Morphemketten als orthographisches Hilfsmittel zu vernachlässigen. Ansätze - aber mit häufig zu wenig systematischer Durchführung - finden wir bei der Ganzheitsmethode.

---

1 Vgl. Riehme 1974, S. 36 ff.; Augst 1974, S. 22 ff.
2 Vgl. August 1974, S. 27.
3 Nerius 1975, S. 37.

2.4.3. Das historische Prinzip

Durch das sich ab 16. Jahrhundert langsam durchsetzende historische Prinzip kommt man zunehmend von der phonetischen Schreibweise ab. Ganz besonders nachdrücklich betonen Grimm und Weinhold im 19. Jahrhundert die Übernahme mhd. Schriftbilder; so sagt letzterer z.b.: "Schreib, wie es die geschichtliche Fortentwicklung des neuhochdeutschen verlangt."[1] Aufgrund der Bevorzugung früherer Schreibgewohnheiten wurde in zahlreichen Fällen das morphologische Prinzip zurückgestellt (z.B. "Eltern" trotz der Abstammung von "alt").

Die Probleme bei der Durchführung des historischen Prinzips lagen zunächst in der Schwierigkeit der Beurteilung, welche Sprachform als historisch geeignete Grundlage zu werten ist. So war man sich zunächst nicht schlüssig, ob die Hofsprache bzw. Hofschreibweise des 13. Jahrhunderts trotz ihrer Diskrepanz zum damaligen "Gemeindeutsch" geeigneter war als die Schreibweise der Gebildeten und Gelehrten. Andererseits sah man schon früher eine Gefahr in der Schreibgewohnheit ("usus tyrannus"), da einzelne Schreibweisen tradiert und fälschlicherweise geschützt wurden[2]. Die Beständigkeit der Schrift und der Wandel in der Sprache bedingen - vor allem bei der Betonung des historischen Grundsatzes - eine immer größer werdende Divergenz zwischen der Phonem- und Graphemsprache[3].

Eine nhd. Schreibweise, die auf dem historischen Prinzip basiert, ist beispielsweise das ⟨ie⟩ , das heute für /i:/ steht. Dieser Laut entwickelte sich aus dem mhd. Diphthong /ie/ und wurde erst im nhd. monophthongiert. Dagegen blieb - trotz dieser phonemischen Veränderung - die graphemische Konvention bis heute bestehen (z.B. "hier" , "Knie" etc.) und wurde sogar noch

---

1 Weinhold in von Raumer 1855, S. 19 f.
2 Vgl. Ruprecht, S. 22 ff.
3 Vgl. dazu auch Kap. 2.1. dieser Arbeit.

zur optischen Verdeutlichung der Vokallänge auf weitere Wörter ausgedehnt, denen vorher kein Diphthong zugrundelag (z.B. aus dem mhd. "vil", "siben" , "rise" wurde das nhd. "viel" , "sieben","Riese"). Ähnlich setzte sich das historische Prinzip beim Dehnungs- h in intervokalischer Position durch, das auch dann im Schriftbild beibehalten wurde, nachdem es aufgrund der Abschaffung des [ə] nicht mehr gesprochen wurde, (z.B. das mhd. "stahel" , "gemahel" etc. veränderte sich im nhd. zu "Stahl" , "Gemahl" etc.). So wurde es in weiteren Wörtern, die im mhd. ohne h geschrieben wurden, in Analogie zunächst zur Kenntlichmachung der Silbentrennung, dann der Vokallänge verwandt [1].

Die graphische Bezeichnung der Vokallänge ist insofern heute ein Rechtschreibproblem,als man zwischen mehreren Buchstabenmöglichkeiten (⟨ie⟩ , ⟨h⟩, Verdopplung des Vokals und einfacher Vokal) wählen muß, ohne daß immer eine bestimmte Regel vorliegt. Daß diese Dehnungszeichen nicht immer an geeigneter Position gesetzt wurden, zeigen schon ihre graphemisch unterschiedlichen Lösungsmöglichkeiten bis hin zur Festlegung der Orthographienorm. So wurden beispielsweise die Dehnungszeichen von den Verfechtern der historischen Schule in den Fällen abgelehnt, in denen sie nicht historisch begründet waren, andererseits dann gefordert und wieder eingeführt, wenn die Wörter früher schon einmal so geschrieben wurden (z.B. "Liecht") [2].

Ein weiteres auffälliges Beispiel, in der die Durchsetzung des historischen Prinzips auch heute noch Grund zahlreicher Fehlerquellen ist, gibt die bereits erwähnte Graphemkombination ⟨sp⟩ und ⟨st⟩. Obwohl sich die mhd. Phonemverbindung /sp/ und /st/ später zu /ʃp/ und /ʃt/ im Anlaut entwickelte, wurde die mhd. Schreibkonvention ⟨sp⟩ und ⟨st⟩ bis heute beibehalten [3]. So ist es heute nicht nur für den Schulanfänger wenig

---
1 Vgl. Piirainen 1975/76; Nerius 1975, S. 4o; Riehme 1974, S. 41 f.
2 Vgl. Moser 1955, S. 1o f.
3 Vgl. Piirainen 1975/76; Riehme 1974, S. 43 f.

einsichtig, warum man /ʃ/ in der Kombination mit /p/ und /t/ als ⟨sp⟩ und ⟨st⟩, dagegen /ʃ/ vor /l/, /m/, /n/ und /w/ als ⟨schl⟩, ⟨schm⟩, ⟨schn⟩ und ⟨schw⟩ schreibt. Eine weniger komplizierte Anpassung des graphemisch-phonemischen Systems bildet die Angleichung von Fremdwörtern an das deutsche Schriftsystem. Zahlreichen Lehnwörtern sieht man ihre Herkunft schon nicht mehr an [1].

2.4.4. Das semantische Prinzip

Da es bei einer phonetisch-phonemischen Schreibweise leicht zu kommunikativen Verwechslungen kommen kann, wurden lautlich identische Wörter mit unterschiedlicher Semantik (Homophone) durch den Wandel in der Schreibweise verdeutlicht [2]. Damit spielt das semantische Prinzip mit in den morphologischen Rechtschreibgrundsatz hinein. Auf die Eingrenzung dieser unterschiedlichen Schreibformen bei Homophonen aufgrund der Erschwerung der Rechtschreibung selbst weisen schon Frisch und Adelung hin, da ja diese Wörter auch aus dem Sinnzusammenhang geklärt werden können [3]. Während in den meisten Fällen die graphische Differenzierung phonemisch gleicher Wörter zunächst sinnvoll erscheint (z.B. "Stil" - "Stiel"; "Mahl" - "Mal"), könnte man auch auf einzelne graphemische Unterscheidungen(z.B. "wider", und "wieder") verzichten, da diese aufgrund ihrer meist verschiedenen syntaktischen Funktion innerhalb eines Sinnzusammenhanges nicht zu inhaltlichen Verwechslungen führen können. Ähnlich überflüssige Verkomplizierungen des Graphemsystems finden wir bei der Unterscheidung von Morphemketten durch die Zusammen- und Getrenntschreibung (z.B."Rad fahren", "radfahren"), die nur zu weiteren Rechtschreibunsicherheiten führen [4]. Zudem läßt sich in vielen Fällen der Grad der Zusammengehörigkeit von zwei

---

1 Vgl. Moser, H. 1955, S. 19; Riehme 1974, S. 41.
2 Die keiner bestimmten Regel folgende Differenzierung bestimmter Schreibweisen belegen folgende Beispiele: "Saite" - "Seite", "Waage" - "Wagen", "Lerche" - "Lärche", "das" - "daß", "fliegen" - die "Fliegen", vgl. August 1974, S. 31 ff.
3 Vgl. Wilmanns 1880, S. 52 f.
4 Vgl. Piirainen 1975/1976.

Wörtern aufgrund des unterschiedlichen Empfindens jedes einzelnen nicht eindeutig klären. Deshalb geht diese Tendenz auch dahin, bei Unsicherheiten eher Zusammenschreibungen zu wählen oder mehrere Variationen zu akzeptieren [1].

In manchen Fällen ist auch die semantische Differenzierung von Homophonen durch Groß- und Kleinschreibung nicht immer sinnvoll, sogar häufig nur verwirrend (z.B."in bezug" -"im Bezug").Daß die graphemische Differenzierung nicht immer konsequent durchgeführt wurde, zeigen Gleichschreibungen zahlreicher, inhaltlich unterschiedlicher Wörter (z.B. "Schimmel", "Band", "Flügel" etc.), was wiederum auf die Beibehaltung bestimmter Rechtschreibkonventionen (historisches Prinzip) zurückzuführen ist. Der Lernaufwand der zur Unterscheidung von Homophonen bedingten individuellen Schriftbilder ist daher häufig zu groß und nicht angemessen [2].

2.4.5. Das grammatische Prinzip

Mit der Berücksichtigung des grammatischen Prinzips (vor allem durch die Großbuchstaben) wird die Zugehörigkeit eines Wortes im Hinblick auf seine morphologischen und syntaktischen Merkmale zu einer bestimmten Klasse hin gekennzeichnet. Zunächst wurden Majuskeln nur für Kapitel- oder Abschnittanfänge, später für Eigennamen gesetzt. Ab. 16./17. Jahrhundert wurden sie dann auch für die im Satz als sinntragend und akzidentiell empfundenen "Hauptwörter"gewählt und entwickelten sich mehr und mehr zu einer Konvention. Das Problem der Majuskeleinführung lag und liegt auch heute noch in der uneindeutigen Definition und damit auch Erkennbarkeit des Substantives selbst, vor allem dann, wenn letztere Substantivierungen von anderen Wortarten sind [3].

---

1 Vgl. Riehme 1974, S. 4o f.
2 Vgl. Riehme 1974, S. 4o; Augst 1974, S. 3o ff.
3 Vgl. Kap. 5.3.2.2. dieser Arbeit.

Zu zahlreichen Rechtschreibschwierigkeiten führen heute vor
allem Beispiele wie "Angst haben","ihm ist angst"; "er hat
recht", "er ist im Recht", etc. Auch das Kriterium der
Deklinierbarkeit als Voraussetzung für die Großschreibung
eines Wortes ist nicht immer eindeutig (z.B. "das beste",
"der einzelne" etc.) [1]. So ist es nur zu verständlich, daß
seit Bestehen der Majuskeln Bemühungen stattfanden, diese wieder
abzuschaffen und daß sie heute auch noch den Hauptdiskussionspunkt
bei der Rechtschreibauseinandersetzung bilden.

2.4.6. Das pragmatische Prinzip

Die im Mittelalter aufkommende Sitte, höhergestellten und
Respektpersonen durch eine feierliche Anrede die Wertschätzung
auszusprechen, machte sich auch bald durch die graphische
Differenzierung von Großbuchstaben in der Anredeform ("Du",
"Sie" und deren flektierte Formen) bemerkbar. Diese bis heute
beibehaltene Höflichkeitsschreibweise bezieht sich aber nur
auf Briefe, Widmungen, Grabinschriften etc., nicht aber auf
Erzählungen, in der sie häufig fälschlicherweise gesetzt werden.
Ihre graphische Unterscheidung führt dabei auf das semantische
Prinzip zurück, um damit den Adressaten von der Person,
über die gesprochen wird, abzuheben. Schwierigkeiten bei der
auf das pragmatische Gesetz zurückzuführenden Großschreibung
von Namen haben wir bei der Abgrenzung von nicht personengebundenen
Namen (z.B. "westfälischer Schinken", "Schwarzwälder
Schinken") [2].

---

1 Vgl. Riehme 1974, S. 38 f.
2 Vgl. August 1974, S. 34 ff.

2.4.7. Das ästhetische Prinzip

Als letztes sei noch das ästhetische oder auch graphischformale Prinzip genannt, das ursprünglich nur auf dem Bedürfnis nach individueller, künstlerischer Hervorhebung und Verschönerung einzelner Grapheme beruhte, sich aber im Laufe der Zeit zu einer Konvention entwickelte. So beeinflußte z.B. die Ausgestaltung der Kapitale die Entwicklung der Majuskeln. Das Bedürfnis nach visueller Betonung und Verlängerung des Schriftbildes zeigte sich in der Zunahme von ⟨h⟩ . Das Bemühen um eine optische Differenzierung kam u.a. in der Veränderung von ⟨ii⟩ in ⟨ü⟩ sowie ⟨f⟩ anstelle von ⟨v⟩ , wenn es vor ⟨u⟩ steht, zum Ausdruck [1]. Beispiele, in der das ästhetische Prinzip dem etymologischen und phonetisch-phonemischen vorgezogen wird, sind die Pluralschreibung von Knie (keine Verdopplung des e) und der Wegfall von einem Konsonanten bei Zusammensetzungen (z.B. "Bett-(t)-ruhe"). Jedoch wird das ästhetische Prinzip auch häufig als verwirrend und überflüssig betrachtet [2].

Die in den Prinzipien der Rechtschreibung festgehaltenen kommunikativen Bedürfnisse und deren Entgegenwirkungen begründen die einzelnen Schwierigkeiten, die wir heute mit unserer Rechtschreibung haben. Dazu gehören vor allem die immer wieder kritisierte Groß- und Kleinschreibung, die graphische Kennzeichnung der Vokallänge, die s-Schreibung.

Da eine ausführliche Darstellung aller vorkommenden Phonem-Graphemkombinationen im deutschen Schriftsystem, die auf die Überlagerung des phonemischen Prinzips durch das morphologische, semantische, historische, grammatische und ästhetische zurückzuführen sind, über den Rahmen dieser Arbeit hinausgehen würde, soll hier abschließend nur auf einzelne tabellarische Übersichten in der Literatur verwiesen werden [3].

---
1 Vgl. Riehme 1974, S. 42 f.
2 Vgl. August 1974, S. 34 f.
3 Vgl. Piirainen 1975/76; Riehme 1974, S. 33 ff.; Althaus 1973 b, S. 123 ff.; Nerius 1975, S. 34 ff.; August 1974, S. 9 ff.

2.5. Zusammenfassende Betrachtung und Konsequenzen für eine Rechtschreibreform

Der Überblick über die Rechtschreibprinzipien sollte mehr Einblick in die Eigenart unserer deutschen Rechtschreibung bringen. Auffallend dabei ist, daß wir nicht von einem allein gültigen Rechtschreibprinzip sprechen können, sondern daß obige Grundsätze jeweils ihre Relevanz haben und einander teilweise entgegenwirken müssen. Die zur semantischen und etymologischen Differenzierung vorkommende Nichtübereinstimmung der Graphem-Phonemopposition geben u.a. ein Beispiel für eine gewisse selbständige Entwicklung beider Sprachsysteme und ihrer kommunikativen Funktion.

Die Konsequenz obiger Ausführungen über die deutsche Rechtschreibung für die Orthographiereformer liegt darin, die Relevanz einzelner Rechtschreibprinzipien zu berücksichtigen und Schwerpunkte bei ihrer Rangordnung im Hinblick auf die kommunikativen Aufgaben der Rechtschreibung zu setzen. Versucht man die Entwicklung der Rechtschreibung anhand dieser Rechtschreibprinzipien nachzuvollziehen, so wird man unser Orthographiesystem nicht ohne weiteres als ein unlogisches, willkürliches System bezeichnen können. Jede Schreibweise läßt sich auf einen bestimmten Grundsatz zurückführen, auch wenn sie nachher einem Funktionswandel unterlag (z.B. Majuskeln: zunächst Hervorhebung der Satzanfänge, später auch der Hauptwörter).

Trotz der Tatsache, daß die Vorteile der früher phonemisch eindeutigeren Rechtschreibung für die Erlernung des Schriftbildes durch die Überlagerung dargestellter Rechtschreibprinzipien immer mehr verloren gingen, darf man dabei nicht vergessen, daß sie im Hinblick auf die Sinnentnahme, Überschaubarkeit und Verständlichkeit für die Texterschließung durch die zusätzlichen Grundsätze dazu gewonnen hat. Hier von einem Rückschritt in der Entwicklung zu sprechen, wäre aus kommunikativer Sicht einseitig. Schließlich dient die Rechtschreibung als

kommunikatives Medium sowohl der Verschlüsselung als auch
der Entschlüsselung von Informationen. Es bleibt lediglich
zu überlegen, welche Schreibweise für welchen Kommunikations-
vorgang geeigneter ist, um sie dann im beidseitigen Interesse
im Hinblick auf evtl. Reformen abzuwägen. Es darf also nicht
alleiniges Ziel einer Rechtschreibreform sein, eine möglichst
große Übereinstimmung des Phonem-Graphemsystems zu erreichen,
wie reversibel eine weitere Entfernung beider Systeme durch
Reformen aufgrund der zu schwierigen Erlernbarkeit auch vermieden werden muß. Wichtig ist es, ein eindeutiges und regel-
mäßiges Verhältnis zwischen beiden Sprachebenen zu erreichen.

Aus kommunikativer Sicht bleibt zu überlegen, ob sich die Rechtschreibung nicht genauso wie die gesprochene Sprache mehr an
die Bedürfnisse der Kommunikationsteilnehmer anpassen sollte.
Dabei muß allerdings entschieden werden, ob die Rechtschreibveränderung von der gesprochenen Sprache unabhängig, d.h. autonom, oder ob sie parallel zur Sprachentwicklung verlaufen sollte. Die Charakterisierung der deutschen Orthographie als von
der Sprache autonomes Gebilde vertritt nur z.T. historische
Interessen und schließt Veränderungen nicht aus. Rechtschreibreformen sollten die Bedürfnisse aller Kommunikationsteilnehmer
berücksichtigen und dabei die Reformvorschläge sowohl aus der
Eigenentwicklung der Rechtschreibung selbst als auch in ihrer
parallelen Veränderung zur Sprache im Auge behalten.

Zu den Kommunikationsteilnehmern gehört auch die Gruppe der
Schüler, deren Interesse an einer Rechtschreibreform im Rahmen
dieser Arbeit vertreten wird. In diesem Zusammenhang werden
speziell Legastheniker sowie allgemein lese- rechtschreibschwache Schüler angesprochen, da sie in den letzten Jahren zu
einem bedeutenden schulischen Problem geworden sind. Die Lösung
ihrer Situation wird durch schulische Maßnahmen mit mehr oder
weniger großem Aufwand und Erfolg betrieben.

Die Lehrer und Eltern fühlen sich größtenteils bei der Behebung der Lese-Rechtschreibschwäche überfordert, vor allem seit-

dem die Diskussion um die Legasthenie in eine Sackgasse gelangt zu sein scheint. Man läuft Gefahr, mit den Schülern übermäßig zu experimentieren, und die nur geringfügigen therapeutischen Erfolge führen häufig zur Resignation der Beteiligten. Das eigentliche Sachproblem der Legastheniker, das oben beschriebene Rechtschreibsystem selbst, wird durch das Vielerlei methodischer Schritte und Maßnahmen zu sehr verschleiert und kaum mehr beachtet. Demzufolge wird auch die Lösung der Legasthenie durch eine gezielte Rechtschreibreform kaum in Erwägung gezogen.

Bevor Überlegungen zur Reform der Rechtschreibung unter dem Aspekt der Legasthenie angestellt werden können, muß im folgenden zunächst der Problembereich der Legasthenie analysiert werden.

3. LEGASTHENIE ALS AKTUELLES PROBLEM DER SCHULPÄDAGOGIK

Bezeichnet man die Legasthenie als einen besonders einschneidenden Problembereich, so ist das nicht nur deshalb gerechtfertigt, weil sich die entsprechenden Schüler in einer unangenehmen, häufig ausweglosen Lernsituation befinden, sondern auch vor allem dadurch, daß es keine einheitliche Theoriebildung dieser Lese-Rechtschreibschwäche gibt. Diese früher ausschließlich von Medizinern, Psychiatern und Neurologen erforschte Lernschwäche galt zunächst als eine Krankheit mit fest umschriebenen Erscheinungsbild und einheitlichen Ursachen.

Erst seit etwa 1950 gewann in Deutschland die Legasthenie das Interesse der Schulpädagogen, Soziologen, Linguisten und zunehmend auch der breiten Öffentlichkeit. Dies führte jedoch aufgrund zahlreicher interdisziplinärer Forschungsarbeiten mit unterschiedlichen wissenschaftlichen Ansätzen und Betrachtungsweisen zu erheblichen Unsicherheiten in der Theoriebildung dieser Lernstörung, deren Eindeutigkeit auch trotz jahrelanger intensiver Forschung nicht möglich war.

Um die Gesamtproblematik der Legasthenie zu erklären, werden im folgenden die Entwicklung und der augenblickliche Stand der Theoriebildung dargelegt, bevor anschließend deren Konsequenzen für die praktische Arbeit mit Legasthenikern erläutert werden können.[1]

3.1. Entwicklung und theoretischer Stand der Legasthenieforschung

Die heute noch bestehende uneinheitliche, unvollständige und wenig wissenschaftlich abgesicherte Theoriebildung der Legasthenie erklärt sich aus den Forschungsarbeiten mit unterschiedlichem interdisziplinärem Ansatz. Diese sind nicht nur

---
[1] Die folgenden Ausführungen lehnen sich z.T. an frühere Ausarbeitungen des Verfassers an. (Vgl. Köster 1974, Ruhfus-Köster 1976).

uneinig bezüglich der Definition selbst, sondern es wurden auch Testverfahren mit divergierendem Aufbau, Umfang, Stichproben mit voneinander abweichender Berücksichtigung der Persönlichkeitsvariablen der Probanden zur Abklärung der Symptomatik und Ursachen durchgeführt. Dies begründet die parallele Bezeichnung einzelner Phänomene teils als Ursache, teils als Symptome der Folgeerscheinung der Legasthenie.

3.1.1. Definition und Abgrenzung

Meistens gilt in der deutschen Literatur die Diskrepanz zwischen relativ guter Intelligenz einerseits und Lese-Rechtschreibschwäche andererseits als charakteristisches Kriterium der Legasthenie. Von der fast endlosen Zahl an vorliegenden Definitionen seien hier beispielhaft nur zwei sehr häufig zitierte Beschreibungen angeführt:

> "Die Legasthenie ist eine spezielle aus dem Rahmen der übrigen Leistungen fallende Schwäche im Erlernen des Lesens (und indirekt auch des selbständig orthographischen Schreibens) bei sonst intakter oder (im Verhältnis zur Lese-Rechtschreibfähigkeit) relativ guter Intelligenz." [1]

> "Wir verstehen unter Legasthenie das Phänomen der bedeutsamen Inkongruenz von (relativ guter) allgemeiner Begabungshöhe und der (relativ geringen) Fähigkeit, das Lesen und orthographisch richtige Schreiben in der von der Schule eingeräumten Zeit und mit dem vorgesehenen Maß an Training zu erlernen." [2]

Verwirrungen stiften vor allem die früher entstandenen, aber noch heute zitierten Definitionen, die je nach wissenschaftlichem Standpunkt den oben beschriebenen Intelligenzfaktor zu wenig oder gar nicht berücksichtigen,oder die auch als Hauptkriterium allgemeine Sprach- oder Milieuschwierigkeiten, sowie erbliche, angeborene, reifedisproportionelle neben physischen und psychischen Faktoren nennen. Häufig umfassen diese Defi-

---

1 Linder in:Klasen 1971, S. 11.
2 Schubenz in: Kowarik/Kraft 1973, S. 17 f.

nitionen bereits Angaben zur Ätiologie und Symptomatik. Ein
typisches Beispiel hierfür geben die mehr medizinisch orientierten Begriffsbestimmungen von Lory und Weinschenk:

> "Die Legasthenie ist die Leseschwäche bei hirngeschädigten, dominanzgestörten, reifedisproportionierten oder familiär belasteten Kindern". [1]

> "Unter der kongenitalen Legasthenie oder der erblichen Lese-Rechtschreibschwäche verstehen wir eine angeborene, verschieden stark ausgeprägte Schwäche im Erlernen des Lesens und Rechtschreibens bei dafür hinreichender Intelligenz, ausreichenden Sinnesfunktionen und einem an und für sich regelrechten neurologischen Befund." [2]

Auch wenn in den neueren Definitionen meist der Intelligenzfaktor mit berücksichtigt wird, so variieren die Angaben über die erforderliche Höhe des Intelligenzwertes und seiner Mindestdivergenz von der Lese-Rechtschreibfähigkeit erheblich. Die Schwankungen bei den Mindestmaßangaben der Intelligenzwerte (zwischen $\geq$ 9o $\geq$ und 1oo) und der Rechtschreibtestwerte (zwischen Prozentrang $\leq$1 - 9 und $\leq$16 / 25) erklären die entsprechend unterschiedlichen Nennungen von Legasthenikern innerhalb einer Schülergruppe. Behauptungen, daß auch Schwachsinnige mit einem IQ bis 55 kongenitale Legastheniker sein können, wenn ihre Leseleistungen nicht unter ihren übrigen Erfolgen liegt [3], führten nur zu Verwirrungen und wurden auch überwiegend abgelehnt.

Die Problematik der Intelligenzmessung und -eingrenzung hat u.a. auch zur Folge, daß man die Intelligenzleistung der Legastheniker in vielen Fällen überschätzt und damit Gefahr läuft, gerade diese Kinder zu überfordern. Dies bestätigte sich auch in Untersuchungen von Angermaier, Malmquist, Jadoulie u.a., die geringere, als erwartete Intelligenzwerte bei Legasthenikergruppen feststellten [4]. Auch wenn diese Ergebnisse aufgrund nicht objektiver Testkriterien und -verfahren

---
1 Lory in: Kowarik/Kraft 1973, S. 18.
2 Weinschenk in:Kowarik/Kraft 1973, S. 19.
3 Weinschenk in: Kowarik/Kraft 1973, S. 19.
4 Vgl. Angermaier 1972, S. 143; Valtin 197o, S. 67.

keine Allgemeingültigkeit besitzen, so scheinen obige Autoren nach den Erfahrungen des Verfassers dieser Arbeit nicht unrecht zu haben. Der Verdacht wird vor allem deshalb verstärkt, weil man häufig vorzieht, einen schwachen Schüler als Legastheniker zu bezeichnen, als diesem Faulheit oder gar Dummheit zu bescheinigen.

So verwundert es nicht, daß die Angaben über die Vorkommenshäufigkeit der Legasthenie zwischen 2 % und 20 % schwanken [1]. Im Augenblick scheint die Anzahl der als Legastheniker bezeichneten Schüler sogar zu steigen. Dies ist zum großen Teil dadurch bedingt, daß Eltern einerseits die Lernstörung ihres Kindes mit einer augenblicklich aktuellen und meist akzeptierten Schwäche zu entschuldigen versuchen und sich dadurch Vorteile für ihr Kind versprechen (z.B. Klassenversetzung); andererseits sind die meisten Pädagogen durch die vielen widersprüchlichen Theorien und empfohlenen Maßnahmen völlig verunsichert und trauen sich nicht, über einen leserechtschreibschwachen Schüler negativ zu urteilen. Deshalb sollte man auch der immer größer werdenden Zahl der angeblichen Legastheniker kritischer gegenüberstehen und bei Unsicherheiten eher von lese-rechtschreibschwachen Schülern sprechen mit dem Vermerk einer möglichen Legasthenie. Der großzügige Umgang mit der Charakterisierung jeder Lernschwäche als Legasthenie macht verständlich, warum in letzter Zeit Gegeninitiativen von dem "Unfug mit der Legasthenie" sprechen [2].

Der Verfasser dieser Arbeit ist aber eher davon überzeugt, daß es eine spezielle Lese-Rechtschreibschwäche gibt, die sich von einer allgemeineren Lernschwäche abhebt. Will man dieser Legasthenie überhaupt noch gerecht werden, sollte man verantwortlicher mit seiner Benennung, Zuordnung und Behandlung umgehen. Bevor auf weitere, in Definitionen vorkommende Kriterien eingegangen wird, ist die Darstellung des eigenen defini-

---

1 Vgl. Ferdinand 1970, S. 88.
2 Vgl. Sirch 1975 , Schlee 1976

torischen Standpunktes an dieser Stelle insofern sinnvoll, als daß er ausschließlich Intelligenzwert und Lese-Rechtschreibleistung vergleicht und weitere Aspekte der Ätiologie und Symptomatik zuordnet. Diese, dem augenblicklichen Forschungsstand entsprechende, am Erscheinungsbild orientierte Definition scheint sich auch an Schulen und Schulpsychologischen Beratungsstellen immer mehr durchgesetzt zu haben.

Spricht man im Rahmen der Legasthenie von einer Lese-Rechtschreibschwäche normal-und überdurchschnittlich begabter Schüler, so führt dies auf die Theorie der "Over- und Underachievement-Forschung" zurück. Der Testvergleich von Schulleistungen und Intelligenzniveau führt zu der Einteilung der Schüler in die Gruppe der "Achiever" mit den Intelligenzwerten entsprechenden Leistungen, sowie den "Over- bzw. Underachievern", deren Leistungen im positiven bzw. negativen Sinne erwartungswidrig sind. Erklärungen dieser Leistungsabweichungen werden überwiegend durch motivationale Einflüsse (Anstrengungsbereitschaft) gegeben [1].

Die grundsätzliche Fragwürdigkeit der Lese-Rechtschreibeinschätzung als Teilbereich der gesamten Schulleistungserklärung liegt in der uneinheitlichen und uneindeutigen Intelligenzeinstufung durch die unterschiedliche Testauswahl, ihrer Relation zu einzelnen Teilbereichen von Schulleistungen und der Gefahr einer aus den Testergebnissen abgeleiteten, zu absoluten und einseitigen Klassifizierung und Charakterisierung eines Schülers [2].

Divergenzen bestehen auch bezüglich der Begriffe, die synonym zur Legasthenie gebraucht werden und entweder ätiologische, symptomatische Komponenten oder den Grad der Leistungsinsuffizienz betonen: "visuelle und akustische Legasthenie", "literale und verbale Legasthenie" (Walter), "primäre oder isolierte oder reine Legasthenie im Gegensatz zur sekundären"

---

1 Vgl. Reimann 1977, S. 361 f.
2 Vgl. dazu Kap. 3.2.3. dieser Arbeit.

(Bleidick),"dysphasische Legasthenie" (Busemann) etc.[1]
Häufig erfolgt auch eine Einschränkung der Lernschwäche auf
den Lesebereich. Dies betrifft vor allem die amerikanische
Wissenschaft, wie folgende Termini "reading difficulties",
"reading problems", "specific reading disability", "reading
retardation", "reading spelling disability"[2] verdeutlichen.

Die Definitionen "angeborene Wortblindheit" oder "kongenitale
Legasthenie" wurden grundsätzlich mehr von Medizinern und
Neurologen verwandt, während Psychologen und Pädagogen aufgrund
des "seltenen" Leistungsausfalles und des nichtqualitativen
Fehlervorkommens Bezeichnungen wie Legasthenie, Lese-Rechtschreibschwäche oder ausschließliche Leseschwäche vorziehen[3].
Grundsätzlich scheint in den letzten beiden Jahren aufgrund
der Ungewißheit um die Legasthenie der deutsche Terminus
Lese-Rechtschreibschwäche,(abgekürzt LRS) bevorzugt zu werden.

Uneinigkeit besteht auch noch zwischen dem Zusammenhang der
Legasthenie mit der Aphasaie, Alexie, Agraphie und Apraxie,
die sich aus der Komplexität dieser Lernstörung mit ihren
vielfachen ätiologischen Faktoren und unterschiedlichen Erscheinungsformen erklären läßt[4]. Das zunehmende Interesse an der
Erforschung der Legasthenie mit jeweils unterschiedlichen
wissenschaftlichen Ansätzen, Methoden und Erklärungen gab
dieser Lernschwäche den Charakter eines polyätiologischen
Syndroms, das individuelle Fehlleistungen mit unterschiedlichen
Ursachenkombinationen beschreibt. Diese je nach wissenschaftlichem Standpunkt abweichend gelagerten Betrachtungsweisen führten zu zahlreichen, von einander abweichenden Beschreibungen und Zuordnungen einzelner Faktoren in den Ursachen- bzw. Symptomenkomplex. Auch heute besteht noch keine allgemeingültige Klarheit

---

1 Vgl. Klasen 197o, S. 13.
2 Klasen 1971, S. 11.
3 Vgl. Malmquist/Valtin 1974, S. 49-63.
4 Vgl. Malmquist/Valtin 1974, S. 23 ff.; Köster 1974,
 S. 3o-32.

über die Analyse der Ätiologie und Symptomatik, und es kommt nicht selten vor, daß ein Leistungsausfall je nach Forschungsansatz mal als isolierte, mal als überlagernde Ursache, Symptom oder gar als Folgeerscheinung betrachtet wird.
Die nicht eindeutige Trennung zwischen Ursachen- und Symptomenkreis macht eine übersichtliche Darstellung der theoretischen Grundlage der Legasthenie schwierig. Dennoch soll im folgenden eine Trennung beider Bereiche vorgenommen werden, wobei die am häufigsten genannten Theorien zur Gegenüberstellung des Symptomen- und Ursachenbereichs gewählt werden, ohne damit den Verweis auf weitere theoretische Standpunkte zur Legasthenie ausschalten zu wollen.

3.1.2. Symptomatik

In der Literatur differenziert man überwiegend zwischen Primär- und Sekundärsymptomen der Legasthenie, d.h. zwischen Erscheinungsformen der LRS, die grundsätzlich diese Lernstörung kennzeichnen, und zahlreichen Phänomenen, die eher als Folge bzw. Verlagerung des Versagens charakterisiert werden müssen. Die Auffassung bezüglich der Zuordnung einzelner Faktoren zum primären bzw. sekundären Symptomenkatalog schwankt in den wissenschaftlichen Abhandlungen. Die hier genannten Beispiele wurden in Anlehnung an die allgemein überwiegende Meinung ausgewählt.

Da fast alle mit der Legasthenie in Zusammenhang gebrachten Faktoren entweder als Ursache oder als Symptom beschrieben werden, ist ihre ausführliche Behandlung nur unter einem Aspekt erforderlich. Die folgenden Ausführungen sollen deshalb zunächst einen Überblick der legasthenen Erscheinungsformen liefern und die einzelnen Analysen der Legastheniephänomene erst im Zusammenhang mit der ätiologischen Abklärung berücksichtigt werden. Damit wird versucht, einer möglichen Verunsicherung aufgrund der zahlreichen unterschiedlichen Theoriebildungen durch einen allgemeineren Symptomenüberblick entgegenzuwirken.

3.1.2.1. Primärsymptomatik

Das von den Medizinern aus ihrer Sicht überwiegend eindeutig abgegrenzte, typische Erscheinungsbild der Legasthenie steht im Gegensatz zur unterschiedlichen Darstellung der Symptomatik aus psychologischer, pädagogischer, sozialer und sprachwissenschaftlicher Perspektive. Die lange Zeit vorherrschende Orientierung an Schenk-Danzingers mehr pädagogisch-sprachwissenschaftlich ausgerichteten Theorie führte einerseits zu der Annahme einer selten vorkommenden, literalen sowie andererseits einer mehr typischen verbalen Legasthenie, die jeweils durch die Grundphänomene der

"Raum-Lagelabilität, der Gliederungs- und Differenzierungsschwäche für die optischen und akustischen Gebilde der Sprache, der Gedächtnisschwäche oder Speicherschwäche sowohl für Vorgesprochenes als auch für Geschriebenes oder Gedrucktes"

charakterisiert sind [1]. Die Autorin nennt dabei als typisches Merkmal der LRS die Häufung an Reversionen dieser Kinder [2], mußte aber nach neueren Untersuchungen diese Meinung revidieren [3].

Eine Analyse der Primärsymptomatik in den optisch-schreibmotorischen Bereich mit optischer Differenzierungs- und Schriftbildbehaltensschwäche sowie schreibmotorischen Störungen zum einen und den akusto-motorischen Bereich mit entsprechender akustischer Differenzierungsschwäche, schlechter Entnahmefähigkeit und Artikulationsstörungen zum anderen nimmt Tamm vor [4]. Diese Auffassung und Terminologie setzte sich vor allem auf schulischem Sektor durch, weil der Autor als einer der ersten parallel zur theoretischen Klärung der LRS vor allem eine intensive Unterstützung therapeutischer Maßnahmen

---

1 Schenk-Danzinger 1971, S. 81, S. 73 ff.
2 Vgl. Schenk-Danzinger 1971, S. 145.
3 Vgl. Kap. 3.1.4. dieser Arbeit.
4 Vgl. Tamm 1971, S. 49 f.

durch die Anfertigung geeigneter Medien für den Förderunterricht von Legasthenikern leistete [1]. Eine ähnliche Untergliederung der Hauptsymptome der Legasthenie, allerdings unter Ausschluß des optischen Bereichs, nimmt Kossow vor, wenn er von "extremen analytisch-synthetischen Schwierigkeiten auf Grund ungenügender Trennschärfe im sprechmotorisch-akustischen Bereich"[2] spricht.

Diese mehr sprachlichen Ausfälle werden von den Psychologen häufig als zweitrangig beschrieben. So erklärt z.B. Grissemann die Legasthenie als eine Wahrnehmungs- und Behaltensschwäche, die vor allem leistungspsychologisch zu erklären ist. Der Leistungsdruck und die "Deutungsnot" bei einem unbekannten Wortbild überfordert die betroffenen Schüler, die in solch einer Situation nicht genügend durchgliedern, auf keinen umfangreichen Wortbildschatz zurückgreifen können und das Wort zu wenig oder fehlerhaft nach bestimmten Feinstrukturmerkmalen absuchen [3]. Diese "Deutungsnot" wird durch eine allgemeine Funktionsstörung (vor allem Konzentrationsstörung, zu langsames Arbeitstempo, schwaches Gedächtnis etc.) nach Meinung des Autors bedingt [4].

Die Orientierung der Schule und Eltern an den in der Literatur beschriebenen Symptomen bei einer eventuellen Beobachtung und Kontrolle ihrer Kinder im Hinblick auf eine mögliche Legasthenie ist problematisch, zumal die Beschreibungen der einzelnen Erscheinungsbilder stark variieren und jede LRS ihre Eigenzüge aufweist. Die Tatsache, daß die Theorie der legasthenie-typischen Fehler überholt ist, schließt die Zuordnung dieser Lernschwäche anhand einer objektiven, qualitativen Fehleranalyse zudem aus. Jedoch sollten die beiden, in der Legasthenie-Definition berücksichtigten Komponenten des einseitigen Leistungsausfalles im Bereich des Lesens und Schreibens bei sonst normal intelligentem und überintelligentem Verhalten genügend Anlaß sein, das

---

1 Vgl. u.a. Tamm 1968
2 Kossow 1972, S. 21.
3 Vgl. Grissemann 1968, S. 35.
4 Vgl. Grissemann 1968, S. 91 ff.

betreffende Kind eingehender zu beobachten und erst dann Vermutungen zu äußern. Dies setzt allerdings voraus, daß das lese-rechtschreibschwache (lrs) Kind sich in einem frühen Stadium befindet und die speziellen Schwächen sich noch nicht auf andere Bereiche verlagert haben.

3.1.2.2. Sekundärsymptomatik

Die Gefahr der Übertragung eines speziellen Leistungsversagens auf andere Fachbereiche ist groß, da der Betroffene aufgrund ständiger Mißerfolge leicht mit einem Motivationsverlust und sinkendem Selbstvertrauen reagiert. Dies trifft vor allem auch für Legastheniker zu, die ja ursprünglich in den anderen Fächern befriedigende bis gute Leistungen erbrachten, aber jetzt aufgrund der negativen Sanktionen durch Noten, Zeugnisse, fehlendes Lob und seltene Anerkennung häufig Verhaltensauffälligkeiten zeigen, wie z.B. Aggressivität, Regressivität, Desinteresse, Angstzustände, Unselbständigkeit etc. Die fehlende positive Arbeitshaltung begründet schließlich eine allgemein auftretende Lernschwäche in anderen Leistungsbereichen, womit erneute Erkennungsprobleme und Fehlinterpretationen der ursprünglichen Lernstörung verbunden sind.

Diese gegenseitige Abhängigkeit von Leistungsversagen und Verhaltensstörungen, häufig verstanden als "psychopathologische Begleitsymptome" [1] bei Legasthenikern treten meist in Kovarianz auf, verfestigen sich und enden schließlich in einem "Teufelskreis" von Mißerfolg - Motivationsverlust - Lernbehinderung - Mißerfolg [2], aus dem der Legastheniker nur sehr schwer wieder herausfindet.

Die bereits problematische Situation des Legasthenikers wird zudem verschlimmert durch das ihm häufig entgegengebrachte mangelnde Verständnis und die fehlende positive Unterstützung

---
1 Vgl. Klasen 1971, S. 163.
2 Vgl. Müller, Rudolf 1969, S. 18.

von Seiten der Schule und des Elternhauses, was zur Verstärkung seiner kompensatorisch zu interpretierenden Verhaltensauffälligkeiten durch die Umwelt führen muß. Besonders erwähnenswert ist in diesem Zusammenhang die Sensibilität der legasthenischen Jungen, die aufgrund ihrer im Vergleich zu den Mädchen geringeren Frustrationstoleranz bei Mißerfolgserlebnissen eine besonders unkonzentrierte, wenig ausdauernde und ungleichmäßige Arbeitshaltung zeigen [1]. In letzter Zeit nehmen entgegengesetzte, extreme Reaktionen auf die LRS zu. So läßt sich neben dem mehr gleichgültigen Verhalten einerseits die überbetonte Besorgnis um die als Krankheit verstandene Legasthenie andererseits beobachten, mit der jede negative Verhaltensweise sowie jedes Leistungsversagen entschuldigt wird. Der Legastheniker fühlt sich daher in seiner Sonderrolle wohl und gibt sich häufig keine Mühe mehr, seinen Leistungsrückstand aufzuholen.

Einheitliche Vorstellungen bezüglich der Sekundärsymptome von Legasthenikern gibt es in der Literatur noch nicht, da eine unterschiedliche Charakterisierung und Trennung der Primär- und Sekundärsymptomatik vorgenommen wird. Zudem können ähnliche Verhaltensauffälligkeiten auch bei allgemein leistungsstärkeren Schülern aufgrund anderer Variablen (z.B. Erziehung, negative Umwelteinflüsse) auftreten. Nach Meinung des Verfassers dieser Arbeit können vorschulische Verhaltensstörungen genauso gut zu speziellen Lese-Rechtschreibschwierigkeiten führen, wie umgekehrt optische und akustische Gliederungs- und Differenzierungsschwächen Grund einer Legasthenie sein können. Die starke Verflechtung von sprachlichen Defekten und Verhaltensstörungen ist unbestritten. Bei der Therapie eines Legasthenikers sollten deshalb Primär- und Sekundärsymptome parallel nebeneinander Berücksichtigung finden [2].

---

1 Vgl. Meyer, Hans und Ruth 1972, S. 28 ff.
2 Vgl. Schenk-Danzinger 1971, S. 359 ff.; Klasen 1971, S. 126 ff., Kowarik/Kraft 1973, S. 37 ff.

Die bereits im Zusammenhang mit den Legasthenie-Symptomen genannten Faktoren gelten in einzelnen Theorien auch als Ursache dieser Lernstörung. Diese werden im folgenden detailliert beschrieben, wobei eine vom eigenen wissenschaftlichen Standpunkt unabhängige, additive Darstellung der am häufigsten aufgeführten Ursachen gewählt wird.

3.1.3. Ätiologie

Da die Legasthenie sich in erster Linie beim Lesen und Schreiben äußert, werden ihre Ursachen auch überwiegend mit Beeinträchtigungen der visuellen und akustischen Wahrnehmung erklärt. Diese Schwächen können sowohl isoliert, parallel, sich bedingend oder überlagernd auftreten und fallen vor allem durch ein ungenügendes Gliederungs- und Differenzierungsvermögen auf.

3.1.3.1. Visueller und akustischer Ursachenkomplex

Die visuelle Wahrnehmungsschwäche, die sich beim Leseprozeß in Form von Konsonanten- und Vokalauslassungen in einem Wort und Verwechslungen von optisch ähnlichen Graphemen und Lexemen bemerkbar macht, wird in der Literatur beispielsweise als "unzureichendes .. optisches Gliederungsvermögen" (Ferdinand/ Müller 1965), "Schwäche im optischen Aufnehmen und Verarbeiten .. von richtigen Wortgestalten" (Biglmaier 1960), "ungenügende Gestaltdurchdringung und Merkmalssammlung" (Grissemann 1965) und "optische Gestaltgliederungsschwäche" (u.a. Tamm 1965, Schenk-Danzinger 1968, Kern 1968) definiert [1].

---

1 Valtin 1970, S. 31.

Jedoch sind die Meinungen über die Kausalzusammenhänge der visuellen Perzptionsschwäche und Legasthenie widersprüchlich. Wird auf der einen Seite eine mehr oder weniger bedeutende Korrelation zwischen der visuellen Wahrnehmung und Legasthenie konstatiert (u.a. Kern, Katz, Müller, Klasen, Angermaier), so werden diese in anderen Veröffentlichungen angezweifelt (u.a. Kossakowski, Kemmler, Valtin) [1]. In skandinavischen und anglo-amerikanischen Gebieten berichten Fachleute ebenfalls von variierenden Ergebnissen. So sehen z.B. Monroe, Skydasgaard im Gegensatz zu Robinson, Eames u.a. keine Kausalität zwischen Sehstörung und Leseschwäche [2].

Parallel widersprüchliche Resultate bezüglich der Verursachung der Legasthenie durch die Beeinträchtigung der visuellen Wahrnehmung, die sich aus unterschiedlich wissenschaftlichen Fragestellungen, Intentionen, Versuchsanordnungen der einzelnen interdisziplinären Forschungsarbeiten ergeben, finden sich auch in den Überlegungen zur Abhängigkeit der Lese-Rechtschreibschwäche von akustischen Störungen wieder.

Die akustische Wahrnehmungsschwäche als mangelhafte Klanganalyse und Durchgliederung akustisch dargebotener Wörter macht sich durch die Verwechslung phonetisch ähnlicher Laute und deren ungenügende Zuordnung zu den entsprechenden Graphemen und reversibel bemerkbar. Die mangelnde auditive Diskriminationsfähigkeit, auch als "Lautnuancentaubheit" (Bladergroen 1955) [3] bezeichnet, besagt nicht, daß Legastheniker grundsätzlich keine ihnen vorgesprochenen Lautkombinationen richtig reproduzieren können; meistens macht sich die Störung erst bei der Umsetzung der visuellen Sprachebene in die akustische bemerkbar, wenn dem Schüler die Isolierung eines Lautes aus einem Lautkomplex nicht gelingt oder ihm eine Verwechslung der Phonemreihenfolge unterläuft [4].

---
1 Vgl. Köster 1974, S. 35-37.
2 Vgl. Malmquist/Valtin 1974, S. 114 ff.
3 Vgl. Valtin 1970, S. 50.
4 Vgl. Valtin 1970, S. 54 f.; Vrtička 1970, S. 93 ff.

Beispielsweise kamen Thompson, Wepmann, Daniek, Walter, Katz, Müller, R. zu dem Ergebnis, daß die Legasthenie auf eine akustische Perzeptionsschwäche zurückzuführen ist, wobei die Bedeutung mit wachsendem Alter abzunehmen scheint. Die Untersuchungen obiger Autoren wurden häufig angezweifelt, bis sie jedoch durch neue umfangreichere zum großen Teil Bestätigung fanden [1]. Interessant in diesem Zusammenhang ist die diagnostizierte gleichwertige Syllabierfähigkeit von Legasthenikern und parallelisierter Kontrollgruppe im Gegensatz zum verminderten Lautier- und Lautisoliervermögen [2].

Verstärkt wird diese phonetische Lautdiskriminationsschwäche durch allgemeine Hörfehler, die jedoch weniger im Zusammenhang mit der Legasthenie gesehen werden. Allerdings kann man leichte, meist kaum diagnostizierbare Hörbehinderungen grundsätzlich nicht ausschließen. Eindeutige Abklärungen dieses Ursachenzusammenhanges liegen bisher noch nicht vor [3]. Ähnliche, weniger kontroverse Meinungen als bei der visuellen Wahrnehmungsschwäche finden sich auch in der skandinavischen und anglo-amerikanischen Literatur zur Abhängigkeit der akustischen Perzeptionsschwäche und Legasthenie [4].

Diese hier isoliert beschriebenen Wahrnehmungsstörungen schließen aber nicht ein paralleles oder auch sich bedingendes Vorkommen aus. Meist wird eine zusätzliche Überlagerung durch <u>motorische Schädigungen</u> vermutet. Letztere äußern sich in motorische Ungeschicklichkeit, unkoordinierten Bewegungen und Raumlagelabilität, die meist als Grund für Reversionen, Inversionen

---

1 Vgl. Valtin 1970, S. 53 f; Valtin 1972, S. 44 ff.
2 Vgl. Valtin 1972, S. 44 ff.
3 Vgl. Angermaier 1972, S. 178 f., 183; Atzesberger 1972, S. 33; Vrtička 1970, S. 94; Klasen 1971, S. 99; Valtin 1970, S. 186 f.
4 Vgl. Malmquist/Valtin 1974, S. 119 ff.

und Umstellungen der Buchstaben und geometrischen Figuren gewertet werden [1]. Galt die Raumlagelabilität lange Zeit als gesicherte Ursache der Legasthenie, wird sie seit den Untersuchungen von Valtin sehr angezweifelt. Besonders die Annahme der aus der Seitenunsicherheit resultierenden Umstellungsfehler konnte widerlegt werden [2]. Grundsätzlich muß aber gesagt werden, daß motorische Mängel im Zusammenhang mit der visuellen Perzeptionsschwäche als Ursache der Legasthenie noch nicht eindeutig abgeklärt sind [3].

Entsprechend den visuo-motorischen Beeinträchtigungen zählt auch eine auditiv-sprechmotorische und eine allgemein verzögerte Sprachentwicklung zu den Ursachen der Legasthenie. Diese besonders heute als Hauptursache der LRS betonte Artikulations- und Lautdifferenzierungsschwäche behindert zudem den Aufbau des Wortschatzes, des syntaktischen Gefüges und der begriffsbildenden Fähigkeiten. Die Frage, ob diese akustische Perzeptionsschwäche die Sprachdefekte und die retardierte Sprachentwicklung bedingt oder umgekehrt, bleibt dabei noch ungeklärt. Überzeugend ist aber die große Gefahr eines mangelnden akustischen Differenzierungs- und Artikulationsvermögens sowie einer allgemein verzögerten Sprachentwicklung für die Dekodierung und Enkodierung von Informationen auf visueller und akustischer Ebene. Typische Fehler infolge eines Sprachdefektes sind Wortverstümmlungen, Auslassungen und Hinzufügungen von Silben und Buchstaben, die dann verstärkt auftreten können, wenn ein Schüler parallel zum Schreiben leise mitspricht. Inwieweit allerdings akustische Sprachstörungen Hauptursache, Mitursache oder nur parallel zur Legasthenie auftretende Lernbehinderungen sind, konnte in den zahlreichen Untersuchungen zu diesem Problembereich noch nicht

---

1 Vgl. Klasen 1970, S. 22, S. 79; Valtin 1970, S. 41.
2 Vgl. Valtin 1970, S. 48 f., S. 152 ff.; Angermaier 1972, S. 83.
3 Vgl. Valtin 1970, S. 38 ff.; Klasen 1970, S. 79 ff.; Eggert 1971, S. 64 ff.

einheitlich erwiesen werden [1].

Die bisher dargestellte visuelle und akustische Perzeptionsschwäche sowie die mit ihr verbundenen motorischen und sprachlichen Mängel umfassen noch nicht den Bereich der ebenso Legasthenie verursachenden Faktorengruppe, die die Unfähigkeit der audio-visuellen Integration umschreibt. Diese beeinträchtigte Phonem-Graphem Assoziation und Transposition können auch unabhängig von oben beschriebenen visuellen und akustischen Störungen auftreten [2].

Im Zusammenhang mit der Ursachenforschung der Legasthenie werden Gedächtnisstörungen angegeben, die meist mit visuellen und akustischen Behinderungen, vor allem aber mit einer mangelhaften Phonem-Graphemübertragung einhergehen.

3.1.3.2. Gedächtnisschwäche

Da - wie in Kapitel 2 dargestellt - die deutsche Rechtschreibung häufig phonetisch uneindeutig ist und sich bestimmte Schreibweisen nicht aus Regeln ableiten lassen, bildet die Speicherung von Wortbildern eine wichtige Voraussetzung für die Beherrschung einer fehlerfreien Orthographie. So macht vor allem Grissemann neben der ungenügenden Gestaltdurchdringung und Merkmalssammlung eines Wortbildes den mangelnden Wortbildschatz für die Fehler des Legasthenikers verantwortlich. Erst durch die Speicherung einer bestimmten Graphemfolge kann der Schüler "in der Wortbildbegegnung zum Wiedererkennen und zur Zuordnung der klanglichen und dann auch des inhaltlichen Bedeutungsgehaltes kommen" [3]. Aufgrund des fehlenden Erinnerungsvermögens an ein

---

1 Vgl. Angermaier 1972, S. 19o; Valtin 197o, S. 49; Valtin 1973, S. 55 f.; Valtin 1972, S. 39 ff.; Klasen 197o, S. 37 ff.; Vrticka 197o, S. 97; Lory 1966, S. 49 f.; Köster 1974, S. 48 ff., Schenk-Danzinger 1971, S. 232.
2 Vgl. Valtin 197o, S. 58 ff.; Angermaier 1972, S. 195 f.
3 Grissemann 197o, S. 63.

bestimmtes Wortbild versucht der Legastheniker eine "Deutung" nach einigen wenigen Kennzeichen, übersieht dabei leicht Wortflexionen und Raumlagemerkmale und gelangt dadurch zu einer falschen Entzifferung des Textes. Ganz besonders beim Schreiben begründet der Autor die Gliederungs- und Differenzierungsfehler des Legastheniker als Folgeerscheinung seiner "Feinstrukturbehaltensschwäche"[1].

In zahlreichen Untersuchen konnte eine ausschließlich sprachliche Speicherschwäche festgestellt werden[2], was vor allem für Schulanfänger, die noch wenig Einblick in den Aufbau der Orthographie haben und meist sehr unsicher sind, zum Nachteil werden kann. Problematisch ist allerdings die Klärung der Frage, ob diese vor allem bei Legasthenikern vermutete Gedächtnisschwäche nicht mehr auf einer gravierenden Konzentrationsstörung beruht, die dazu führt, daß der Schüler insbesondere unter Leistungsdruck nicht die entsprechenden Wortbilder ins Gedächtnis rufen kann.

3.1.3.3 Hirnstörungen, Reifungsrückstand und Erblichkeit

Häufig werden in der Literatur Hirnstörungen und ein allgemeiner Reifungsrückstand bei Legasthenikern als direkte kausale Faktoren oder auch weitere, zumindestens einige ihre Verursachungs- und Erscheinungsbilder bedingende Komponenten genannt. Die genaue Lokalisierung der für die Legasthenie verantwortlichen Hirnzentren ist jedoch problematisch und läßt nur Vermutungen zu. Anhand von Untersuchungen konnte man eine teilweise geringfügige Korrelation von Legasthenie und Funktionsstörungen des Gehirns

---

1 Vgl. Grissemann 1972, S. 59 ff., S. 81 f.
2 Vgl. Valtin 1973, S. 59; Valtin 1971, S. 95 ff.

aufgrund einer eventuellen kortikalen Reifungsretardierung bedingt durch Geburts- und Schwangerschaftskomplikationen, frühkindliche Schäden, Ernährungsstörungen etc. bestätigt finden. Die Tendenz geht allerdings eher dahin, diese - wenn überhaupt - minimalen Hirnstörungen nicht als Ursache der Legasthenie zu sehen [1].

Etwas häufiger werden allgemeine Reifungsrückstände als möglicher Grund einer Legasthenie angenommen. Dabei bleibt jedoch ungeklärt, ob dieser Defekt konstitutionell bedingt oder u.a. infolge von Überbelastungen als Abwehrreaktion zu verstehen ist. Aufgrund der nicht möglichen Differenzierung zwischen primärer und sekundärer Retardation schwanken die Auffassungen über die angeblich durch Reifungsrückstand verursachte Legasthenie erheblich [2].

Die Theorien über die Erblichkeit von Legasthenie vermitteln ebenso kein einheitliches Bild. Während die älteren, vor allem medizinisch orientierten Legasthenieforscher von einer teilweise anlagebedingten Legasthenie sprechen, äußern sich die jüngeren Autoren sehr skeptisch über die Heriditätszusammenhänge, zumal bis heute noch keine eindeutigen Methoden zur Überprüfung der Erblichkeit existieren und daher auch Aussagen über eine eventuelle Abhängigkeit hypothetisch bleiben müssen [3].

3.1.3.4. Nichtstabilisierte Hemisphärendominanz und Lateralitätspräferenzen

Die Theorie, daß eine nicht stabilisierte Hemisphärendominanz mit negativen Auswirkungen auf die Raumorientierung und die Sprachentwicklung Ursache der Legasthenie sein können, **vertreten**

---

1 Vgl. Angermaier 1972, S. 67 ff.; Eggert 1971, S. 22 ff.; Malmquist/Valtin 1974, S. 1o7 ff.
2 Vgl. Klasen 1971, S. 63 ff., S. 134 ff.
3 Vgl. Malmquist/Valtin 1974, S. 49-63; Klasen 1971, S. 16; Köster 1974, S. 27 f.

u.a. Orton, Müller, R.G.E., Linder, Schenk-Danzinger, Kirchhoff, Straub, Hunger-Kaindlstorfer und Klasen [1]. Diese retardierte Ausprägung der Körperdominanz beeinträchtigt vor allem auch die eindeutige Entscheidung für eine Schreibhand und erklärt das verstärkte Auftreten motorischer Störungen. Die damit häufig im Zusammenhang gebrachte These, die Linkshändigkeit verursache Legasthenie, ist sehr umstritten. Die Schwächen in der Raumorientierung, des Richtungsablaufs der Graphemfolge und das Reversieren und Inversieren von Buchstaben bei dominanten Linkshändern resultieren wahrscheinlich eher aus einer falschen pädagogischen Überwachung dieser Schüler, wenn an ihnen zwangsweise Umstellungen auf die rechte Hand vorgenommen werden und sie dann mit motorischen Unsicherheiten und Verhaltensstörungen reagieren [2].

Zahlreiche Autoren (u.a. Malmquist, Wolfe, Woody, Ferdinand, Müller, R.G.E, Grissemann) [3] negieren eine Kausalität aufgrund eigener Untersuchungsergebnisse mit insignifikanten Unterschieden bezüglich der Dominanzstörungen und Lateralitätspräferenzen bei Legasthenikern und Kontrollgruppe. Allerdings wird sehr häufig der methodische Aufbau und die Stichprobenauswahl dieser erwähnten Forschungsarbeiten bemängelt [4]. Uneinigkeit über die kausalen Beziehungen zwischen Dominanzstörungen und Legasthenie besteht ebenfalls für die Linksäugigkeit und gekreuzte Hand- und Augendominanz [5].

---

1 Vgl. Valtin 1970, S. 77-91; Klasen 1971, S. 55 ff., S. 66; Angermaier 1972, S. 77 ff.
2 Vgl. Valtin 1970, S. 77 ff., S. 83.
3 Vgl. Valtin 1970, S. 76 f.; Valtin 1972, S. 1o1; Grissemann 1968, S. 71.
4 Vgl. Köster 1974, S. 68 f.
5 Vgl. Schenk-Danzinger 1971, S. 155., S. 211.

3.1.3.5. Emotionale Schwierigkeiten

Emotionale Probleme, die sich u.a. als Aggressivität, Regressivität, Konzentrationsstörung, Nervosität, ungenügendes Durchhaltevermögen, soziale Unangepaßtheit, psychosomatische Störungen, Infantilität und Unselbständigkeit äußern, werden vor allem von Psychologen und Soziologen als sehr häufige Ursache der Legasthenie angegeben. Da diese Auffälligkeiten meist auch Folge einer allgemeinen Lernstörung sind, ist die Einschätzung ihres Stellenwertes nicht einfach. Dies betrifft insbesondere auch die fehlende Leistungsmotivation, die eher eine Verhaltenskonsequenz auf ständige Mißerfolge und auf das in Zukunft befürchtete Versagen zu sein scheint als eine dispositionelle Veranlagung. Jedoch ist das Ursache-Wirkungsverhältnis obiger Verhaltensweisen und der Lese-Rechtschreibleistung noch nicht wissenschaftlich eindeutig abgeklärt [1].

Da eine bedeutende Korrelation von emotionalen Schwierigkeiten mit dem hier besprochenen Lernversagen in der Schulwirklichkeit tagtäglich offensichtlich wird, sind Maßnahmen zur Anknüpfung an diesen Ursache- bzw. Folgefaktor, der ja wieder neues Leistungsversagen auslösen kann, sehr erfolgversprechend. War die Ätiologie der Legasthenie mit dem Ziel einer Therapie dieser Lernschwäche bei obigen Faktoren besonders unsicher, so gelten wenigstens emotionale Schwierigkeiten als eindeutige, entscheidende, ursächliche Komponenten, die dem einsatzbereiten Lehrer Anlaß geben sollten, gezielte Einflußnahme auf das psychische Gleichgewicht dieser einseitigen Schulversager zu üben.

Im engen Zusammenhang mit emotionalen Problemen der Legastheniker stehen die auf sie einwirkenden exogenen Einflußgrößen, die im folgenden beschrieben werden.

---

1 Vgl. Eggert 1971 a, S. 34 ff.; Valtin 1972, S. 31; Malmquist/Valtin 1974, S. 79 ff.; Klasen 1970, S. 118.

3.1.3.6. *Ungünstige Milieuverhältnisse*

In neuester, vor allem soziologisch und psychologisch fundierter Literatur setzt sich die Meinung durch, daß ungünstige Milieuvariablen wie geringes Einkommen und Schulbildung der Eltern, kleine Wohnung, hohe Kinderzahl, vernachlässigte, soziale Stellung des Kindes unter den Geschwistern und ein unausgewogenes Eltern-Kind-Verhältnis sowie die schlechte Elternbeziehung untereinander die Legasthenie verursachen, sicherlich aber unterstützen können. Diese bereits von Bernstein, Oevermann u.a. [1] konstatierte negative Abhängigkeit des Sprachniveaus vom Elternhaus überträgt sich nicht nur allgemein auf das anfängliche Lese-Rechtschreibstadium, sondern wird möglicherweise auch später durch die geringe zeitliche und psychische Unterstützung sowie das fehlende Verständnis bei schlechten Arbeiten ausgelöst [2].

3.1.3.7. *Methodische und pädagogische Fehler*

Besonders in letzter Zeit wurden unterrichts-methodische Fehler als Ursache der Legasthenie reflektiert. Diese Auffassung hat sich besonders auch in der breiten Öffentlichkeit durchgesetzt. Zu der die Lernsituation beeinträchtigenden schulischen Bedingungen zählen u.a. der falsche Einsatz von Medien, eine zu große Klassenfrequenz, ein ungünstiges Lehrer-Schüler- und Schüler-Schüler-Verhältnis. Der Einfluß der Variablen Lebensalter, Dienstjahre, Examensnoten des Lehrers auf die Lese-Rechtschreibleistung der Klasse wurde u.a. von Malmquist verfolgt. Dabei wirkten sich langjährige Erfahrung der Lehrer meist positiv aus [3].

---

1 Vgl. Bernstein 1970, Oevermann 1970, Bernstein/Oevermann u.a. 1970.
2 Vgl. Valtin 1972, S. 16; Valtin 1970, S. 114, S. 190 ff.; Valtin/Malmquist 1974, S. 91 ff.; Schenk-Danzinger 1974, S. 27 ff.
3 Vgl. Malmquist/Valtin 1974, S. 98 ff.

Vor allem jedoch wurde die Ganzheitsmethode als Hauptverursachungsfaktor der Legasthenie Kernpunkt der Diskussion. Dieses mit ganzen prägnanten Wortbildern beginnende und erst in einem zweiten Schritt in Silben und Grapheme/Phoneme zergliedernde Verfahren wurde daraufhin verstärkt in zahlreichen Untersuchungen auf seinen Wert hin überprüft. Bei dem Vergleich mit der vor allem früher angewandten synthetischen Methode, die umgekehrt schrittweise einzelne Phoneme/Grapheme zu Silben und Wörtern zusammensetzt, konnte man jeweils überwiegend gleich viele Vor- und Nachteile feststellen, so daß der analytischen Vorgehensweise wahrscheinlich keine Verschuldung an der Legasthenie zugesprochen werden kann. Jedoch scheint letztere höhere Anforderungen an das pädagogische Geschick des Lehrers zu stellen und kann daher auf sekundärer Ebene leicht den Lese-Rechtschreiberfolg negativ beeinflussen [1].

Auf eine Erfolgsabhängigkeit beider Methoden von der Intelligenz des Schülers, wobei angeblich die analytische für intelligentere und die synthetische Methode für die durchschnittlich und weniger begabten Kinder geeigneter sei, wird in der Literatur häufig hingewiesen. Gleichzeitig nimmt man aber auch überwiegend einen Leistungsausgleich beider Unterrichtsverfahren nach der 2. bis 4. Klasse an [2]. Inwieweit sich aber Leistungsverzögerungen in der Zwischenzeit auf andere schulische Bereiche ausgewirkt haben können, wird dabei kaum berücksichtigt. Die in diesem Zusammenhang verbundene Kritik an dem pädagogischen Geschick des Lehrers bezieht sich auf die gezielte, gründliche und sorgfältige Planung seiner Rechtschreibstunden. Dies betrifft vor allem den anfänglichen Rechtschreibunterricht in der Grundschule, der ein ganz besonders genaues Verfolgen der einzelnen Lernergebnisse mit differenziertem Erklären und Wiederholen erfordert. Die augenblicklich überwiegend von Lehrern

---

1 Vgl. Kowarik/Kraft 1973, S. 64 ff.; Schenk-Danzinger 1971, S. 255 ff.; Klasen 1970, S. 20 f.; Atzesberger 1972/73, S. 36 f.; Angermaier 1972, S. 228 ff.
2 Vgl. Ferdinand 1971; Schenk-Danzinger 1971, S. 256.

und in Schulmaterialien zugrundegelegte Kombination von analytischer und synthetischer Methode baut zwar den oben genannten Verdacht der einseitigen Verursachung der Legasthenie ab, kann aber nicht Fehlplanungen und pädagogische Fehlentscheidungen als mögliche Legasthenie verursachende, mitverursachende, sicherlich aber nicht abbauende Phänomene ausschließen [1].

Sehr entscheidend prägt nach Meinung des Verfassers dieser Arbeit die Eigenmotivation des Lehrers zu seinem Beruf die Leistungsmotivation der Schüler. Sicherlich ist das Engagement eines Pädagogen eingeschränkt, wenn seine Berufswahl nicht nach Interesse, sondern nach dem Numerus Clausus, der Bevorzugung einer kürzeren Studienzeit erfolgt, oder der Unterrichtsort und die zu unterrichtende Schulstufe gegen seinen Willen ausfallen. Daß in solchen Situationen vor allem auch die leistungsschwachen Schüler falsche Objekte der eigenen Aggression und Unzufriedenheit sind, sollte vielen Lehrern Anlaß geben, die eigene Funktion und das unterrichtliche Vorgehen kritischer zu überdenken.

Besonders erfolgversprechend bei der Verbesserung der schulischen Rechtschreibleistung erweist sich eine ausführliche Fehleranalyse. Diese kann nicht nur helfen, individuelle Gründe der Fehlerverursachung aufzudecken, sondern liefert auch einen gezielten Ansatzpunkt zur Aufarbeitung bestimmter, noch nicht beherrschter Rechtschreibschwerpunkte.

3.1.4. Fehlertypologie

Auch bei der Erarbeitung einer Legastheniether apie bemühte man sich, entsprechend dem Ergebnis einer durchgeführten Fehleranalyse den betroffenen Schülern individuelle Förderung anzubieten. Dabei ging man zunächst davon aus, daß Legastheniker durch gerade sie charakterisierende Fehler auffallen. Die Annahme dieser legasthenietypischen Fehler (Reversionen, Inversionen, Um-

---

1 Vgl. auch Kap. 3.2.2. dieser Arbeit.

stellungsfehler) geht vor allem auf die Theorie von Schenk-Danzinger zurück. Die Autorin stellte im Rahmen der Wiener Untersuchungen an 14o2 Zweitklässlern ein im Vergleich zur Kontrollgruppe gehäuftes Vorkommen der besagten Fehlerschwerpunkte bei einer ungebundenen und gebundenen Wort- und Zahlenleseprobe fest und teilte die Schüler entsprechend dieser Fehlerhäufigkeitsverteilung in die 77,9 % betragende Gruppe der legastheniefreien Schüler (o - 4 Reversionen), der 18,1 % ausmachenden Gruppe der leichten Legastheniker (5 - 11 Reversionen) und der 3,9 % umfassenden Kategorie der Legastheniker [1]. Diese qualitativen Unterschiede zwischen Legasthenikern und Kontrollgruppe bestätigen sich dagegen bezüglich der Rechtschreibfehler in ihren Untersuchungen nur zum Teil, sie kamen nur relativ ansteigend zu den anderen Schwerpunkten gehäuft vor [2].

Schenk-Danzingers Untersuchungsergebnisse prägten für lange Zeit entscheidend die Auffassung zur Erkennung der Legastheniker in Wissenschaft und Öffentlichkeit. Auch heute ist diese Meinung noch ziemlich verbreitet - vor allem bei den älteren Pädagogen - auch wenn ihre Theorie der legasthenietypischen Fehler und die Bestimmung der lese-rechtschreibschwachen Schüler aufgrund der Anzahl der Reversionen, Inversionen und Umstellungen heftig zurückgewiesen wurde.

Diese Kritik bezog sich - wie bereits erwähnt - zum einen auf die Fehlerkategorisierung im einzelnen und zum anderen auf die Sammelbezeichnung der Reversionen als Inversionen, Umstellungsfehler und Reversionen, die die prozentuale Zunahme der aus drei Fehlertypen bestehenden "Reversionen" fraglich erscheinen läßt [3]. Zudem nahm Valtin Anstoß an der Nichtberücksichtigung einzelner Variablen wie z.B. die Messung des Intelligenzquotientens, der Klassenwiederholungen etc. bei der Stich-

---

1 Vgl. Schenk-Danzinger 1971, S. 132 ff.
2 Vgl. Schenk-Danzinger 1971, S. 147 ff.
3 Vgl. Angermaier 1972, S. 39 ff.

probenauswahl von lrs Kindern und ermittelte in eigener Untersuchung keine legasthenietypischen Fehler [1]. Ebenso negieren Grissemann und Ferdinand spezielle legasthenische Fehler [2], dagegen konstatieren Zingeler-Grundlach andere qualitative Unterschiede zwischen 132 guten und 34o schwachen Rechtschreibern [3] zuungunsten der schwachen Schüler. Jedoch fiel die Verteilung der angeblich legasthenietypischen Fehler in beiden Untersuchungsgruppen prozentual gleich aus [4].

Die Verneinung legasthenietypischer Fehler ist zwar in den Wissenschaften noch nicht durchgehend akzeptiert, die Tendenz aber deutlich, eher einen quantitativen Unterschied anzunehmen, d.h. daß sich auch Reversionen, Inversionen und Umstellungen "relativ gesehen nur in genauer Abhängigkeit von der steigenden Gesamtfehlerzahl" vermehren [5].

Die Unsicherheit bei der Charakterisierung von Fehlern überträgt sich auch auf die theoretische Fundierung von Rechtschreibtests, bei denen uneinheitlich je nach wissenschaftlicher Auffassung eine Fehlerklassifizierung entweder nach ätiologischen, phänomenologischen oder deskriptiven Gesichtspunkten vorgenommen wird [6].

---

1 Vgl. Valtin 197o, S. 154 f.
2 Vgl. Grissemann 1968, S. 41 ff.; Ferdinand 197o, S. 9o ff.
3 bei sogenannten Wortverstümmelungen, -auslassungen, -ersetzungen und -verstellungen sowie Buchstabenauslassungen und Zusammen- und Getrenntschreibung.
4 Vgl. Zingeler-Grundlach u.a.1973, S. 38.
5 Angermaier 1972, S. 4o f.
6 Vgl. dazu Kap. 3.2.3. dieser Arbeit.

3.1.5. Problematik der nicht eindeutigen Theoriebildung

Scheint die Problematik der Legasthenie häufig unüberwindbar zu sein, so liegt dies zum großen Teil bereits in der verwirrenden Theoriebildung dieser speziellen Lernstörung begründet. Obige Ausführungen konnten die Uneinheitlichkeit bei der Abklärung und Einstufung einzelner Faktoren bezüglich der Definition, Symptomatik, Ätiologie sowie der Fehlerbeurteilung verdeutlichen, die aus den unterschiedlichen wissenschaftlichen Forschungsansätzen, den voneinander abweichenden Testverfahren und Zielsetzungen resultiert. Die Übersicht der zahlreichen, teils sich überlagernden, teils parallel auftretenden oder sich bedingenden Phänomene, die die Legasthenie individuell verschieden sowohl als polysymptomatisches als auch polyätiologisches Syndrom charakterisieren, konkretisiert die Problematik dieser noch nicht wissenschaftlich eindeutig abgeklärten LRS. Zudem bleiben viele theoretische Fragen noch ungenügend behandelt.

Auch wenn die einzelnen Forschungsarbeiten zunächst in sich überzeugend und abgerundet erscheinen, so muß dem Betrachter sowie dem Betroffenen bei der Erarbeitung des Legasthenieproblems aufgrund des Konglomerats widersprüchlicher wissenschaftlicher Abhandlungen eher ein großes Fragezeichen als eine überzeugende, klärende Einsicht bleiben.

Hatte man früher lange Zeit versucht, Rechtschreibprobleme weniger durch umfangreiche Diagnosen als durch intensive Übungen zu beheben, so stand in den letzten 1o Jahren zunächst eine breite, möglichst im zweiten Schuljahr durchzuführende Testuntersuchung im Vordergrund. Hierdurch erhoffte man sich eine gezieltere Therapie und die Reduzierung der immensen Zahl an lrs Schülern.

Mittlerweile hat sich aber die Unsicherheit in der Theoriebildung auch auf die Praktiker übertragen, die inzwischen z.T. wieder mit großer Skepsis von dem zunächst viel gelobten Testerfolg und der Einstufung der Kinder als Legastheniker mehr

und mehr Abstand nehmen zugunsten zusätzlicher Übungen nach
eigenen Vorstellungen. Dagegen scheinen gerade Eltern noch
sehr empfänglich für die Einordnung ihrer Kinder als Legastheniker zu sein.

Die Uneindeutigkeit in der Definitionsabgrenzung der Legasthenie bewirkt eine Kettenreaktion, die die Widersprüchlichkeiten
in der Symptomatik und Ätiologieabklärung charakterisiert
und verständlich macht. Je nach wissenschaftlichem Standpunkt
können deshalb nur unterschiedliche Angaben zur Vorkommenshäufigkeit der Legasthenie auftreten und demzufolge eine angebliche Legasthenie nicht ausgeschlossen werden. Die Problematik
obiger Theoriebildung der Legasthenie verlagert sich also auf
die Praxis, d.h. das normale logische Bezugssystem zur Symptomatik und Ätiologie läßt in diesem Fall keine eindeutige und
überzeugende Diagnose und Therapie der Legasthenie mehr zu.

Die Tatsache, daß bei der Diagnose ein Test zugrundegelegt
wird, der ein bestimmtes Phänomen analysieren soll, das einmal
bedeutender Ursachefaktor mit dem Ziel eines geeigneten therapeutischen Ausgangspunktes, gleichzeitig aber auch nur Begleitsymptom neben vielen Komponenten ohne besonderen therapeutischen Werten sein kann, und es zudem keine eindeutigen Richtlinien zur Gewichtung dieses Phänomens gibt, erklärt die Unsicherheit, ja Gefahr, bei der Einstufung dieses Faktors innerhalb einer Testdurchführung und -auswertung. Somit ist eine
negative Auswirkung durch eine eventuell fehlgeleitete Diagnose
und Therapie von vornherein zu einem großen Prozentsatz nicht
auszuschließen und die heute durchgeführten Maßnahmen für
Legastheniker sind äußerst fraglich geworden.

Dieses deprimierende Gesamtbild zur theoretischen Abklärung
der Legasthenie soll aber keine verwerfende Kritik an den Forschungsarbeiten der letzten 2o Jahre darstellen; im Gegenteil,
sie zeigen das lobenswerte, große Interesse an der Förderung
leistungsschwacher Schüler und das enorme Durchhaltevermögen
bei der Analyse und Behebung einer nur sehr schwer zu erfassenden multifaktoriellen Lernstörung.

Die im folgenden dargestellten Konsequenzen aus den Ansätzen
obiger Theoriebildung für den aktuellen Umgang mit vermeintlichen Legasthenikern im Rechtschreibunterricht soll einerseits die spezielle aktuelle Problematik des Legasthenikers
beleuchten, andererseits die Schwierigkeiten derjenigen verdeutlichen, die mit ihnen leben und ihnen helfen wollen.
Die dabei gezeigten Schwierigkeiten sollten Anlaß geben,
die Möglichkeiten zur Reduzierung der Probleme durch eine
eventuelle Rechtschreibreform ernsthaft in Erwägung zu ziehen.

3.2. Auswirkungen der Legasthenie im Rechtschreibunterricht

Die oben genannten, auf der bisher ungenügend theoretisch
fundierten Legasthenieabklärung basierenden Probleme übertragen sich in erster Linie auf den Rechtschreibunterricht,
der in seinem Gesamtkonzept neu im Hinblick auf die aktuellen
wissenschaftlichen Erkenntnisse dieser Lernschwäche ausgerichtet wurde. So standen in den letzten 15 Jahren zunehmend Diskussionen um mögliche, individuelle Förderungen der lrs Kinder
im Vordergrund, die zu Maßnahmen ausgehend von innerer Differenzierung bis hin zum zusätzlichen Förderunterricht führten.
Dabei erhielt der Rechtschreibunterricht nicht nur einen anderen Stellenwert im allgemeinen Sprachunterricht, sondern wurde nach neuen methodisch-didaktischen Gesichtspunkten
konzipiert.

Die folgenden Ausführungen zum Rechtschreibunterricht geben
keinen Gesamtüberblick über den modernen Rechtschreibunterricht
wieder, sondern sollen spezielle Grundzüge und Veränderungen
aus der Perspektive der Legasthenieproblematik beleuchten. Die
überwiegende Einschränkung dieser Betrachtung auf den Rechtschreibunterricht darf dabei nicht darüber hinwegtäuschen, daß
dieselben, wenn auch weniger gravierenden Probleme sich parallel
in allen anderen Schulfächern, die den Umgang mit der Schriftsprache verlangen, zeigen.

3.2.1. Ziele und Stellenwert des Rechtschreibunterrichts

Leitet man die Ziele des Rechtschreibunterrichts aus den kommunikativen Bedürfnissen des Menschen und deren notwendigen, erwarteten gesellschaftlichen Interaktionsfähigkeit ab, so steht die situationsgemäße Förderung der kommunikativen Sprachkompetenz und Sprachperformanz im Vordergrund, wie folgende Abbildung auf S. 73 verdeutlichen kann.[1]. Dabei stellt die Kommunikationsförderung auf schriftsprachlicher Ebene einen bedeutenden Teilbereich dar, der dem Heranwachsenden die Voraussetzungen zur Beherrschung der augenblicklich geltenden Rechtschreibnorm geben muß [2]. Die zu vermittelnden Kenntnisse und Fertigkeiten erfordern dabei je nach Schwierigkeitsgrad und Klassenstufe eine in Feinziele gegliederte kontinuierliche Strukturierung. Diese Teilziele bestehen im Festigen von Kenntnissen über die Regelmäßigkeiten der deutschen Rechtschreibung sowie deren Systematisierung, Anwendung und Ergänzung durch die eigene Transferleistung der Schüler.

Die Richtlinien für die Grundschule sehen zunächst die "inhaltliche und orthographische Sicherung des Wortschatzes" vor [3], womit eine adäquate Einschränkung des Grundwortschatzes nach Häufigkeit und Schwierigkeitsgrad und nicht nur die thematische Festlegung auf bestimmte Rechtschreibprobleme gemeint ist. Die Intention liegt dabei darin, daß der Schüler zunächst eine relativ begrenzte Menge wohl ausgesuchter, gesicherter Wortstämme, Wortbildungs- und Flexionsmorpheme beherrscht, bevor er diese durch Kombinationen und Bilden von Ableitungen selbständig erweitert. Ein im Gedächtnis der Schüler fest verankertes Wortbild garantiert eher einen positiven Transfer als ein weniger geübtes.

---

1 Vgl. Kochan/Ader 1972, S. 9 ff.
2 Vgl. Richtlinien Hauptschule 1973, Sprache, S. 8.
3 Richtlinien Grundschule 1972, Sprache, S. 2o.

Abbildung Nr. 1

Ableitungsschema operationaler Ziele für den Rechtschreibunterricht

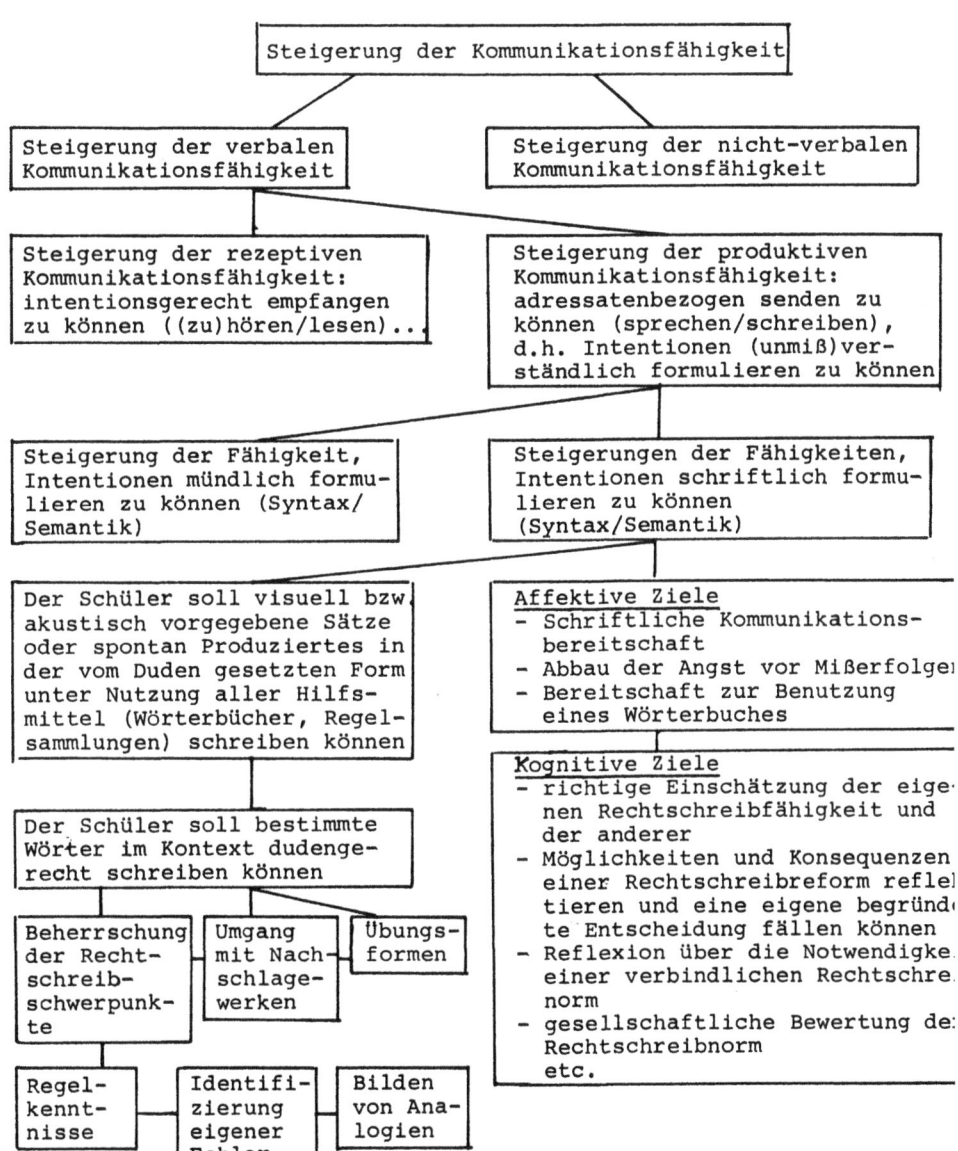

1 gekürzte Form nach Balhorn/Harries 1972, S. 650.

"Die Sprache ist in der Lage, mit einem Minimum an Bausteinen, mit einem begrenzten Inventar an Wörtern, ein Optimum an Ergebnis (Texte, Sätze) zu produzieren" [1].

Das Problem des Mindestwortschatzes liegt allerdings wiederum in der nicht vorher empirisch gesicherten Wortauswahl und der gleichzeitigen Gefahr der Festlegung eines bestimmten Mindestwortschatzes bei Veränderung der Sprache selbst [2]. Das Fehlen eines verbindlich eingegrenzten Wortschatzes für die ersten Schuljahre überträgt die Aufgabe seiner sorgfältigen Auswahl und planmäßigen Weiterentwicklung an den einzelnen Lehrer bzw. an regionale Lehrergruppen und erklärt gleichzeitig die Probleme der Schüler bei einem eventuellen Schulwechsel.

Grundlegende Ziele des Rechtschreibunterrichts sind die Erhaltung und Förderung der Motivation bei häufig langwierig und ermüdend empfundenen Rechtschreibübungen durch die zunehmende Bewußtmachung der Notwendigkeit, ein verbindliches Zeichensystem für die schriftliche Kommunikation beherrschen zu müssen [3].

Ebenso wichtig ist eine kritische Einstellung der Schüler zum Rechtschreibunterricht selbst und ihre Reflexion über die Richtigkeit einzelner Schreibweisen und deren eventuelle Veränderung. Daraus sollten die Kinder erkennen, daß unsere heutigen Normen keine für immer bestehende uneingeschränkte Relevanz besitzen, sondern daß Reformen möglicherweise sehr sinnvoll sind, wenn sie der Idealvorstellung der Einfachheit, Eindeutigkeit und Lauttreue des Schriftsystems näherkommen [4]. Gleichzeitig aber sollten ihnen auch die Grenzen der Reformen bewußt gemacht werden, damit sie nicht den Eindruck haben, etwas Sinnloses lernen zu müssen. Hierbei könnte z.B. die Verdeutlichung der Probleme auf der ersten Orthographischen Konferenz bei den älteren Schülern mehr Verständnis für die augenblickliche Rechtschreibnorm wecken.

---

1 Riehme 1974 b, S. 74.
2 Vgl. Balhorn 1974, S. 33o-332; Balhorn/Harries 1972, S. 65o ff.; Richtlinien Grundschule 1973, Sprache, S. 2o ff.; Riehme 1974, S. 16-18.
3 Vgl. Geiling 1973, S. 8.
4 Vgl. Weisgerber 1974 b, S. 328 f.

Nach den neuesten Richtlinien gilt es zudem als bedeutende
Intention und Aufgabe des Rechtschreibunterrichts, die dort
auffälligen Schüler durch zusätzliche Differenzierung individuell zu fördern, indem sie ihre Lese-Rechtschreibfähigkeit
durch den Einsatz ausgewählter Medien und Übungen stärken sowie ihre ggf. vorhandenen sekundär-symptomatischen Erscheinungen durch zusätzliche Beachtung psychologischer Aspekte (wie
z.B. geschickte Hebung des Selbstbewußtseins und der Leistungsmotivation) abbauen. Diese individuelle Lernunterstützung kann
innerhalb des Rechtschreibunterrichts oder aber auch im Rahmen von speziellen Förderkursen, die laut Erlaß des Kultusministers seit 1973 verbindlich sind [1], geschehen. Ziel dieser
Differenzierung liegt einerseits in der kurzfristigen Behebung
von

> "Lernschwierigkeiten und Lücken, die sich bei einzelnen
> Schülern oder Schülergruppen im Klassenunterricht zeigen .., andererseits soll der Förderunterricht für die
> Schüler, die im Klassenunterricht nicht bis an die Grenzen ihrer Möglichkeiten gefördert werden, das Lernangebot erweitern." [2]

Maßgebend für die Beurteilung der Rechtschreibleistung ist
die Gewichtung des Rechtschreibunterrichts innerhalb des gesamten Bildungsablaufes. Seine frühere primäre Stellung nicht nur
innerhalb des Sprach-, sondern auch des allgemeinen Schulunterrichts prägte die überspitzte Bewertung der Rechtschreibleistung in Schule und Öffentlichkeit. Die Einstufung eines Schülers im Sprachunterricht und seines gesamten Persönlichkeitsbildes entsprechend der Rechtschreibbeherrschung führte zu
einer Fehleinschätzung der Fleiß-, Leistungs- und Intelligenzmerkmale einzelner Schüler [3]. Allein die Information über den

---

1 Vgl. Kultusministererlaß 1973.
2 Richtlinien Grundschule 1973, S. 15; vgl. ebenda S. 13 ff.;
  vgl. Köster 1973.
3 Vgl. Riehme 1974 c, S. 13 f.; Jäger 1974, S. 53 ff.; Schwartz,
  E. 1969, S. 383 ff.; Engelen 1974, S. 95 f.

augenblicklichen Stand der Rechtschreibreformdiskussion, die
ein Überwiegen von Vor- bzw. Nachteilen einzelner geltender
Schreibweisen kaum erkennen läßt, sollte den Lehrer zu mehr
Toleranz und weniger Autorität gegenüber Normabweichungen im
Rechtschreibsystem veranlassen.

Die heutige Integration des Orthographieunterrichts in den
allgemeinen Bereich: Sprache unter Ausnutzung der gezielten
Verbindung zum Grammatik- und Aufsatzunterricht gelangt zu
einer sinnvolleren Unterordnung dieses Teilgebietes in den
allgemeinen Sprach- und Fachunterricht. Damit übernehmen alle
Einzeldisziplinen des Sprachunterrichts eine "dienende, funktionelle Aufgabe gegenüber der übergeordneten Zielstellung
der Herausbildung des zusammenhängenden Sprachgebrauchs in der
kommunikativen Situation" [1]. Daß sich diese Verlagerung allerdings weniger stark auf die ersten Grundschuljahre bezieht,
versteht sich aus der hier notwendigen primären Rolle der
Lese-Rechtschreibvermittlung als Grundlage aller weiteren
Lernschritte [2].

Mit dem neuen Stellenwert des Rechtschreibunterrichts und
der gemäßigten Bewertung der Rechtschreibleistung erreichte
man auch eine tolerantere Einstellung gegenüber Lese-Rechtschreibversagern, wie z.B. die vorübergehende Aufhebung der
Rechtschreibzensur, das Abschaffen von Klassenwiederholungen
aufgrund ungenügender Rechtschreibleistung beweisen [3].

Obige Ausführungen zeigen, daß in den heutigen Richtlinien
und Zielsetzungen des Rechtschreibunterrichts bewußt die Randgruppen, d.h. die Underachiever bezüglich der Rechtschreibleistung, mit in die Zielformulierung einbezogen werden.

---

1 Riehme 1974 c, S. 15; vgl. ebenso Riehme 1974 b, S, 75 f.;
  Engelen 1974, S. 96; Richtlinien Hauptschule 1974, Deutsch,
  S. 8.
2 Hier kommt jedoch sehr häufig die Rechtschreibvermittlung
  bereits bei der Stundenaufteilung im Vergleich zu anderen
  Fächern (z.B. Religion) zu kurz.
3 Vgl. Kultusministererlaß 1973.

Dabei wird eher die Problematik des Rechtschreibunterrichts aus der persönlichen Situation dieser Kinder gesehen als in einer Begründung des Leistungsversagens aufgrund des teilweise unlogischen, zu vermittelnden Rechtschreibsystems selbst. Gerade aber dieses könnte die Erklärung dafür liefern, warum vor allem im Sprachunterricht für so viele Kinder Differenzierungen geschaffen werden müssen.

Im folgenden wird ein knapper Überblick über allgemeine methodisch-didaktische Aspekte des Rechtschreibunterrichts gegeben, wobei der Schwerpunkt dieser Betrachtung auf die organisatorische Einbeziehung der Legastheniker in den Rechtschreibunterricht gelegt wird.

3.2.2. Methodisch-didaktische Aspekte des Rechtschreibunterrichts

Das Wissen von der Schwierigkeit des deutschen Schriftsystems selbst und der großen Zahl an wahrscheinlichen Legasthenikern hat für den Rechtschreibunterricht entscheidende methodisch-didaktische Konsequenzen. Daß letztere im Vergleich zu anderen Fächern entweder höhere Anforderungen an die Unterrichtsplanung stellen oder vielleicht auch vom Lehrer unterschätzt werden, läßt sich aus der relativ hohen Zahl der Leistungsversager gerade in dieser Teildisziplin schließen. Tatsache ist, daß der Lehrer sich insofern in einem Zwiespalt befindet, als er einerseits vor der Überbewertung des Rechtschreibunterrichts gewarnt wird, andererseits aber der Prozentsatz der Rechtschreibversager noch mehr steigt, wenn er sein Übungsangebot zugunsten anderer Teilbereiche reduziert. Das gleichzeitig geforderte Ziel des Abbaus von lrs Schülern und der "unnötigen" Rechtschreibstunden könnte also nur durch eine effektivere methodisch-didaktische Planung des Unterrichts erreicht werden. Dem stehen allerdings die häufige Vernachlässigung dieser Thematik aufgrund ungenügenden Interesses und Angebotes während des Studiums [1] sowie die nicht seltene Fehlplanung bei der Fächerverteilung und das daraus resultierende Fachdesinteresse gegenüber, wenn Lehrer gezwungen werden, Deutsch zu unterrichten. Somit besteht ein deutlicher Problemkreis zwischen dem Lerngegenstand (Rechtschreibung), dem Lernenden, Lehrenden und deren gegenseitigen Abhängigkeit in der methodisch-didaktischen Planung.

Daß die Förderung der Motivation der Schüler und deren ständige Aktivierung, die gezielten, abwechslungsreichen und systematisch aufbauenden Übungen, die positive Anerkennung ihres Lernerfolges sowie die verstärkte Differenzierung des Rechtschreibunterrichts Grundvoraussetzungen für seine Effektivität bilden, ist offensichtlich. Die extreme Situation gerade in diesem Fachbereich aufgrund der enormen Leistungsunterschiede von Schülergruppen findet allerdings im Schulalltag immer noch zu wenig Beachtung, auch wenn sich das Bilden von Förderkursen für Legastheniker überwiegend durchgesetzt hat. Der noch häufig zu geringe Bezug vom speziellen Förderkurs zum allgemeinen Rechtschreibunterricht im Klassenverband sowie die durch unterschiedlichen Unterrichtsschluß der einzelnen Klassen bedingten Wartezeiten bedeuten für Legastheniker zunächst eine zusätzliche Belastung.

Die gezielte Auswahl von Rechtschreibübungen und Arbeitsmaterialien im Hinblick auf den Rechtschreibschwerpunkt ist zwar sehr entscheidend, kann aber in diesem Zusammenhang nicht weiter behandelt werden [2].

Die teilweise sehr heftige Diskussion über die Methodenwahl im Rechtschreibunterricht macht jedoch ein erneutes Anschneiden dieses Problembereiches notwendig. Die Vermutung, daß die Ganzheitsmethode Legasthenie provoziere, konnte nach eingehenden Untersuchungen [3] überwiegend revidiert werden, so daß heute beide Methoden gleich stark unter möglichst optima-

---
1 Vgl. Arbeitsgemeinschaft Schreiberziehung 1972, S. 5 ff.; Bärmann 1972, S. 431 f.
2 Vgl. Köster 1973.
3 Vgl. Kap. 3.1.3.7. dieser Arbeit

ler Ausnutzung ihrer Vorzüge in den einzelnen Zielsetzungen und Lernphasen Anwendung finden. Z.B. eignet sich für Legastheniker bei der Erarbeitung von Phonemen und Graphemen und deren Relationen und Kombinationen die synthetische Methode besonders gut, vor allem,wenn frühere Lernstufen aufgrund gehäufter Reversions- und Inversionsfehler unter Ausnutzung ihres systematischen und folgerichtigen Aufbaus wiederholt werden müssen. Als motivierender aufgrund der parallelen Sinngebung beim Aufbau eines Wortbildgedächtnisses und bei nicht phonetischer Schreibweise einzelner Wörter hat sich dagegen die analytische Methode bewährt, da sie von Anfang an Lexeme als Ganzes anbietet, bevor diese in einem späteren Schritt zergliedert werden.

Die Kenntnis der Vor- und Nachteile beider Methoden in der jeweiligen Lernsituation [1] verlangt vom Lehrer daher den geschickten Einsatz und die Verflechtung beider Unterrichtswege zum richtigen Zeitpunkt unter Berücksichtigung der individuell unterschiedlichen Reaktions- und Aufnahmefähigkeit der Kinder. Dies betrifft in besonderem Maße deshalb Legastheniker, weil gerade sie sehr sensibel auf eine zu einseitige Vorgehensweise reagieren. Durch einen gezielt geplanten, häufigen Methodenwechsel jedoch ist die Wahrscheinlichkeit wesentlich größer, daß sie mehr Einsicht in den Lernprozeß gewinnen können.

Aufgrund des hohen Zeitaufwandes und des häufig geringen Lernerfolges ist die Arbeit mit Rechtschreibregeln für Lehrer und Schüler eine unbefriedigende und wenig motivierende Aufgabe geworden. Sicherlich könnte man aber diese Aversion dadurch reduzieren, wenn die Funktion der Regeln richtig erkannt und ihnen der entsprechende Stellenwert zugeschrieben würde.

Der Sinn der Einführung von Regeln liegt in der ihnen zugrundeliegenden Transfermöglichkeit auf andere Wörter, die der Schüler selbständig erkennen muß. Dabei soll sie helfen, orthographische Zweifel durch Begründungen zu beseitigen. Die Proble-

---

[1] Z.B. leicht vorkommende Überforderung bei der analytischen Methode.

matik der Regel liegt in dem Beurteilen ihrer Relevanz zum einen, zum anderen aber in der Nichteindeutigkeit sowie der häufig ihr nicht entsprechenden Form des Lexems. Diese Widersprüchlichkeiten führen zu Unsicherheiten bei dem Schüler, der in solchen Fällen auf sein Wortbildgedächtnis angewiesen ist. So ist z.B. bei der s-Schreibung die Arbeit mit Regeln nicht immer sinnvoll. Problematisch wird es dann auch, wenn bestimmte Schreibweisen (wie z.B. "Achse" und "Axt", "Mais" und "Reis") nicht mit Regeln zu erklären sind. Hier wären Übungen wie Bilden der Flexionsformen, Zusammensetzungen mit dem jeweiligen Lexem zur Festigung des Wortbildes angebrachter. Dagegen können Regeln zur Groß- und Kleinschreibung und zur Silbentrennung überwiegend eine positive Unterstützung des Lernerfolges sein [1].

Die Anwendung von Regeln selbst verlangt vom Schüler die Wortanalyse mit der richtigen Zuordnung der entsprechenden Regel, vorausgesetzt der Schüler kennt grundsätzlich ihre Aussage. Dieser Zuordnungsprozeß wird aber von vielen Schülern nicht beherrscht und sollte deshalb mit dem Lehrer intensiver geübt werden. Hinzu kommt, daß der Schüler häufig nicht genug vom allgemeinen Sinn und Zweck einer Rechtschreibregel informiert und überzeugt ist [2].

Wichtig in diesem Zusammenhang ist auch die Berücksichtigung der Tatsache, daß einige Kinder Dialekt sprechen und daß insbesondere hier der Pädagoge vermeiden sollte, die Rechtschreibung zu betont nach dem akustischen Aspekt: "Schreib, wie du sprichst" zu vermitteln.

Zum Schluß sei noch die Bedeutung von Rechtschreiblexika erwähnt, da gerade das selbständige Nachschlagen eines Wortes pädagogisch sehr wichtig sein kann, indem es die Bereitschaft zum Richtigschreiben der Schüler fördert [3]. Damit können sich

---
1 Vgl. Heidrich 1974, S. 97-1oo; Riehme 1974, S. 91-1o3.
2 Vgl. Heidrich 1974, S. 1oo f.
3 Vgl. Prokoph/Prokoph 1974, S. 352 ff.

ganz besonders auch lrs Schüler helfen, vorausgesetzt natürlich, sie beherrschen die Nachschlagetechnik.

Zur Aufgabe des Rechtschreibunterrichts gehört auch die Diagnose von Legasthenikern, die im folgenden eingehener unter Berücksichtigung seiner aktuellen Problematik dargelegt werden soll.

3.2.3. Zur Diagnose von Legasthenikern

Die Zunahme der aktuellen Probleme des Rechtschreibunterrichts aufgrund der zu großen Leistungsdifferenzen führte während der 60er Jahre zu einem besonders auffälligen wissenschaftlichen Engagement, Wege zu finden, um die Lernerfolge der Schüler anzugleichen. Den Abbau von gehäuften Verhaltensstörungen, Motivationsverlust, Unter- und Überforderungen der einzelnen Leistungsgruppen im Rechtschreibunterricht erhoffte man sich durch eine umfangreichere Überprüfung des aktuellen Leistungsstandes und eventueller Auffälligkeiten, um im Anschluß daran eine gezieltere Förderung in Angriff nehmen zu können. Die neuen wissenschaftlichen Erkenntnisse und die ersten Testreihen wurden auch bald überwiegend mit Dankbarkeit und neuer Hoffnung auf Reduzierung dieses speziellen Schulproblems entgegengenommen.

Die folgende Darstellung von Tests zur Erkennung einer eventuellen Legasthenie gibt nur eine knappe Information, die die Vielzahl der Möglichkeiten einzelner Diagnoseverfahren, zwischen denen die Schule sowie Schulpsychologische Beratungsstellen entscheiden können bzw. müssen, widerspiegeln soll. Im Anhang dieser Arbeit befindet sich eine detailliertere Auflistung aktueller, im Augenblick zur Verfügung stehender Tests. Wichtiger im Rahmen dieser Arbeit ist die anschließend dargestellte Problematik, die sich aus dem Umgang mit den zitierten Diagnoseverfahren in der Praxis ergibt.

3.2.3.1. Rechtschreibtests

Innerhalb der Diagnose von legasthenen Schwächen, die bereits im zweiten Schuljahr durchgeführt werden sollte, steht die Überprüfung der Rechtschreibleistung im Vordergrund. Für die einzelnen Klassenstufen wurden entsprechende Rechtschreibtests herausgegeben. Zu den am meisten eingesetzten Überprüfungsverfahren der Rechtschreibung zählen der am Ende des ersten Schuljahres einzusetzende RST 1 von Rathenow, für die zweiten und dritten Klassen der DRT 2 und DRT 3 von Müller, R. und für die vierten und fünften Klassen der DRT 4 - 5 von Meis [1].

Der Vorteil dieser standardisierten im Vergleich zu informellen Tests liegt in der Möglichkeit der Einstufung eines Schülers oder einer Klasse in die Skala der entsprechenden Gesamtpopulation. Die Fehleranalyse selbst geschieht entweder nach funktionsätiologischen Gesichtspunkten mit einer beabsichtigten, in Anlehnung an die individuellen Fehlerschwerpunkte und deren Ursache ausgerichteten Therapie [2], bzw. nach rein deskriptiven Gesichtspunkten [3]. Zudem dienen die ebenso genormten Parallelformen der Tests zur Leistungsüberprüfung im Anschluß an eine durchgeführte Therapie.

3.2.3.2. Lesetests

Lesetests sollen die Leserichtigkeit, -geschwindigkeit und das Leseverständnis in den einzelnen Klassenstufen überprüfen. Sie umfassen sowohl ungebundene als auch gebundene Textproben und stellen Schwerpunkte einzelner Lesefehler heraus.

Da die Lesetests nur im Individualverfahren durchführbar sind und meist 45 Minuten und mehr umfassen, werden diese überwie-

---

1 Ausführliche Testangaben vgl. Anhang S. 236
2 Vgl. Test von Müller, R.
3 Vgl. Test von Meis.

gend von Lehrern gemieden. Schulpsychologische Beratungsstellen verzichten dagegen nur selten auf diese für die Gesamtdiagnose wichtige Teilinformation.

3.2.3.3. *Intelligenztests*

Entsprechend der in der Definition festgehaltenen, die Legasthenie charakterisierende Diskrepanz zwischen Rechtschreib- und Intelligenzleistung werden in den Schulen überwiegend eher Intelligenztests als Lesetests gewählt und deren Ergebnisse in Beziehung gesetzt. Aufgrund der Bestrebungen um eine möglichst frühe Diagnose werden meist für die ersten bis dritten Schuljahre der BT 1 - 2 und der BT 2 - 3 [1] durchgeführt, da sie vor allem als Bildertests keine verbalen Anforderungen an die Legastheniker stellen. Für die dritten bis vierten Schuljahre setzt man auch häufig die FDA 3 - 6 [2] oder die FAT 4 - 6 [3] ein.

Grundsätzlich werden Intelligenztests zur Diagnose von Legasthenikern sehr angezweifelt, da die Objektivität dieser Tests aufgrund der von allen Probanden meist vorausgesetzten verbalen Fähigkeiten und der damit verbundenen häufigen Benachteiligung der Legastheniker nicht garantiert ist. Wird der verbale Bereich andererseits ausgeklammert, so kann auch nur ein spezieller Intelligenzbereich gemessen werden. Außerdem sind allgemeine Rückschlüsse anhand der ermittelten Intelligenzwerte auf den zu erwartenden Schulerfolg von vornherein problematisch, da neben der Intelligenzleistung auch Variablen wie die Leistungsmotivation, Konzentrationsfähigkeit, Umwelteinflüsse, elterliche Unterstützung etc. den Schulerfolg des betreffenden Kindes entscheidend beeinflussen.

---

1 Vgl. Bildertest 1 - 2 und 2 - 3 Anhang S.236
2 Vgl. Frankfurter Denkaufgaben 3 - 6, vgl. Anhang S. 236
3 Vgl. Frankfurter Analogietest 4 - 6, vgl. Anhang S. 236

So muß vor der Überbewertung des Intelligenztestergebnisses
und der daraus abgeleiteten, leicht unkontrollierten Erwartungshaltung des Lehrers und der Eltern gewarnt werden, da der Intelligenzquotient Schwankungen unterworfen sein oder aber auch die
Durchführung nur eines Tests ein falsches Bild geben kann. Zu
große Anforderungen an den Schüler aufgrund seines überdurchschnittlichen Intelligenzwertes führen leicht zu neuen Lernschwierigkeiten, wenn das Kind aufgrund anderer Faktoren die
seinem Denkvermögen entsprechenden Leistungen nicht zu erbringen vermag. Aus diesem Grund gibt eine breiter angelegte Testreihe, die weitere Persönlichkeitsmerkmale des auffälligen lrs
Schülers überprüft, ein objektiveres Bild.

3.2.3.4. Ergänzende Tests

Die in Ergänzung zur Lese-Rechtschreib- und Intelligenzdiagnose
gewählten Tests dienen der Überprüfung motorischer Fähigkeiten,
der Artikulation, Lautdifferenzierung sowie des psycholinguistischen Entwicklungsstandes des Kindes. Tests zur Analyse
der familialen Beziehungen, der Motivation, Konzentrationsfähigkeit und der evtl. Schulangst geben Aufschluß über spezielle persönliche Probleme des Kindes, die als Folgeerscheinung
individueller Leistungsinsuffizienzen oder auch als auslösendes Moment zu verstehen sind.

Diese Testuntersuchungen sollten mit unauffälligen Beobachtungen des Kindes über einen längeren Zeitraum sowie einer Information über anamnestische Daten des Probanden einhergehen, um
möglichst ein abgerundetes Bild zu erhalten.

3.2.3.5. *Die Problematik der Legastheniediagnose*

Die Tatsache, daß die Legasthenie ätiologisch und symptomatisch gesehen sehr vielfältig ist und individuell unterschiedliche Kombinationen von Auffälligkeiten zuläßt, führt zu der Forderung nach einer breit angelegten Diagnose. Die oben dargestellten Tests berücksichtigen ein breites Spektrum an angeblich legasthenietypischen Faktoren, bedeuten aber eine Überforderung des Diagnostikers sowie des Kindes, würde man sie alle durchführen. Die meist vorgenommene Einschränkung auf einen Rechtschreibtest mit einem evtl. hinzugenommenen Intelligenztest auf dem schulischen Sektor ist aufgrund der Überbelastung des für die ganze Klasse verantwortlichen Lehrers verständlich, macht aber die anschließende Einordnung des Schülers als Legastheniker sowie dessen Förderung fraglich.

Dagegen haben die Schulpsychologischen Beratungsstellen in den letzten 1o Jahren in wesentlich umfangreicherem Maße Legastheniediagnosen vorgenommen und einen enormen Andrang erfahren. Sie sind zu einer sehr gefragten Institution geworden, die die speziellen Probleme des Rechtschreibunterrichts zu lösen versucht. Jedoch kommt für viele Schüler die Hilfestellung zu spät, wenn die Eltern sich erst nach einer längeren Überwindungsphase an die Beratungsstellen wenden und diese ihnen eine Mindestwartezeit von einem halben Jahr bis zur ersten Besprechung vorschreiben. So müssen viele Eltern und Lehrer resignieren, während die Probleme der Schüler sich im Rechtschreibunterricht verfestigt und evtl. auch auf andere Leistungsbereiche übertragen haben.

Auch wenn die Diagnose von Legasthenikern organisatorisch unproblematisch wäre, so ist sie - wie bereits dargestellt - rein wissenschaftlich gesehen bereits fraglich. Keiner der vorliegenden Tests vermag mit Zuverlässigkeit einen Faktor gezielt zu analysieren, da letzterer noch nicht einheitlich als

Ursache oder Symptom in der Literatur definiert werden konnte. Die Gefahr der falschen Einstufung eines bestimmten Phänomens als Haupt- oder Nebenursache im Hinblick auf den Therapieplan ist damit offensichtlich. Auch die unberechtigte Charakterisierung eines Schülers als Legastheniker kann sich bei der anschließenden Förderung sehr nachteilig auswirken.

Die Problematik der Diagnose erwartungswidriger Schulleistungen liegt zudem grundsätzlich in der umstrittenen Messung des Intelligenzquotientens von Schülern, da dieser entgegen neuesten Theorien hier als unbeeinflußbar von Umweltbedingungen gesehen und nicht einheitlich nach einzelnen Teilbereichen der Intelligenz differenziert wird. Zudem bleibt die mit zunehmendem Alter steigende Korrelation von Intelligenzwert und Schulleistung unberücksichtigt. Neben der unterschiedlichen Beachtung dieser im Zusammenhang mit der Intelligenzdiagnose vorkommenden Faktoren liegt die Problematik der Bestimmung von Over- bzw. Underachievern in der häufig zu absoluten, nach bestimmten Schemata festgelegten Charakterisierung.

"Wenn man ... bei der Verwendung verschiedener Intelligenztests nicht dieselben Schüler als Over- oder Underachiever identifiziert, und es in der Praxis kaum möglich sein wird, simultan alle für die Schulleistungen relevanten Intelligenzbereiche zu kontrollieren, kann keine Klassifizierung eines Schülers als Under- oder Overachiever allgemein gültig sein. Sofern es aber mehr oder weniger willkürlich ist, bei welchen Schülern man erwartungswidrige Schulleistungen konstatiert, ... kann es nicht verwundern, daß noch kein einheitliches und unwidersprochenes Merkmalsgefüge zur Kennzeichnung zum Beispiel des Underachievers, das heißt, zur Erklärung erwartungswidrig schlechter Schulleistungen existiert"[1].

Die Problematik der Legastheniediagnose basiert aber nicht nur auf der Fragwürdigkeit der Intelligenzmessung und -beurteilung, sondern auch auf der Klassifizierung der ermittelten Fehlerkategorien, die entweder funktionsätiologisch oder deskriptiv

---

1 Simons 1969 in: Reimann 1977, S. 364.

ausfallen kann. Dem am häufigsten eingesetzten Rechtschreibtest von R. Müller (DRT 2 - 3, DRT 3 - 4) liegt eine ätiologische Fehleranalyse zugrunde mit der Grobeinstufung in Merkfehler, Regel- und Wahrnehmungsfehler. Der angebliche Vorteil dieser Tests, die neben der rein quantitativen Auswertung (reine Fehlerzahl) die Fehlerquellen mit dem Ziel, anschließend ein auf den individuellen Fehlerschwerpunkten psychologisch begründetes Rechtschreibtraining aufzubauen, auch qualitativ erforschen sollen [1], erscheint aufgrund eigener, wenn auch nicht umfangreicher Untersuchungen fraglich [2].

Hier wurden die Fehlerschwerpunkte von Zweitkläßlern bei den Parallelformen der Tests, die entgegen Müllers Anweisung innerhalb von vier Tagen durchgeführt wurden, überprüft. Dabei konnten erhebliche Leistungsunterschiede bei der qualitativen Fehleranalyse der beiden Parallelformen festgestellt werden. Diese Verschiebung der Fehlerprofile bei mehreren Schülern stand dabei in deutlichem Widerspruch zu Müllers vorhergesagten gleichbleibenden Fehlerprofilen. Dadurch erscheint auch seine These, anhand des ermittelten individuellen Fehlerprofils sein auf den Fehlerschwerpunkten aufbauendes Trainingsprogramm einzusetzen, um dann nach längerer Förderung der Schüler den Lernerfolg mit Hilfe der Parallelform zu überprüfen, nicht mehr überzeugend [3]. Ein Test der Parallelform im Anschluß an die Therapie von bestimmten Fehlerschwerpunkten muß daher mehr als zufällig und nicht als Ergebnis der speziellen schwerpunktmäßigen Förderung gewertet werden [4].

---

1 Vgl. Müller, R. 1966, S. 3.
2 Vgl. Köster 1974, S. 1o9 ff.
3 Vgl. Köster 1974, S. 1o9 ff.
4 Eine ausführliche Untersuchung des Testmaterials ergab, daß die differierenden Testergebnisse nicht aus einer unterschiedlichen Wortvorkommenshäufigkeit beider Wortgruppen oder ungleichen Anzahl der absoluten Schwierigkeiten der Lexeme resultieren, sondern wahrscheinlich auf den geringfügigen Abweichungen einzelner Fehlerschwerpunkte selbst, d.h. auf der schwerpunktmäßig verschiedenen Verleitung zu bestimmten Fehlertypen basieren. (Vgl. Köster 1974, S. 112 ff). Hinzu kommen die sehr stark wechselnde psychische Verfassung des Legasthenikers als Grund für die inkonsistenten Leistungen und die Fehlerschwerpunktverlagerungen.

Die Tatsache, daß sowohl der DRT als auch das im Zusammenhang mit seiner Diagnose erfolgversprechende Arbeitsmaterial lange Zeit die Hauptgrundlage zahlreicher Legasthenietherapien waren und auch heute noch sind, weist bereits auf die Problematik der im folgenden beschriebenen Fördermaßnahmen von Legasthenikern hin.

3.2.4. Fördermaßnahmen für Legastheniker

Wie bereits erwähnt sind seit dem Erlaß des Kultusministers [1] Fördermaßnahmen für Schüler mit "isolierter Lese-Rechtschreibschwäche" verpflichtend. Bereits im Vorschulalter soll eine zusätzliche Schulung spracharmer und -gestörter Kinder eventuell später auftretenden Lese-Rechtschreibschwierigkeiten vorbeugend entgegenwirken. Während des ersten und zweiten Schuljahres muß der Lehrer ständig auf zurückgebliebene Kinder im Lese-Schreiblernprozeß achten und ggf. zusätzliche individuelle Fördermaßnahmen ergreifen.

Fällt ein Schüler trotz obiger Hilfestellungen ausschließlich im Rechtschreibunterricht durch schlechte Leistungen auf und vermutet der Lehrer eine isolierte Legasthenie, muß er die betreffenden Schüler dem Schulamt melden. Dies veranlaßt dann eine entsprechende Diagnose durch einen speziell ausgebildeten Lehrer oder Schulpsychologen. Die als Legastheniker aufgrund der Testuntersuchung anerkannten Schüler nehmen dann an einem zum normalen Rechtschreibunterricht parallel stattfindenden Förderkurs teil. Dies geschieht unter der Voraussetzung, daß sechs, höchstens 13 Teilnehmer in dem entsprechenden Schulaufsichtsbezirk vorhanden sind. Ziel dieser Förderkurse ist es, "Störungen möglichst bis zum Ende der Grundschulzeit zu beheben oder zumindest erheblich abzuschwächen" [2]. Die Dauer der Förderkurse soll ein Jahr bei je zweimaliger Doppelstunde pro Woche

---

1 Vgl. Kultusministererlaß 1973, S. 1.
2 Kultusministererlaß 1973, S. 1.

betragen. Während dieser Zeit wird die Befreiung von Diktaten oder deren Nichtbenotung empfohlen [1].

Diese Verordnungen des Förderunterrichts für Legastheniker scheinen zunächst sehr überzeugend und erfolgversprechend zu sein. Die Legasthenietherapie kann aber insofern nicht besonders effektiv sein, da ihr die grundsätzlichen Voraussetzungen für die eindeutige Diagnose von vornherein schon fehlen. So bleiben möglicherweise lese-rechtschreibschwache Kinder mit weniger guten Intelligenzwerten unberücksichtigt, obwohl sie durchaus unterstützungsbedürftig sind und eigentlich "jedes Kind ein Recht auf optimale Förderung und zielerreichendes Lernen im Bereich der Grundlagen" hat [2]. Die Unklarheit über die Mindestintelligenzwerte eines Legasthenikers wird bei der Zuweisung eines Schülers in die Fördergruppe zu einem Problem. Der große Andrang an angeblichen Legasthenikern und die noch zu geringe Zahl an bereitwilligen Lehrern zur Übernahme von Förderkursen machen aber eine starke Einschränkung der Förderungsmöglichkeiten notwendig.

Die Widersprüchlichkeiten in der Theoriebildung über die Legasthenie, die scheinbar zunehmende Zahl an Rechtschreibversagern und der Druck von Seiten der Elternschaft bringen auch den einsatzbereiten Lehrer in eine schwierige Situation. Das Angebot an Arbeitsmitteln ist zwar vielfältig, aber finanzielle und organisatorische Hilfestellungen beim Aufbau eines Förderkurses sind sehr begrenzt. Schien das "Material für gezieltes Rechtschreibtraining" von Müller zunächst ein geeignetes, motivierendes, wenn auch kostspieliges Medium zur individuellen Fehlerbehandlung zu sein, so nimmt man heute aufgrund der fraglichen Reliabilität der ihm zugrundeliegenden qualitativen Fehleranalyse des DRT wieder mehr Abstand davon und kehrt zu allgemeineren, in größeren Gruppen zusammengestellten, inhaltlich einheitlichen Fördermaterialien zurück [3]. Die Kritik richtet

---

1 Vgl. Kultusministererlaß 1973, S. 1.
2 Richtlinien Grundschule 1973, S. 14.
3 Vgl. z.B. Tamm 1969

sich hierbei nicht gegen Müllers Arbeitsmaterial selbst, sondern gegen die fraglich hergestellten Beziehungen zwischen Diagnose und Therapieschwerpunkt.

Trotz dieser Schwierigkeiten bei der Diagnose und Therapie von Legasthenikern ist das Engagement von vielen Lehrern beachtlich, wenn sie sich in Fortbildungskursen zu einem speziellen Legasthenikerlehrer ausbilden lassen. Die Einsatzbereitschaft der betroffenen Kinder, ihrer speziellen Schwäche Herr zu werden, scheint dagegen eher geteilt, da sich die ersten Erfolge nur sehr langsam zeigen und viele Schüler frühzeitig resignieren. Die Verhaltensauffälligkeiten verstärken sich dann häufig in der Hauptschule, wenn diese Schüler nicht bereit sind, zusätzlich zu üben, zumal sie als anerkannte Legastheniker nach ihrer Auffassung gar keine Nachteile in der Schule mehr haben. Sie fordern mit der Unterstützung ihrer Eltern von der Schule Rücksichtnahme und übersehen die Probleme, die nach Beendigung der Schulzeit auf sie zukommen, wenn sie sich schriftsprachlich nicht ausreichend verständigen können.

So kann man kaum mehr von Erfolgen beim Förderunterricht in den höheren Klassenstufen sprechen, der häufig eher zu einem Ausleben von Verhaltensstörungen einer aus den schwierigsten Schülern verschiedener Klassen zusammengesetzten Gruppe und einem Einflußnehmen des Lehrers auf die persönlichen Eigenarten der Schüler geworden ist, als daß er eine gezielte zusätzliche Rechtschreibförderung darstellt. Die eigenen Erfahrungen in der Grund- und Hauptschule im Förderunterricht haben den Anschein vermittelt, daß versäumte Rechtschreibkenntnisse, die bis zum sechsten Schuljahr nicht aufgeholt worden sind, kaum mehr aufgrund der inneren Einstellung der betroffenen Schüler und der z.T. übergroßen Toleranz den Legasthenikern gegenüber - als solche bezeichnen sich grundsätzlich dann alle lrs Schüler - behoben werden können.

Die Konsequenz daraus ist die verstärkte Bewußtmachung der Verantwortung, die Lehrern bei der Vermittlung der Rechtschreibung besonders in der Grundschule zukommt. Gerade dort sollten Fördermaßnahmen noch mehr intensiviert und vor der Verharmlosung von Rechtschreibrückständen mit der Entschuldigung einer Legasthenie gewarnt werden.

Ziel dieses Kapitels war die Darstellung der aktuellen Probleme des Rechtschreibunterrichts aufgrund der häufig ineffektiven speziellen Förderung von Legasthenikern. Auch wenn auf einzelne Theorien zum Förderunterricht und zu Arbeitsmaterialien innerhalb dieser Arbeit nicht weiter eingegangen werden kann, so sollen doch ausgewählte Literaturangaben einen kleinen Überblick geben [1].

3.2.5. *Zur Leistungsüberprüfung und Bewertung von Legasthenikern*

Die in diesem Abschnitt behandelte Leistungsüberprüfung bezieht sich nicht auf Tests zur Diagnose von Legasthenikern, sondern auf die Einordnung dieser Schüler bei der Überprüfung ihres Lernzuwachses und dessen Benotung im Deutschunterricht. Hiermit sind vor allem die Diktate gemeint, da bei Aufsätzen die Rechtschreibleistung keinen negativen Einfluß auf die Zensur mehr haben darf[2]. Dieses weit häufiger als Tests gewählte Medium zur Überprüfung der Rechtschreibleistung findet über die in Richtlinien festgelegte Mindestzahl hinaus sehr oft Anwendung im Unterricht, wobei seine methodischen Möglichkeiten, aber auch Gefahren meist zu wenig überdacht werden.

Eine Einschränkung seines Übungswertes erfährt das Diktat bereits durch die fehlende Übereinstimmung der Graphem- und Phonemebene, wenn beispielsweise ein unsicherer Schüler in der Zeit-

---

1 Vgl. Machemar 1973; Meyer, Hans und Ruth 1972; Kowarik/Kraft 1973; Müller, Rudolf 1969; Tamm 1969; Tamm 1971; Grissemann 1968; Hägi, H./Bürli, A. 1970; Malmquist/Valtin 1974.
2 Vgl. Richtlinien Grundschule, Sprache, S. 11.

not ohne Berücksichtigung weiterer Regeln die genaue Lautfolge umsetzt. Hier wäre speziell für schwache Rechtschreiber eine gezielte Übung bestimmter Rechtschreibschwerpunkte, in der z.B. Auslautverhärtungen durch Ableitungen selbständig ohne Noten- und Zeitdruck erkannt werden müssen, effektiver. Ein besonderer Übungswert des Diktates dagegen liegt in dem damit verbundenen Konzentrationstraining, seiner Schulung des bewußten und genauen Hinhörens und des Abrufens von schnell paraten Informationen aus dem Wortbildvorrat. Durch häufiges Diktieren gewinnt der Schüler an Sicherheit - vorausgesetzt, er kann seine Fehlerzahl noch übersehen [1].

Kann man einen gewissen Übungseffekt durch den gezielten Einsatz von Diktaten auch bei Legasthenikern nicht absprechen, so wird dies jedoch bei Testdiktaten zur objektiven Leistungsüberprüfung problematisch. Der psychologische Druck des Legasthenikers aufgrund der Angst vor ständigen Mißerfolgen, der mangelnden Leistungsmotivation, der plötzlich verstärkt gestörten Konzentrationsfähigkeit, lassen berechtigten Zweifel an dem aktuellen Leistungsstand, den der Lehrer aus seinem Diktat erkennen soll, aufkommen. Nach den Richtlinien zur Förderung von Legasthenikern sollten diese deshalb in der Regel von der Teilnahme an Diktaten befreit werden, um die Zeit mit individuellen Rechtschreibübungen zu nutzen. Sind die Leistungen der betroffenen Schüler in den anderen Fächern ausreichend, so können auch sie ohne weiteres in die nächst höhere Klasse versetzt werden [2].

Würde es sich wirklich nur um eine extreme Randgruppe der Schüler handeln, wäre die Durchführung dieses Erlasses für die Schule sicherlich kein Problem. Aufgrund der Unsicherheit über die Definition und Bestimmung eines Legasthenikers fällt aber die Zahl der als Legastheniker bezeichneten Schüler erheblich größer aus als die tatsächlich vorkommende. Da aber all diese angeblichen Legastheniker auch die Vorteile des Kultusminister-

---

[1] Vgl. Nündel 1967, S. 82-90; Dahms 1967, S. 91-94; Riehme 1974, S. 151 ff.
[2] Vgl. Kultusministererlaß 1973.

erlasses in Anspruch nehmen wollen, befindet sich der Deutschlehrer wiederholt in einer unangenehmen Situation bei der Beurteilung und Bewertung von Rechtschreibleistungen in Klassenarbeiten und Zeugnissen. Die Rücksichtnahme auf eventuelle Legastheniker scheint falsch verstanden zu sein, wenn über ein Drittel der Schüler sich aus obigen Gründen weigert, Diktate mitzuschreiben.

Nach eigenen Erfahrungen empfiehlt sich eine Differenzierung durch Lückendiktate für die ganz besonders schlechten Rechtschreiber, während der Großteil der Klasse den Text "normal" schreibt. Mit der Aufhebung des Diktatzwanges allein ist dem rechtschreibschwachen Schüler nämlich nicht geholfen, da auch er selbst eine Anerkennung seines Lernzuwachses durch eine Art Benotung erwartet. Diese Differenzierung erfordert aber die richtige Einstellung und Vorbereitung der Klasse auf besagte Maßnahme, da der Lehrer in diesem Fall von dem allgemeingültigen Bewertungsschema abgehen muß.

Um alle Schüler ihrem Leistungsstand entsprechend gezielt behandeln und bewerten zu können unter Vermeidung einer Über- bzw. Unterforderung, müßte der Lehrer einen erheblichen Mehraufwand an organisatorischer Arbeit leisten. Gerade Hauptschullehrer sind häufig weniger bereit, durch zusätzliche Eigeninitiative die Rechtschreiblücken der Grundschule zu schließen. Die Tatsache, daß sich in der 5. Klasse der Hauptschule zu fast 5o % schlechte Rechtschreiber zusammenfinden, zeigt die enorme Verantwortung, Zusatzarbeit, aber auch die Schwierigkeiten, diese heterogene Leistungsgruppe in ein gerechtes Bewertungsschema einzuordnen.

Ein großes Risiko liegt aber auch darin, wenn ein rechtschreibschwacher Schüler aufgrund einer ihm falsch zugeschriebenen Legasthenie in die nächste Klasse versetzt wird, obwohl eine Klassenwiederholung wesentlich sinnvoller gewesen wäre.

3.2.6. Zusammenarbeit von Eltern, Schulen und Schulpsychologischen Beratungsstellen

Die Zunahme an Schulpsychologischen Beratungsstellen in den letzten 1o Jahren unterstreicht die Nachfrage und Bedeutung, die diesen Institutionen zukommt. Auch wenn die überwiegende Mehrheit der lrs Schüler durch die Schule selbst auf eine eventuelle Legasthenie hin überprüft wird, so bleibt doch noch eine erhebliche Zahl der an Schulpsychologischen Beratungsstellen gemeldeten Schüler übrig. Dies resultiert häufig aus der zunehmenden Eigeninitiative der Eltern, da die Beratungsstellen gruppenweise meist umfangreichere Diagnosen als in der Schule durchführen können.

Das Engagement der Schulpsychologischen Beratungsstellen an dem Legasthenieproblem ist beachtenswert. Neben den allgemeinen Tests versucht man durch gezielte Fragen, vor allem Einblick in die allgemeine persönliche Situation des Kindes und seines Elternhauses zu gewinnen sowie Gründe für das Rechtschreibversagen in eventuellen Schulkonflikten (z.B. Lehrer-Schülerverhältnis) zu finden. Ein anschließender Therapieplan im Einvernehmen mit der Schule und dem Elternhaus soll dem Kind helfen, seine persönlichen und schulischen Schwierigkeiten zu überwinden.

Diese Vermittlerrolle der Beratungsstellen zwischen Schule, Kind und Eltern erscheint zunächst sehr vielversprechend, jedoch werden die Erfolge erheblich durch äußere Hindernisse wie zu lange Wartezeiten auf einen Diagnosetermin eingeschränkt. Die Diagnose der Legasthenie gehört nur zu einer Teilaufgabe der Schulpsychologischen Beratungsstellen im breiten Feld sämtlicher Schulprobleme. Daher übernimmt sie auch nur selten die Durchführung der Therapie, sondern kümmert sich höchstens um die Vermittlung und Organisation von Fördereinrichtungen. Kinder, die hier Berücksichtigung finden, bilden in der Regel die Ausnahme.

In einer besonders ungünstigen Lage sind die schlechten Rechtschreiber, deren Eltern der Aufforderung des Lehrers, eine Schulpsychologische Beratungsstelle zu konsultieren, nicht nachgehen. Desinteresse, Bequemlichkeit, falsches Schamgefühl und Angst vor Blamage sind die Gründe vieler, ihre eigenen Kinder vernachlässigender Eltern.

Bemühungen um die beratende Zusammenarbeit von Lehrern und Schulpsychologischen Beratungsstellen nehmen offensichtlich zu, bleiben aber meist im theoretischen Vorfeld stecken. Die Erfahrung zeigt, daß sich Lehrer nur ungern von einem außenstehenden Psychologen meist telephonisch vermittelte und auf einer einmaligen Diagnose basierende Verhaltensanweisungen geben lassen. Hier müßte die Zusammenarbeit intensiviert werden, jedoch fehlt dafür die notwendige Zeit, Organisation und das Engagement.

Besonders beachtenswert und erfolgversprechend ist dagegen der Zusammenschluß von Eltern legasthener Kinder, die in ungebundenen Initiativgruppen und eingetragenen Fördervereinen [1] die Interessen ihrer Kinder vertreten, aber auch gemeinsame Fördermaßnahmen besprechen und durchführen. Erwähnenswert sind auch die Bemühungen Machemars, Eltern als Hilfstherapeuten mit in die Förderaktion einzubeziehen [2].

Obige Ausführungen zeigten die Vielzahl an möglichen Förderinitiativen zur Reduzierung des Legastheniepoblems auf. Um unser Rechtschreibsystem erfolgreich vermitteln zu können, müssen dabei erhebliche organisatorische Schritte, Diskussionen und ein enormer Zeitaufwand auf dem Rücken der Schüler ausgetragen werden. Wie diese Kinder mit den dadurch entstehenden Konflikten fertig werden und ihre eigene Situation beurteilen, soll daher in einem gesonderten Kapitel [3] verdeutlicht werden.

---

1 Vgl. Arbeitskreis Legasthenie im Bundesverband zur Förderung Lernbehinderter e.V. Münster.
2 Vgl. Machemar 1973.
3 Vgl. Kapitel 5.2. dieser Arbeit.

3.3. Zusammenfassende Betrachtung und Konsequenzen für eine Rechtschreibreform

Ziel des Kapitels zur Legasthenie lag in der Aufklärung des aktuellen Diskussionsstandes dieser Lernstörung sowie in deren speziellen Problematik auf wissenschaftstheoretischer und praktischer Ebene. Deutlich dabei wurde das stark zunehmende, interdisziplinäre Interesse an der Legasthenie neben der außergewöhnlichen Wachstumsrate an gemeldeten, angeblichen Legasthenikern und ihrer zugedachten Fördereinrichtungen in den letzten 1o Jahren.

Diesen lobenswerten Aktivitäten jedoch scheint eine Stagnation in der theoretischen Aufklärung der eigentlich nur in Ausnahmefällen auftretenden Legasthenie gegenüberzustehen, die zu einer Sammelbezeichnung zahlreicher Lernstörungen zu werden droht. Die trotz vielfältiger Untersuchung nicht mögliche, wissenschaftlich einheitliche Charakterisierung dieser speziellen LRS im Hinblick auf Definition, Ätiologie und Diagnose erklärt die differierenden, teilweise sogar widersprüchlichen Informationen, die zu Unsicherheiten in der öffentlichen Meinungsbildung führen mußten. Dies betrifft vor allem die Psychologen und Pädagogen, während die Eltern eher an dem ihnen einmal vermittelten Legastheniebild festhalten und ihre Kinder weiterhin gerne in die Kategorie der Legastheniker unter Ausnutzung aller ihnen vorgeschriebenen Vorteile einordnen. Die Tatsache, daß die Diagnose sowie die Bezeichnung ihrer Kinder als Legastheniker aber auf keiner wissenschaftlich fundierten und überzeugenden Basis beruhen und daher auch eine einseitige Therapie fraglich ist, bezweifeln die wenigsten Eltern.

Dagegen steht die Schule der Legasthenie aufgrund der großen Zahl angeblicher Legastheniker bereits wieder skeptisch und ratlos gegenüber, da ihnen die Voraussetzungen einer eindeutigen wissenschaftlichen Grundlegung zur richtigen Einstufung dieser Lernschwäche fehlen. Von ihnen wird eine Therapie gefordert, deren kausales Bezugssystem zwischen der durch Tests zu ermittelnden Leistungsstörung, der Diagnose selbst und den anschließenden Fördermaßnahmen schon in der Literatur nicht einmal eindeutig dargestellt werden kann.

Sicherlich ist die große Anzahl angeblicher Legastheniker unter Vorbehalt zu betrachten, jedoch sollte die damit verbundene Unsicherheit nicht zum Zweifel an dem grundsätzlichen Vorkommen oder gar zur Negation einer Legasthenie führen. Die hohe Zahl an bezeichneten Legasthenikern macht zwar diese Gegenreaktion verständlich, sollte aber nicht darüber hinwegtäuschen, daß innerhalb dieser Gruppe lrs Schüler sicherlich auch Kinder zurecht als Legastheniker bezeichnet werden. Schließlich darf nicht ein jahrelanges Bemühen um Aufklärung dieser Lernstörung und die endlich erreichte differenzierte Fördermöglichkeit leistungsschwacher Randgruppen durch eine augenblickliche Verunsicherung und Ungeduld aufgrund momentaner wissenschaftlicher Probleme zerstört werden. Dies würde einen erheblichen Rückschritt auf schulischem Sektor bedeuten.

Die Tatsache aber, daß in den Schulen trotz enormen Zeitaufwandes zur Erlernung der Rechtschreibung so viele Schüler mit dem deutschen Schriftsystem nicht zurecht kommen - egal, ob Legastheniker oder nicht - sollte jedoch schon Anlaß genug zum Nachdenken geben. Die augenblicklichen Maßnahmen zur Reduzierung der lrs Schüler scheinen noch nicht auszureichen, und es müßten nach Meinung des Verfassers dieser Arbeit neue Wege gesucht werden, diese Schwierigkeiten zu bewältigen.

Dabei geht es um die Bewältigung eines Rechtschreibsystems, das in sich sehr schwierig und häufig unlogisch aufgebaut und vielleicht deshalb zu einem allgemeinen Schul- und Persönlichkeitsproblem geworden ist. Man fragt sich, ob diese Konflikte in einem richtigen Verhältnis stehen. Könnte hier nicht eine Rechtschreibreform helfen, alle diese Schwierigkeiten sowie langwierigen Untersuchungen, zusätzlichen Förderstunden und

Fehlleistungen zu reduzieren? Sicherlich birgt diese Alternative die Möglichkeit, zahlreiche Fehlerquellen auszuschalten mit dem Ziel der Intensivierung der Kommunikationsbereitschaft und -fähigkeit auf schriftsprachlicher Ebene. Bevor jedoch eine Reform durchgeführt werden kann, muß nicht nur eine sinnvolle Zielsetzung gegeben, sondern auch die Voraussetzung für ihre Durchführung geschaffen sein. Dabei sollte der Zugewinn einer Vereinfachung für den Rechtschreibprozeß selbst den Nachteilen durch eine Veränderung gegenübergestellt und gewichtet werden.

Überzeugend ist, daß man auf eine Rechtschreibnorm für die Informationsentwicklung nicht verzichten kann, allerdings muß dieses Normsystem den technischen Anforderungen genügen und ggf. durch eine sinnvolle Reform zielentsprechender ausgerichtet sein. Die Bedeutung dieses Schriftsystems liegt weniger im Leistungsnachweis, sondern im Vorteil dieses Kommunikationsmediums selbst. Die Schule sollte daher auch die Zielvorstellung der Rechtschreibung aus dem übergeordneten Lernziel des Sprachunterrichts, d.h. der Kompetenzerweiterung und Steigerung der Kommunikationsfähigkeit ableiten und sie als integrativen Bestandteil des Sprachunterrichts betrachten. Inwieweit die Beherrschung dieses Normsystems durch Notengebung sanktioniert werden darf, sei dahingestellt. Tatsache aber ist, daß sie nicht das Primäre der Sprachfähigkeit ist, sondern "nur" ein zur Kommunikation dienendes Medium. Ziel einer Rechtschreibreform kann daher auch nur eine sinnvolle gemäßigte Weiterentwicklung des Rechtschreibsystems unter Berücksichtigung der optimalen Funktionserfüllung als kommunikatives Mittel sein [1]. Die kommunikativ entgegengesetzten Zielvorstellungen der Rechtschreibreform von Seiten des Lesers einerseits (rasche Überschaubarkeit, leichte Bedeutungsverdeutlichung) und des Schreibers andererseits (leichte Erlernbarkeit, einfache Handhabung) sollten dabei abgewägt und in ein richtiges Gleichgewicht gebracht werden.

---
1 Vgl. Grebe 1972, S. 48-52.

Inwieweit sich die Vor- und Nachteile einer Rechtschreibreform die Waage halten, soll im folgenden durch ausgewählte Aspekte zur Reform aus der Sicht aller Kommunikationsteilnehmer verdeutlicht werden, bevor später auf einzelne Reformpunkte im Zusammenhang mit Rechtschreibfehlern von Legastheniker eingegangen wird. Daß das große Interesse an einer Reform nicht eine aktuelle Zeiterscheinung ist, kann dabei zunächst der anschließende Überblick beweisen.

4. PROBLEME BEI DER REFORM DER DEUTSCHEN RECHTSCHREIBUNG

Das positive Echo über die langersehnte, von Schulen und Öffentlichkeit akzeptierte, in Regeln und Wörterverzeichnissen kodifizierte Orthographienorm kann nicht die zwischenzeitlich unterdrückten und bald wieder aufkommenden Unzufriedenheiten über das deutsche Schriftsystem verschleiern. Daß mit der Herausgabe des für alle deutschsprachigen Länder verbindlichen Dudens keine endgültige Festlegung der Rechtschreibung beabsichtigt war, zeigt z.B. das Vorwort seiner 7. Auflage von 1902:

"Daß die entstandene deutsche rechtschreibung weit davon entfernt ist, ein meisterwerk zu sein ... Indem ich von einem fortschritt spreche, deute ich schon an, daß nach der Meinung derer, die an dem zustandekommen der neuen, einheitlichen rechtschreibung mitgearbeitet haben, jetzt keineswegs für alle zeiten ein stillstand eintreten soll. Nur ein zwischenziel ist erreicht worden. Es fehlt auch nicht an wegweisern, die auf ein ferneres ziel hindeuten ..."

Durch die staatliche Fixierung der Rechtschreibnorm wird aber jegliche Veränderung zu einem Problem, weil Reformen nur noch von bevollmächtigten, verantwortungsvollen Gremien ausgearbeitet werden können, bevor sie nach staatlichen Verfügungen und Genehmigungen durchführbar sind. Da eine Rechtschreibreform jetzt nicht mehr nur eine kleine Gruppe angeht, sondern sich auf die Kommunikationsteilnehmer aller deutschsprachigen Länder bezieht, wird sie seit der Normierung zu einer bewußten und aufwendigen Angelegenheit, die der verantwortlichen, wissenschaftlich abgesicherten und über die Landesgrenze hinaus zu koordinierenden Ausarbeitung mit eindeutiger kommunikativer Zielvorstellung bedarf. Daß diese umfangreichen Reformvorbereitungen problematisch sind, kann man den im folgenden dargestellten, vergeblichen Rechtschreibreformbemühungen entnehmen.

4.1. Entwicklung der Rechtschreibreformbemühungen seit 1901

Der im Augenblick häufig durch ideologische, politische und emotionale Beiträge in eine falsche Perspektive gerückte Stand der Rechtschreibreform konnte bereits durch den in Kapitel 2.3. dargestellten, historischen Abriß der Normierung der Rechtschreibung versachlicht werden. Hier soll nun die historische Dimension der Reformbestrebungen durch den Überblick über die Entwicklung seit 1901 einen weiteren Beitrag zur Objektivierung der Rechtschreibreformdiskussion liefern.

Im folgenden werden die Reformtendenzen im einzelnen dargestellt, ohne dabei bereits auf die speziellen Reformvorschläge selbst einzugehen [1]. Als erster äußerte sich Otto Brenner 1902 kritisch über den gerade erreichten Stand der deutschen Orthographie,

> "Was oben über die Geschichte der einzelnen Buchstaben und über ihr Verhältnis zur anerkannten Aussprache gesagt ist, beweist, daß wir das gegenwärtige einer ununterbrochenen Reihe von Irrtümern, Mißverständnissen und Fehlgriffen verdanken" [2].

Sein Unbehagen über die festgelegte Rechtschreibnorm verdeutlicht Brenner auch in seiner "Wunschliste" über Rechtschreibveränderungen [3].

Große Aufmerksamkeit erreichte Kosog durch sein Diktat, mit dem er versuchte, die Öffentlichkeit über die Schwierigkeiten und Widersprüchlichkeiten der Groß- und Kleinschreibung zu informieren. Im einzelnen versuchte er zu zeigen, daß auch die "Gebildeten" die Regeln der Groß- und Kleinschreibung nicht beherrschen [4].

---

1 Vgl. hierzu und im folgenden die Darstellungen der Rechtschreibreformentwicklung in: Weisgerber 1964, Nerius 1975, S. 78 ff.; Augst/Mewes 1974, S. 117 ff.; Pacolt 1972, S. 7 ff.
Die Literaturangaben zu den einzelnen Reformbeschlüssen werden jeweils im Text angegeben.
2 Brenner in: Augst 1974 b, S. 48.
3 Vgl. Brenner in: Weisgerber 1964, S. 1 f.; Augst 1974 b, S.52.
4 Vgl. Kosogs Diktat, abgebildet in: Weisgerber 1955, S. 52 ff.

Ab 192o wurden Forderungen nach einer Rechtschreibreform auch verstärkt von Seiten der Lehrer und des Börsenvereins der deutschen Buchdrucker laut, die aber noch keine Unterstützung durch amtliche Institutionen fanden. 1921 stellte ein einberufener Sachverständigenausschuß beim Reichsinnenministerium Leitsätze für eine Rechtschreibreform auf [1]. 1924 setzte sich die Schweiz mit seinem "Bund für vereinfachte rechtschreibung" für die Kleinschreibung ein [2].

Das durch Inflation und nachfolgende Wirtschaftskrise verdeckte Interesse an einer Rechtschreibvereinfachung erwachte erneut 1929 durch den "Rechtschreibbund" und den "Bildungsverband der Deutschen Buchdrucker", deren Vorschläge im "Erfurter Rechtschreibprogramm" 1931 [3] großen Zuspruch fanden. Ein Beispiel für den verstärkten Einsatz der Lehrerschaft gab der "Leipziger Lehrerverein", der 1931 eine Reform in vier Stufen vorsah [4].

Daß auch die anderen deutschsprachigen Länder die Rechtschreibreformdiskussion vorantrieben, zeigen beispielsweise die schweizerischen Bemühungen um eine für alle deutschsprachigen Länder gemeinsame Reformbesprechung. Diese scheiterten - ebenso wie die in der verfaßten "Denkschrift zur Verbesserung der Rechtschreibung" geplante Rechtschreibtagung - aufgrund der politisch unsicheren Lage vor und während der Kriegsjahre.

---

1 Vorschläge des Sachverständigenausschusses beim Reichsinnenministerium über die Vereinfachung der Rechtschreibung, Berlin 1921, vgl. in: Weisgerber 1964, S. 3.
2 Vgl. Müller-Marzahl 1972, S. 53 ff.; ders. 1974 b, S. 95 ff.
3 Erfurter Rechtschreibprogramm 1931, vom 7. Vertretertag des Bildungsverbandes der deutschen Buchdrucker in Erfurt beschlossene Vorschläge zur Reform der deutschen Orthographie, vgl. in: Nerius 1975, S. 82.
4 "vereinfacht die rechtschreibung! ein vorschlag des leipziger lehrervereins", 1931, vgl. in: Nerius 1975, S. 81.

Erst nach einer längeren Ruhepause nahmen die Rechtschreibreformer 1946 in Berlin ihre Arbeit wieder auf, deren Ergebnisse in zwei Fassungen zusammengetragen, jedoch von den Behörden nicht sofort akzeptiert wurden [1]. In demselben Jahr gab auch der "Bund für vereinfachte rechtschreibung" (Schweiz) seine Vorschläge kund [2].

Nachdem offizielle Lehrerverbände in der Schweiz und der BRD [3] jeweils eigene Beschlüsse für eine Rechtschreibreform gefaßt hatten, wurde 1952 eine aus deutschen, österreichischen und schweizerischen Sprachwissenschaftlern zusammengestellte "Arbeitsgemeinschaft für Sprachpflege" gegründet, die ihren Reformentwurf in den "Stuttgarter Empfehlungen" 1954 vorstellte [4]. Diese Reformvorschläge, bei denen bereits der Wandel der Reformvorstellungen vom Gebiet der Graphem/Phonemzuordnung in Richtung anderer, spezifisch begrenzter Rechtschreibprobleme besonders deutlich wird, lösten heftige Diskussionen aus [5], förderten aber gleichzeitig auch das Zustandekommen weiterer Reforminitiativen [6].

---

1 Vorschläge des Vorausschusses zur Bearbeitung der Frage der Rechtschreibreform bei der Deutschen Verwaltung für Volksbildung; 2. Fassung, Nov. 1946, vgl. in: Nerius 1975, S. 82; ebenso in: Winter 1949, S. 76 ff.
2 "Die erneuerung der deutschen rechtschreibung", Vorschlag des "bundes für vereinfachte rechtschreibung", Schweiz 1946, vgl. in: Nerius 1975, S. 83.
3 "Ist eine reform unserer rechtschreibung notwendig?" herausgegeben von der Gewerkschaft der Lehrer und Erzieher, Kreis Leipzig 1947, vgl. in: Nerius 1975, S. 83.
"Vorschlag zur vereinfachung der deutschen rechtschreibung, aufgestellt vom rechtschreibausschuß des lehrerverbandes Niedersachsen", 1951, vgl. in: Nerius 1975, S. 85.
Reformplan der Arbeitsgemeinschaft "neue rechtschreibung", Stuttgart 1953, vgl. in: Nerius 1975, S. 85.
4 Empfehlungen zur Erneuerung der deutschen Rechtschreibung (Stuttgarter Empfehlungen) 1954, vgl. in: Weisgerber 1955, S. 4o ff.; ebenso in: Nerius 1975, S. 86.
5 Vgl. Weisgerber 1964, S. 46 ff.
6 Z.B. "Bund österreichischer Rechtschreibreformer" 1955.

So beauftragte 1956 der Bundesminister des Innern der BRD gemeinsam mit der ständigen Konferenz der Kultusminister den "Arbeitskreis für Rechtschreibregelung", den gesamten Rechtschreibkomplex einschließlich der Stuttgarter Empfehlungen noch einmal zu überarbeiten. Das Ergebnis dieses aus Wissenschafts-, Presse-, Schulvertretern, Schriftstellern, Abgeordneten aus graphischem Gewerbe und Buchhandel zusammengesetzten Arbeitskreises waren die nach intensiver fachlicher und wissenschaftlicher Arbeit 1958 herausgebrachten "Wiesbadener Empfehlungen"[1]. Diese fanden in der Öffentlichkeit überwiegend positiveren Anklang, da sie einerseits öffentliche Unterstützung durch Behörden erfahren hatten und im Vergleich zu den Stuttgarter Empfehlungen mehr Reformeinschränkungen vornahmen.

"Der Arbeitskreis beschränkt sich bewußt auf diese sechs Empfehlungen (vgl. S.113), weil sie das vertraute Schriftbild am wenigsten verändern. Ihre Durchführung erfordert deshalb vom Schreibenden keine besondere Lernmühe. Andererseits sind diese Änderungen gewichtig genug, um das berechtigte Drängen nach Reformen für längere Zeit zur Ruhe zu bringen. Die unterbreiteten Empfehlungen dürften aus diesem Grunde die richtige Mitte zwischen den beiden Notwendigkeiten der Beharrung und der Entwicklung darstellen und zugleich das Maß, das jetzt fälligen Reformgang entspricht. Die anderen Fragenkreise, die noch im Zusammenhang mit der Schriftreform stehen, insbesondere die schriftliche Kennzeichnung der langen und kurzen Vokale (Dehnungsfrage), können späteren Generationen überlassen bleiben"[2].

1959 berieten die Kultusminister über die Wiesbadener Empfehlungen und empfahlen eine Fortsetzung der Rechtschreibdiskussion mit den anderen deutschsprachigen Ländern auf letzterer als geeignet empfundenen Grundlage. Die Reformdurchführung sollte nochmals so lange vertagt werden, bis daß sich die anderen Länder zu einer gemeinsamen Reform geäußert und eine Einigung erlangt haben.

---

1 Empfehlungen des Arbeitskreises für Rechtschreibregelung Authentischer Text, Duden-Beiträge, herausgegeben von Grebe, Paul, Heft 2, Mannheim 1959.
2 Wiesbadener Empfehlungen 1959, S. 8; vgl. Stellungnahme zu den Wiesbadener Empfehlungen in: Moos 1974, S. 4o; Weisgerber 1964, S. 62 ff., S. 69 ff., S. 112 ff.

- 105 -

Durch die Stuttgarter und Wiesbadener Empfehlungen angeregt, wurde auch in Österreich eine offizielle "Österreichische Kommission für die Orthographiereform" 1961 unter dem Vorsitz des Präsidenten der Akademie der Wissenschaften gegründet. In den fünf Sitzungen befaßte man sich in erster Linie mit den Gutachten für und gegen die gemäßigte (von ihnen als "grundsätzlich" bezeichnete) Kleinschreibung und brachte diese in der ersten Mitteilung [1] heraus. Das gespaltene Stimmenverhältnis der letzten Sitzung von 1o für die gemäßigte Kleinschreibung, 1o für die Großschreibung sowie 2 Stimmen für die Vereinfachung der Großschreibung gibt die Begründung dafür, daß sich Österreich weder einheitlich positiv noch negativ zur gemäßigten Kleinschreibung äußern konnte [2]. In der 2. Mitteilung nahm Österreich zu den weiteren Reformpunkten der Wiesbadener Empfehlungen Stellung [3].

1962 lud Österreich Sprachwissenschaftler aus der BRD, DDR, Schweiz und Luxemburg zu einer Konferenz nach Wien ein, bei der die Wiesbadener Empfehlung Grundlage einer gemeinsamen Rechtschreibdiskussion bilden sollten. Während sich die BRD, DDR und Österreich bei der Abstimmung für die gemäßigte Kleinschreibung einsetzten, konnte die Schweiz nicht über die einzelnen Kulturhoheiten hinweg eine offizielle Stellungnahme abgeben [4]. Das Nichterscheinen eines Vertreters aus Luxemburg stand zusätzlich einer Einigung der deutschsprachigen Länder im Wege. Die ursprünglich für das folgende Jahr geplante Konferenz in Wien mußte bis zum Jahr 1972 verschoben werden.

---

1 Mitteilungen der Österreichischen Kommission für die Orthographiereform I, 1961, redigiert von Richard Meister, Wien 1961, vgl. Hornung 1972, S. 71 ff.; Weisgerber 1964, S. 113 ff., S. 125 ff.
2 Vgl. Mitteilungen I, 1961, S. 52.
3 Mitteilungen der Österreichischen Kommission für die Orthographiereform II, redigiert von Richard Meister, Wien 1964, vgl. ebenso Weisgerber 1964, S. 112 f.
4 Vgl. Müller-Marzohl 1972, S. 53 f.

Die 1963 im Anschluß an die "Schweizerische Orthographiekonferenz" in Zürich veröffentlichte, konservative "Stellungnahme zu den Wiesbadener Empfehlungen"[1] lehnte schließlich mit nur 1 Gegenstimme die gemäßigte Kleinschreibung als radikale Lösung ab und empfahl lediglich Vereinfachungen der Großschreibung. Diese Stellungnahme wurde allerdings häufig kritisiert und ihre Objektivität aufgrund der Zusammensetzung der Kommission angezweifelt, da letztere angeblich nur aus Gegnern der Kleinschreibung bestand, und damit von vornherein die Absage der Kleinschreibung entschieden war[2].

Die Bemühungen des "Arbeitskreises in Mannheim" 1964, eine gemeinsame Lösung und Annäherung der Rechtschreibreformvorstellungen auf einer abschließenden Konferenz zu erreichen, scheiterte auch 1968 nach einer wiederholten Anfrage in der Schweiz.

1969 nahm die österreichische Kommission nach mehrjähriger Pause ihre Sitzungen wieder auf. Im März 1971 versuchte man einen koordinierenden Anlauf, in dem die "Österreichische Gesellschaft für Sprachpflege und Rechtschreiberneuerung" Sprachwissenschaftler, Pädagogen, Psychologen und Soziologen nach Wien zu einem Symposion[3] zusammenrief, zu dem aber nur offizielle Vertreter des Bundesinnenministeriums der BRD, sowie die Kultusminister von Schleswig Holstein und Bayern erschienen. Die sonst große Teilnahme aller deutschsprachigen Länder - bis auf die DDR - zeigte das wachsende Interesse an der Rechtschreibreform. Im Anschluß an die sechstägige Veranstaltung wurde eine Resolution über die Notwendigkeit und den Umfang einer Rechtschreibreform an die Regierungsstellen aller deutschsprachigen Länder weitergeleitet[4].

---
1 Stellungnahme der Schweizerischen Orthographiekonferenz zu den Empfehlungen des Arbeitskreises für Rechtschreibregelung, 1963, vgl. in: Nerius 1975, S. 88; ebenso in: Weisgerber 1964, S. 116 ff.
2 Vgl. Müller-Marzohl 1972, S. 64 ff.; ders., 1974 a, S. 186; Pacolt 1972, S. 13 f.; Weisgerber 1964, S. 114 ff., S. 126 ff.
3 Wiener Symposion 1971, in: Pacolt 1972, S. 15 ff.; Naef 1971, S. 226 f.
4 Vgl. Pacolt 1972, S. 15 ff.

Anfang 1973 beriefen die österreichischen Kultusminister eine
neue Kommission zur Überprüfung der ersten aus dem Jahre 1962.
Auch in der Schweiz gewann die Diskussion um die Rechtschreibreform neuen Auftrieb. Dagegen erhielt man aus der DDR über
einen längeren Zeitraum keine Stellungnahme.

Die Bestrebungen um eine Rechtschreibreform nahmen auch in der
BRD zu Anfang der 7oer Jahre durch die Berücksichtigung soziolinguistischer Erkenntnisse zu und machten sich in mehreren Beschlüssen aus dem schulischen und wissenschaftlichen Bereich bemerkbar. So wurden nicht nur von der Gewerkschaft Erziehung und
Wissenschaft in Frankfurt Reformen gefordert, sondern auch von
den Pädagogischen Hochschulen am 7.7.1972 in Dortmund [1]. Letztere beschränkten sich als alleiniges Reformziel auf die Einführung
der gemäßigten Kleinschreibung. Durch die Fachschaft Deutsch initiiert wurden Reformvorschläge ebenfalls auf dem Deutschen Germanistentag in Trier 1973 und auf dem Berliner Grundschultag im
Mai 1973 [2] zu einem zentralen Anliegen. Am 25.3.1973 bekannten
sich schließlich auch die Kultusminister der BRD in Berlin zu
den Wiesbadener Empfehlungen, verlangten aber vor der Reformdurchführung koordinierende Gespräche mit den anderen deutschsprachigen Ländern [3].

Diese Stellungnahme der Kultusminister wurde im Juni 1973 vom
"Arbeitskreis Grundschule e.V." begrüßt, der zusätzlich die
Lehrer aufforderte, Fehler bezüglich der Groß- und Kleinschreibung bei der Notengebung nicht mehr zu berücksichtigen. Ebenso
befürworteten Paul Grebe als Vorsitzender des Arbeitskreises
für Rechtschreibregelung in der BRD, Rudolf Hoberg, im Namen

---

1 Vgl. "fachschaft deutsch" an den pädagogischen hochschulen
  des landes Nordrhein-Westfalen: kleinschreibung in der
  Grundschule, in: Drewitz/Reuter 1974, S. 165.
2 Entschließung der sektion I des "deutschen germanistentages"
  in Trier vom 14.2.1973, in: Drewitz/Reuter 1974, S. 164;
  Hiestand W. 1974, S. 89; Matthiesen 1973; Bauer 1973, S.
  1o3 ff.; Creiner 1973; Plunien 1973.
3 Vgl. Hiestand, W. 1974 a, S. 21o f.

des Instituts für deutsche Sprache in Mannheim, und Erich Frister als 1. Vorsitzender der Gewerkschaft Erziehung und Wissenschaft diese Notenregelung. Anfang Oktober 1973 veranstaltete die deutsche Gewerkschaft für Erziehung und Wissenschaft zusammen mit dem PEN Zentrum und dem Verband deutscher Schriftsteller aus Berlin nach ausgiebiger Vorbereitung den Kongreß "Reform der Rechtschreibung - vernünftiger schreiben" in Frankfurt, an dem auch Sachverständige aus der Schweiz und Österreich teilnahmen und in Arbeitsgruppen einzelne Problembereiche der Rechtschreibreform diskutierten und erarbeiteten [1].

Ende Oktober fand in Wien ein Kongreß zur "Reform der deutschen Rechtschreibung" auf Initiative der "österreichischen Gesellschaft für Sprachpflege und Rechtschreibung" statt, zu dem alle amtlichen und privaten, sich mit der Rechtschreibreform befassenden, deutschsprachigen Institutionen eingeladen waren. Das Ziel dieser Tagung lag darin, erneut die einzelnen Vorstellungen der Länder zur Rechtschreibreform und deren Durchführung darzulegen und aufeinander abzustimmen [2]. Auch hier wurde vergeblich auf eine offizielle Stellungnahme zur Reform von Seiten der DDR gewartet.

Obwohl der Reformzeitpunkt oftmals sehr nahe gewesen zu sein schien, scheiterten alle bisherigen Reformbemühungen. Dies schränkte allerdings das Bedürfnis nach einer Reform in der Öffentlichkeit keineswegs ein, was in den zahlreichen Aktivitäten der letzten drei bis vier Jahre deutlich zum Ausdruck kommt. So unterstützen Bürgerinitiativen, Verbände, Sprachvereine und Einzelpersönlichkeiten die Rechtschreibreformentwicklung. Ganz besonders einsatzbereit zeigt sich die in Tuttlingen 1972 gegründete und jetzt in Immendingen bestehende "aktion

---

1 Vgl. resolution des kongresses "vernünftiger schreiben", beschlossen am 5./6. oktober 1973, in: Drewitz/Reuter 1974, S. 177 ff.; vgl. auch Pressespiegel der GEW 1973, Mitgliederrundbrief "ak" 1/1974, S. 2 ff.
2 Wiener kongress, 18./19. oktober 1973, die reform der deutschen kleinschreibung, in: Drewitz/Reuter 1974, S. 167 ff.; Hiestand, W. 1974, S. 167; Wiener Empfehlungen in: Hiestand, W. 1974, S. 171 ff.; die Tribüne 4/1973, S. 3 ff.; Pacolt 1974, S. 5 ff.; Mitgliederrundbrief "ak" 1/1974, S. 5 ff.

kleinschreibung" (ak). Sie bildete 1973 zusammen mit der "österreichischen gesellschaft für sprachpflege und rechtschreiberneuerung" und dem schweizerischen "bund für vereinfachte rechtschreibung" einen internationalen Dachverband für die Organisation zur "Vereinfachung der rechtschreibung in den deutschsprachigen Ländern". Diese Bürgerinitiativen lenkten durch zahlreiche Umfragen, Unterschriftensammlungen, kleine Veröffentlichungen, Materialsammlungen und Informationsblätter die Aufmerksamkeit auf sich [1].

1974 hielt die Schweiz eine Rechtschreibkonferenz ab [2]. Im September 1975 sprachen sich die schweizerischen Erziehungsdirektoren einstimmig für eine Rechtschreibreform aus [3]. In demselben Jahr wurde auch eine Untersuchung zur Rechtschreibreform aus der DDR veröffentlicht, in der sich Nerius für die gemäßigte Kleinschreibung einsetzte [4].

Besonders das Jahr 1976 - 1oo Jahre nach der ersten Orthographiekonferenz - bezeugte erneut starken Reformwillen. Vom 1. bis 4. Januar wurde vom "internationalen arbeitskreis für deutsche rechtschreibung" in Immendingen eine Tagung durchgeführt, bei der eine weitgehende Übereinstimmung der Reformvorschläge aller deutschsprachigen Länder,u.a. auch bezüglich der gemäßigten Kleinschreibung,erreicht werden konnte [5]. Im April 1976 bekräftigte der Germanistentag in Düsseldorf seine Entschließung in Trier 1973 zur Rechtschreibreform, warnte die Lehrer vor der Überbewertung der Rechtschreibleistung bei der Notengebung und empfahl bei einer eventuellen Reform eine schrittweise Durchführung [6]. Im Juni beschlossen

---
1 Vgl. u.a. Mitgliederrundbriefe "vernünftig schreiben" der ak (BRD), "die tribüne" (Schweiz).
2 Vgl. Müller-Marzohl 1974 c, S. 117 f.
3 Vgl. Mitgliederrundbrief "ak" 5/1977, S. 9.
4 Vgl. Nerius 1975.
5 Vgl. Schray 1977, S. 4 f.; die Tribüne Nr. 66, 1976, S. 4 f.
6 Vgl. Hiestand 1977, S. 24.

die Kultusminister der BRD zum wiederholten Male baldige Gespräche mit den anderen deutschsprachigen Ländern und betonten die verstärkte Zusammenarbeit. Etwa zur gleichen Zeit beendete die "österreichische Kommission für die Orthographiereform" beim Bundesministerium für Unterricht ihre jahrelangen Beratungen und wissenschaftlichen Untersuchungen und brachte ein Gesamtkonzept heraus. Bei einer Abschlußabstimmung sprachen sich von 34 Experten 23 für die gemäßigte Kleinschreibung als Kernpunkt der Rechtschreibreform aus. 4 Teilnehmer traten für die Beibehaltung der geltenden Norm, 5 für die vereinfachte Großschreibung nach Wüster, 2 für die absolute Kleinschreibung ein. Jedoch sollten vor einer endgültigen Entscheidung noch andere Kommissionen zu Rate gezogen werden. Kurz darauf wurde in Wien obiges Gesamtkonzept von einer aus Professoren für Pädagogik, Lehrern und Elternvertretern zusammengesetzten "fachkommission für rechtschreibfragen" in einem Gutachten für das Ministerium im einzelnen überprüft und für richtig empfunden.

Weniger eindeutig sind in den letzten Jahren die Informationen aus der DDR, die sich 1962 das letzte Mal offiziell zu den Wiesbadener Empfehlungen geäußert hatte. Offensichtlich die einzigen Stellungnahmen erhielt man aus der Untersuchung von Nerius und aus einer Ausführung im Börsenblatt am 25.6.1976, in der gesagt wurde, daß die DDR zum nächsten geplanten deutschsprachigen Symposion in Bonn auch zwei Vertreter schicken wird[2].

Österreich nahm im April 1977 einen neuen Anlauf zur Einigung der deutschsprachigen Länder, indem es das "Kommitee zur Dokumentation der Orthographiebestrebungen in den deutschsprachigen Ländern und Vorbereitung der Kontaktgespräche" gründete. Dies sollte bis Ende 1977 eine systematische Dokumentation des Reformstandes der einzelnen Länder herausgeben und offiziell, für Anfang 1978 geplante, zwischenstaatliche Kontakte vorbereiten [3].

---

1 Vgl. die tribüne 2/77, S. 3 ff.; Pacolt 1977, S. 8 ff.; Mitteilungen 1976, Nr. 111, S. 11 ff.
2 Vgl. Hiestand 1976, S. 1o.
3 Vgl. die Tribüne 2/1977, S. 1.

In den letzten Jahren scheint die Rechtschreibreformentwicklung
aufgrund der nichtmöglichen Einigung der deutschsprachigen
Länder zu einem Stillstand gekommen zu sein und es gilt abzu-
warten, ob die Geduld der Reformbefürworter bis zu einer gemeinsamen Entscheidung ausreicht. Durch das gegenseitige Warten
der Länder auf eine Antwort und das "Sich-in-die-Schuhe-Schie-
ben" der Verantwortung für eine Reform läßt die Veränderung
unseres Schriftsystems mehr zu einem politischen als zu einem
sprachwissenschaftlichen Problem werden.

4.2. Aktuelle Reformvorschläge

Im folgenden wird auf die am häufigsten diskutierten und am
wichtigsten erscheinenden Reformpunkte eingegangen. Zur besseren Einordnung dieser Reformvorschläge empfiehlt sich zunächst
ein Gesamtüberblick, bei dem es um die Rangordnung und Gewichtung der Rechtschreibschwierigkeiten in der Diskussion der
letzten 7o Jahre geht.

Bei den seit 19o1 beschriebenen Reformbemühungen wird ein Wandel bezüglich des Umfanges und der gesetzten Schwerpunkte deutlich. Nachdem die anfänglich noch ziemlich einheitlichen Reformvorschläge aufgrund ihrer zu einschneidenden Veränderungen
und damit verbundenen Durchführungsschwierigkeiten von vornherein abgelehnt wurden, beschränkte man sich seit den 5oer
Jahren mehr auf einzelne, spezielle Reformpunkte. So wurde
z.B. die Angleichung des Phonem/Graphemsystems als ehemaliges
Hauptziel zugunsten der Reform der Groß- und Kleinschreibung,
Getrennt- und Zusammenschreibung, Zeichensetzung, etc. zurückgestellt [1].

---

[1] Als besonders deutliches Beispiel sei hier die Vereinfachung
der graphischen Kennzeichnung der Vokallänge genannt, die
bereits vor der I. Orthographiekonferenz ein wichtiges Anliegen war, ständig wieder aufgegriffen und ab Mitte der 5oer
Jahre bei den Rechtschreibreformkatalogen entweder in den
Hintergrund gestellt oder gar nicht mehr genannt wurde. Vgl.
Nerius 1975, S. 94 f.; Weisgerber 1964, S. 47 f.

Die Tendenz geht dahin, Reformkataloge nach möglichst geringfügigen Durchführungskomplikationen auszusuchen. Die Gefahr dabei besteht allerdings darin, daß auf diese Weise unnötige Reformen die Gemüter erhitzen und diejenigen Reformen, die aus den Bedürfnissen der Schüler abgeleitet werden könnten, leicht übersehen werden [1].

Da es Ziel dieser Arbeit ist, die Häufigkeit der Rechtschreibfehler von lrs Schülern den am meisten geforderten Rechtschreibreformpunkten gegenüberzustellen, um daraus für sie die Relevanz der aktuellen Reformvorschläge im Hinblick auf einen größtmöglichen Abbau ihrer Schwächen abzuleiten, beschränkt sich die folgende knappe Darstellung auf die am meisten genannten Reformalternativen seit der Jahrhundertwende. Dabei wird zunächst eine tabellarische Aufstellung über die Reformempfehlungen der wichtigsten Beschlüsse, Arbeitskreise, Konferenzen, Institutionen und Resolutionen gegeben [2]. Eine differenzierte Analyse einzelner ausgewählter Reformbereiche wird im Anschluß an die Ergebnisse der Testuntersuchung vorgenommen.

---

1 Einschneidende Reformdurchführung vgl. z.B. Weisgerber 1964, S. 51.
2 Vgl. Tabelle Nr. 3, S. 240
Einen ausführlichen Überblick über die Reformentwicklung gibt Nerius 1975, S. 78 ff., S. 89 ff.

Tabelle Nr. 3: (Fortsetzung)

Vereinfachung	Reformvorschläge einzelner Institutionen							
	11	12	13	14	15	16	17	18
in die gemäßigte Kleinschreibung	(+) [1] (−)	−	+	+	+	+	+	+
in die vereinfachte Großschreibung	+	−	−	−	−	−	−	−
in die radikale Kleinschreibung	−	−	−	−	−	−	−	−
der Silbentrennung	+	+	+	−	+	+	+	+
von ⟨ph⟩, ⟨th⟩, ⟨rh⟩ in ⟨f⟩, ⟨t⟩, ⟨r⟩	−	−	+	−	−	+	+	−
der s-Schreibung	+	−	+	−	+	+	+	+
der v-Schreibung	−	−	−	−	−	−	−	−
der Dehnungszeichen	−	−	−	−	−	−	−	−
von ⟨ei⟩ in ⟨ai⟩ bzw. ⟨ai⟩ in ⟨ei⟩	−	−	−	−	−	−	−	−
von ⟨chs⟩, ⟨cks⟩, ⟨ks⟩, ⟨x⟩	−	−	−	−	−	−	−	−
von ⟨y⟩ in ⟨i⟩ oder⟨ü⟩	−	−	−	−	−	−	−	−
der Zeichensetzung	+	−	−	−	+	+	+	+
der Getrennt- Zusammenschreibung	+	−	−	−	+	+	+	+
Beseitigung der Doppelformen	+	+	−	−	−	−	−	−
von ⟨eu⟩ in ⟨äu⟩ bzw. ⟨äu⟩ in ⟨eu⟩	−	−	−	−	−	−	−	−
von ⟨qu⟩ in ⟨kw⟩	−	−	−	−	−	−	−	−
von ⟨ck⟩ in ⟨kk⟩	−	−	−	−	−	−	−	−
von ⟨ch⟩ zu ⟨k⟩ nach Lautung	−	−	−	−	−	−	−	−
der Fremdwörter	−	−	+	−	−	+	+	−

11. Mitteilung der Österreichischen Kommission 1961/62
12. Schweizerische Orthographiekonferenz 1963
13. Wiener Symposion 1971
14. Fachschaft Deutsch der Pädagogischen Hochschulen Westfalen-Lippe, Münster 1972
15. Entschließung des deutschen Germanistentages in Trier, Februar 1973
16. Kongress "vernünftiger schreiben" in Frankfurt 5./6. November 1973
17. Wiener Empfehlungen November 1973
18. Österreichische Kommission für die Orthographiereform 1976

---

[1] im Fall 11 wurde überwiegend für die gemäßigte Kleinschreibung, z.T. auch dagegen oder auch für die vereinfachte Großschreibung gestimmt.

Tabelle Nr. 3: Reformvorschläge seit 1901 [1]

Vereinfachung	Reformvorschläge einzelner Institutionen									
	1	2	3	4	5	6	7	8	9	10
in die gemäßigte Kleinschreibung	-	-	+	+	+	-	+	+	+	+
in die vereinfachte Großschreibung	-	-	-	-	-	-	-	-	-	-
in die radikale Kleinschreibung	-	+	-	-	-	+	-	-	-	-
der Silbentrennung	+	+	+	-	+	-	+	+	+	+
von ⟨ph⟩,⟨th⟩, ⟨rh⟩ in ⟨f⟩ ,⟨t⟩ ,⟨r⟩	-	+	+	+	+	+	+	+	+	+
der s-Schreibung	-	+	-	+	+	+	-	+	+	-
der v-Schreibung	-	+	-	+	+	+	-	+	+	-
der Dehnungszeichen	+	+	+	-	+	-	+	+	+	-
von ⟨ei⟩ in ⟨ai⟩ bzw. ⟨ai⟩ in ⟨ei⟩	+	+	-	+	+	+	+	+	-	-
von ⟨chs⟩, ⟨cks⟩,⟨ks⟩ ⟨x⟩	+	+	-	+	-	+	+	-	-	-
von ⟨y⟩ in ⟨i⟩ oder⟨ü⟩	+	+	+	-	-	-	+	+	+	-
der Zeichensetzung	-	+	+	-	-	-	+	-	+	+
der Getrennt-Zusammenschreibung	-	-	+	-	-	-	-	+	+	+
Beseitigung der Doppelformen	-	-	+	-	-	-	-	-	+	+
von ⟨eu⟩ in ⟨äu⟩ bzw. ⟨äu⟩ in ⟨eu⟩	-	+	+	-	-	+	-	+	-	-
von ⟨qu⟩ in ⟨kw⟩	-	+	-	-	+	+	+	+	-	-
von ⟨ck⟩ in ⟨kk⟩	-	-	-	-	-	-	-	+	-	-
⟨ch⟩ zu ⟨k⟩ nach Lautung	-	+	+	-	+	+	+	+	-	-
der Fremdwörter	+	-	+	-	-	-	-	-	+	-

1. Sachverständigenausschuß beim Reichsinnenministerium Berlin 1921
2. Leipziger Lehrerverein 1931
3. Erfurter Rechtschreibprogramm 1931
4. Vorschläge des Vorausschusses zur Bearbeitung der Frage der Rechtschreibreform 1946 (2. Fassung)
5. Schweizer Bund für vereinfachte Rechtschreibung 1946
6. Gewerkschaft der lehrer und erzieher, Leipzig 1947
7. Rechtschreibausschuß des lehrerverbandes Niedersachsens 1951
8. Arbeitsgemeinschaft "neue rechtschreibung" Stuttgart 1953
9. Stuttgarter Empfehlungen 1954
10. Wiesbadener Empfehlungen 1958

[1] Die Numerierung entspricht der unten aufgeführten Reihenfolge der Reforminitiativen, zu denen weitere Literaturhinweise im vorherigen Kapitel gegeben worden sind. Das Zeichen "+" steht "für Vereinfachung", "-" steht "gegen Vereinfachung".

4.3. Standpunkte bei der Beurteilung der Rechtschreibreform

Nachdem die Entwicklung der Rechtschreibreformbemühungen und die aktuellen Reformvorschläge seit 19o1 aufgezeichnet wurden, sollen im folgenden die vor allem in der Öffentlichkeit vorgetragenen pädagogischen, bildungspolitischen und psychologischen Interessen an der Rechtschreibreform dargelegt werden. Der anschließende Abriß schildert die Hauptargumente gegen die Reform, wobei nur ein Teil der zu diesem Themenbereich veröffentlichten Einstellungen beispielhaft berücksichtigt werden kann. Jedoch reicht dieser Überblick dazu aus, um die grundsätzlichen Chancen einer Rechtschreibreform beurteilen zu können. Auffallend ist dabei der ständige Bezug auf die gemäßigte Kleinschreibung als bedeutendstes Reformziel.

4.3.1. Faktoren zur Unterstützung einer Reform

4.3.1.1. Pädagogische Argumente

Die Diskussion um die pädagogische Begründung der Rechtschreibreform ergibt sich aus der Einstellung zum Bildungswert der Rechtschreibung selbst, der sich - wie oben bereits dargestellt - aus den kommunikativen Bedürfnissen und Erfordernissen des Menschen auf schriftsprachlicher Ebene ableiten läßt. Die mangelhafte Beherrschung dieses Kommunikationsmediums hat die Reduzierung des Informationsaustausches, des Lernprozesses auf sprachlich visueller Grundlage und damit auch eine Einschränkung der Persönlichkeitsentwicklung zur Folge. Die Aufgabe der Schule liegt daher vor allem darin, dem Schüler den Umgang mit diesem Medium zu ermöglichen, d.h. ihm unser orthographisches System zu erklären, es verstehen und anwenden zu lehren. Diese wichtige Vermittlerrolle des Pädagogen könnte allerdings eine Überbewertung der Rechtschreibung bewirken, zumal unsere Orthographie nur schwer erlernbar und dieser Prozeß sehr

zeitaufwendig ist. Wenn auch allgemein akzeptiert wird, daß
die Rechtschreiberlernung in den ersten Jahren mit zur wichtigsten Aufgabe des Schulunterrichts gehört, so darf dies aber
nicht darüber hinwegtäuschen, daß von einem bestimmten Punkt
an der zur Erlernung der augenblicklichen Rechtschreibung
notwendige Zeit- und Kraftaufwand im Unterricht und Zuhause
nicht selten in einem deutlichen Mißverhältnis zu dem Bildungswert weiterer Lerninhalte und vor allem zum erreichten Lernerfolg selbst steht. Die Tatsache, daß ein Lehrer im vierten
und fünften Schuljahr noch einen erheblichen Teil seines Sprachunterrichts für Rechtschreibübungen verplanen muß, damit der Schüler sich schriftsprachlich angemessen verständigen kann, liegt entweder in der Schwierigkeit des Schriftsystems oder in der Organisation des Lese-Rechtschreibunterrichts selbst begründet. So klagen Lehrer vor allem darüber,
daß andere Lehrinhalte des Sprachunterrichts bei weitem zu
kurz kommen und erhoffen sich durch eine vereinfachte Rechtschreibung, den Lehrplan für Deutsch durch interessantere und
wichtigere Stoffe (z.B. Förderung der verbalen Ausdrucksfähigkeit) zu bereichern. Würde beispielsweise auf die Großschreibung der Substantive verzichtet, könnte man die Fehlerzahl
der Schüler zwischen 2o % und 5o % verringern und damit Unterrichtszeit einsparen [1].

Die in den Richtlinien und Lehrplänen geforderte, untergeordnete Stellung des Rechtschreibunterrichts innerhalb des Sprachunterrichts hat sich bereits in der Praxis durchgesetzt, allerdings teilweise mit dem Ergebnis, daß die Rechtschreibleistung
der Schüler in den letzten Jahren abnimmt. Dies wird aus der
ansteigenden Zahl der angeblichen Legastheniker besonders ersichtlich. Der Sinn der neuen Gewichtung des Rechtschreibunterrichts war sicherlich nicht der, Rechtschreibübungen völlig zu
vernachlässigen, - diese machen den Lehrern nämlich auch nur
wenig Spaß - sondern ihn sinnvoller und angemessener in die gesamte kommunikative Sprachschulung einzuordnen.

---

1 Vgl. Fachschaft Deutsch 1972 in: Drewitz/Reuter 1974, S. 165;
vgl. auch Hiestand, W. 1977, S. 1 ff.

4.3.1.2. *Bildungspolitische Argumente*

Mit der seit den 6oer Jahren zunehmenden Sprachbarrierenforschung (von z.B. Bernstein, Oevermann, Roeder), in der häufig eine Korrelation zwischen Sozialherkunft und Rechtschreibleistung zu ungunsten der Kinder aus niedrigen Schichten festgestellt wurde, fanden sich immer mehr Reformanhänger. Sie verstehen die Rechtschreibreform als ein Mittel zur Verwirklichung von Chancengleichheit und Gesellschaftsveränderung.

Auch wenn die Zahl der schwachen Rechtschreiber ebenso in Mittelschichten nicht gering ist, so scheint es z.B. in Arbeiterfamilien aufgrund der gesamten, ungünstigeren Lebensbedingung (z.B. weniger Sprach- und Rechtschreibkenntnisse der Eltern, geringere zeitliche Unterstützung, Aufmerksamkeit und Motivation durch das Elternhaus) wesentlich mehr schlechte Rechtschreiber zu geben. Die nicht immer an der Hochlautung orientierte Aussprache und die Dialekte der unteren Schichten erfordern vom Schreiber eine verstärkte Unterstützung durch das Bildgedächtnis und bringen von daher eine Benachteiligung mit sich [1]. Diese sozialen Schwierigkeiten sowie die finanziell schwächeren Möglichkeiten einer eventuellen privaten Förderung der Kinder führten dazu, daß man von einem "Bildungsprivileg" der gehobenen Schichten spricht.

Die Problematik wird dann besonders deutlich, wenn Rechtschreibleistung mit Intelligenzfähigkeit gleichgesetzt wird. So spricht man fälschlicherweise besonders Unterschichtkindern aufgrund schwacher Rechtschreibleistung verminderte Intelligenz zu. Bei diesem häufigen Fehlurteil wird übersehen, daß letztere nicht aus ihrer potentiellen Anlage, sondern mehr aus ihrer, durch die Passivität der Eltern bedingten, weniger aktualisierten Lern- und Begabungsfähigkeit begründet werden muß [2]. Da sich sehr viele Denk- und Lernprozesse über die
___
1 Vgl. Augst/Mewes 1974, S. 118.
2 Vgl. Kutalek 1974, S. 4o ff.; Zoller 1974, S. 96; Jäger 1974, S. 6o ff.

Schriftsprache vollziehen, erfahren schwache Rechtschreiber
trotz ausreichender und guter Intelligenz eine Sprach- und
Bildungsbarriere im schulischen Bereich.

Die Überbetonung des Bildungswertes der deutschen Rechtschreibung hatte zudem häufig zur Folge, daß die Note im Sprachunterricht dem Grad der Rechtschreibleistung eines Schülers entsprach, oder gar das Niveau einer Schule unberechtigterweise nach den durchschnittlichen Rechtschreibfähigkeiten der Klassen beurteilt wurde. Der Einfluß der Rechtschreibzensur auf die Leistungs- und Intelligenzeinstufung der Kinder führte somit dazu, daß eine fehlerfreie Rechtschreibung als Auslesefaktor für weiterführende Schulen oder beim Berufseintritt diente; ebenso wurde der Erfolg im Beruf nicht selten nach der Rechtschreibleistung eingeschätzt. Ein gutes Ansehen setzte eine fehlerfreie Rechtschreibung voraus [1].

Die Gesellschaft zwang uns also, die von ihr gesetzten Normen zu akzeptieren und zu wahren, da die Nichteinhaltung der Rechtschreibnorm sanktioniert wurde und eine schlechte Rechtschreibung als negatives Statussymbol galt. Daraus ergibt sich das Reforminteresse mit dem Ziel der Minderung der Kluft zwischen den angeblichen "Gebildeten und Ungebildeten" aufgrund der Rechtschreibleistung.

Diese Überbewertung der Rechtschreibleistung konnte, u.a. auch durch die Legasthenieforschung unterstützt, erheblich abgebaut werden, da gerade lrs Kinder beweisen, daß Rückschlüsse von einer schlechten Rechtschreibleistung auf die Intelligenz und allgemeine Zukunftserwartungen in Schule und Beruf nicht grundsätzlich gezogen werden können. Heute zeigt man bereits ein wesentlich toleranteres Verhalten den schlechten Rechtschreibern gegenüber, wie die schon erwähnte Nichtberücksichti-

---

1 Vgl. Augst 1974 c, S. 79 ff.; Schule 6/1973; Schau 21.9. 1974; Kutalek 1974, S. 4o ff.; Chaloupek 1972, S. 1o3 ff; Ingenkamp 1973, S. 172; Kemmler 1975; Nerius 1975, S. 2o5; Hiestand 1977, S. 1-9.

gung der Fehlerzahl bei Aufsätzen und die Aufhebung der Rechtschreibzensur bei Legasthenikern beweisen.[1] Faigel u.a. bemängelt z.B. grundsätzlich die Rechtschreibzensur wegen ihrer fehlenden Abstufungsmöglichkeit, Standardisierung und Objektivität, da ihre Bedeutung von Schule, Elternhaus und Öffentlichkeit auch heute noch meist unterschiedlich bewertet wird [2]. Da die Rechtschreibzensur lange Zeit als Versetzungskriterium galt, wurde befürchtet, daß die "Bildungsbarriere .. aus uns ein Volk von Repetenten macht" [3].

Durch eine Rechtschreibreform soll bildungspolitisch erreicht werden, daß möglichst alle die Befähigung erwerben, aktiv im persönlichen, kulturellen und politischen Bereich zu kommunizieren, um unter gleichen Bildungschancen heranzuwachsen. Mit der leichteren Erlernbarkeit und besseren Beherrschung der Rechtschreibung wächst die Bereitschaft, sich der Schriftsprache zu bedienen.

Der aus sozialer Sicht häufig geforderten Kleinschreibung wird allerdings von den Reformgegnern entgegengestellt, daß mit der Kleinschreibung ein Leistungsrückgang verbunden ist, durch den nur eine Angleichung der "Klugen und Fleißigen an die Faulen und Blöden" erreicht wird. Diese Reform sei insofern auch nicht sozial sinnvoll, als wiederum die gleichen benachteiligten Schüler eine zusätzliche Erschwerung des Lesens durch die in Kleinschreibung verfaßten Texte erfahren [4].

Im Augenblick scheinen sich progressive als auch traditionelle Meinungen über die Bewertung der deutschen Rechtschreibung die Waage zu halten, die das Spektrum der einschließlichen Nichtbeachtung von Rechtschreibfehlern bis hin zur völligen Überbewertung der orthographischen Leistungen mit negativer Schlußfolgerung auf die gesamte Persönlichkeitsbeurteilung umfassen.

---

1 Vgl. Kap. 3.2.1.
2 Vgl. Faigel 1973, S. 1o3 f.; Bauer 1973, S. 1o3 f.; vgl. auch Jäger 1974, S. 62 f.
3 Frankfurter Rundschau, 8.1o.1973.
4 Vgl. Habe 21.9.1974.

Deutlich ist jedoch der Trend zur gemäßigteren Einstufung der Rechtschreibleistung im Schul-, Arbeits- und Privatbereich. Die gerade hier zu findenden polemischen Stellungnahmen bringen die Diskussion um die Rechtschreibreform leicht in ein falsches Licht und nicht zu einer Klärung. Die sachliche Isolierung der pädagogischen und bildungspolitischen Argumente sind zwar durchaus begründet. Jedoch muß ihre Dringlichkeit mehr in einem angemessenen Verhältnis zu den oben ausgeführten, im Schriftsystem selbst begründeten Grundvoraussetzungen der Reform gesehen werden.

4.3.1.3. Psychologische Argumente

Da das Erlernen der Rechtschreibung ein vielschichtiger Prozeß ist, in dem optische, akustische und motorische Leistungen, orthographisches Wissen mit unterschiedlichem Abstraktionsniveau sowie ein ausgeprägtes Speicherungsvermögen mechanisch produzierbarer Wortbilder verlangt werden, ist die Ursache der Fehler nicht immer leicht erkennbar. Dies macht auch die psychologische Erklärung des Rechtschreibversagens problematisch [1].

Meist ergeben sich die psychischen Spannungen zwischen Eltern - Schüler - Lehrerverhältnis aus den Sanktionen, die im Zusammenhang mit schlechter Rechtschreibleistung mit negativen Auswirkungen auf andere Persönlichkeitsbereiche verteilt bzw. befürchtet werden. Konflikte entstehen besonders dadurch, daß einerseits die Beherrschung der Rechtschreibung beim Erwachsenen bereits zur Steigerung seines Selbstwertgefühles beigetragen hat, und die Lernschwierigkeiten vergessen sind, andererseits das Kind - in den Problemen des Erlernungsprozesses haftend - häufig vergeblich auf Verständnis hofft. Jemand, der stolz auf seinen Lernerfolg ist, zeigt sich nicht immer bereit, auf diese Anerkennung in Zukunft durch eine Vereinfachung zu verzichten.

1 Vgl. Schenk-Danzinger 1974, S. 29 f.

Die Kinder, die am meisten unter dem Druck der Rechtschreibung
leiden, sind Legastheniker; aber auch normal gute Rechtschreiber stehen Rechtschreibstunden ablehnend gegenüber. Die Vorliebe
für die Rechtschreibung bei meist weniger intelligenten Kindern,
die mechanisches Üben vorziehen, bildet dabei mehr die Ausnahme.
Die gerade in diesem Fach häufig auffallende Leistungsregression,
Angst, Aggressivität, Interessenlosigkeit und Gleichgültigkeit
erklären sich aus dem motivationsarmen Unterrichtsstoff, den
häufigen Mißerfolgserlebnissen und schlechten Zensuren [1].

Auch beim Erwachsenen, der die Rechtschreibung nicht fehlerfrei
beherrscht, kann die Vorstellung der hohen Rechtschreibbewertung
zu geistigen Minderwertigkeitsgefühlen, Angst vor Blamage und
Leistungsregression führen [2]. Dies resultiert sicherlich z.T.
aus der überlieferten Meinung, daß die Fähigkeit zu schreiben
nur den Gebildeten und Reichen zu eigen ist. Im Augenblick
scheint sich aber eine Gegenreaktion durchzusetzen, wenn sich
Erwachsene noch nachträglich zur Gruppe der Legastheniker "be-
kennen".

Das Ziel der Rechtschreibreform aus psychologischer Sicht besteht darin, eine leichtere Rechtschreibung zu fordern, die
einen größeren Lernerfolg und eine lernwirksamere Motivierung
für alle schafft. Das Selbstbewußtsein aufgrund des größeren
Sprachvermögens, vor allem des Nichtschlechterseins als andere,
wird gehoben und die Einschränkung der Berufswahl und des Be-
rufserfolges wegen einer fehlerhaften Rechtschreibung reduziert.

---

1 Eine ausführliche Darstellung der speziellen Problematik
  von Legasthenikern s. Kap. 3.1.2.2.
2 Vgl. Chapoulek 1972, S. 1o6 ff.

4.3.1.4. *Wirtschaftliche Argumente*

Während sich in der Werbesprache die Kleinschreibung schon stark durchgesetzt hat, zögert die Industrie noch überwiegend vor dem Übergang zur Kleinschreibung, auch wenn ihr Interesse an der Rechtschreibreform immer mehr zu wachsen scheint. Die Vorteile der Kleinschreibung z.B. werden in der damit verbundenen Zeit- und Kraftersparnis bei Schreibarbeiten gesehen. Durch den Abbau von Fehlern und die Zunahme von Anschlägen pro Minute verspricht man sich eine erhebliche Beschleunigung des Schriftverkehrs [1].

Dagegen spricht allerdings die Annahme, daß sich beispielsweise in der automatischen Datenverarbeitung[2] die gemäßigte Kleinschreibung nachteilig auswirken würde, zumal das Deutsche im Gegensatz zur anderen Sprache in seiner spezifischen Struktur komplizierter ist. Jedoch könnte eine eingeschränkte Großschreibung mit einheitlicher Regelung der Zweifelsfälle eher zu einem Vorteil für die automatische Textverarbeitung werden [3].

Diese psychologischen, sozialen, pädagogischen und wirtschaftlichen Argumente der Rechtschreibreformwilligen erscheinen zum größten Teil sehr überzeugend. Ihnen stehen aber zahlreiche Gegeninitiativen gegenüber, aufgrund derer es bis jetzt noch nicht zu einer Entscheidung kommen konnte. Auch im Fall einer Reform werden folgende Faktoren entscheidend den Umfang der Reformpunkte mitbestimmen.

---

1 Vgl. Mitgliederrundbrief "ak" 3/1974, S. 1o und 4/1974, S. 7.
2 Z.B. für die syntaktische Analyse, das automatische Indexieren linguistischer Grundlagen, automatische Übersetzungen etc.
3 Vgl. Schott 1974.

4.3.2. Faktoren gegen eine Reform

4.3.2.1. Politische Argumente [1]

Die heutige deutsche Orthographienorm führt auf den nationalen Einigungsgedanken aller deutschsprachigen Länder zurück, der damals wichtiger als die Vereinfachung des Schriftsystems selbst war. Heute dagegen, nachdem man überwiegend von der Notwendigkeit einer Rechtschreibreform überzeugt ist, wirkt sich dieser Einheitsgedanke hinderlich auf die Reform aus. Letztere scheint insofern zu einem Politikum zu werden, als die Rechtschreibreformdiskussion aufgrund vergeblicher Koordinierungsbemühungen bald weniger eine sprachliche als eine politische Auseinandersetzung ist. Schon die damals unsichere Lage kurz vor und während des 2. Weltkrieges als auch die anschließende Trennung Deutschlands erschwerten die Rechtschreibdiskussion und verhinderten die eventuelle Durchführung einer gemeinsamen Reform aller deutschsprachigen Länder.

Die augenblicklich als Grundlage der Rechtschreibreform dienenden und überwiegend anerkannten Wiesbadener Empfehlungen wurden ursprünglich nur von der DDR und BRD bejaht, jedoch von Österreich zur Hälfte und der Schweiz völlig abgelehnt. Damit war zunächst die Rechtschreibreform gescheitert. Durch neue Anhänger der in der Schweiz und Österreich gebildeten Rechtschreibkommissionen näherte man sich erneut in diesen Ländern der Reformdurchführung, erhielt aber aus der DDR seit 1965 keine weitere Stellungnahme mehr. Auch wenn man zunächst geglaubt hatte, daß nach der Ratifizierung des Grundvertrages der Kontakt zur DDR bezüglich der Reform wieder aufflammt, so hatte man sich erheblich getäuscht. Auch die schriftliche Nachfrage des früheren Leiters der Duden-Redaktion Grebe blieb ohne positive Antwort.

---

1 Vgl. hierzu Kap. 4.2. dieser Arbeit.

Seitdem durch die Kultusminister eine Vorentscheidung für eine Rechtschreibreform gefallen ist, werden Kontaktgespräche zwischen den drei anderen Ländern verstärkt gefordert. Diese mußten bis jetzt aufgrund der Nichteinstimmigkeit und besagter fehlender offizieller Stellungnahme der DDR, auf den letzten Rechtschreibkongressen scheitern. Die darüber entstandene Enttäuschung und Ungeduld machen es nicht verwunderlich, wenn die BRD notfalls eine von den anderen Ländern unabhängige Reform plant. So setzte sich z.B. Frister [1] für eine isolierte Reform ein, während u.a. wiederum Baum als Vertreter des Bundesinnenministeriums vor dem Alleingang der BRD warnte, da dies einen gleichzeitigen Rückschritt zur uneinheitlichen Rechtschreibung bedeute. Durch den zweiten Schritt würde der erste der mühsam erworbenen Einheitsschreibung in den deutschsprachigen Ländern wieder aufgehoben [2].

Darüberhinaus ergibt sich für die Schweiz ein zusätzliches Koordinierungsproblem, da die einzelnen Kantone selbst für ihr Kultus- und Bildungswesen verantwortlich sind und bereits von staatswegen kaum eine einheitliche Reformentscheidung getroffen werden kann [3].

Auf die speziellen Reformbemühungen der deutschsprachigen Länder einzugehen, würde den Rahmen dieser Arbeit sprengen. Es sei lediglich auf Quellenangaben über weitere Entwicklungstendenzen hingewiesen [4].

Sicherlich ist die Entscheidung um eine Rechtschreibreform sehr problematisch, jedoch erfordert die Diskussion viel mehr Sachlichkeit. Emotionen, wie sie vor allem auf dem Kongreß in Frankfurt 1973 gezeigt wurden, sind bestimmt fehl am Platze, da sie von dem eigentlichen Reforminteresse zu sehr ablenken [5].

1 Vgl. Frister 1974, S. 111.
2 Vgl. Baum 1974.
3 Vgl. Müller-Marzohl 1972, S. 53 f.
4 Vgl. für die Schweiz: Müller-Marzohl 1972, S. 53-7o; Schild 1974, S. 132 f.; Hiestand, W. 1974 a, S. 185 ff.; für Österreich: Hornung 1972, S. 71-80; Hiestand, W. 1974 a, S. 167 ff.; für die DDR: Hiestand, W. 1974 a, S. 193 ff.; Nerius 1975.
5 Vgl. Korn 8.1o.1973; Die Welt 9.1o.1974.

In welchem Ausmaß Emotionen und Ideologien die Reformbestrebungen beeinträchtigen, soll folgendes Kapital bekräftigen.

4.3.2.2. Emotionale und ideologische Argumente

Emotional und ideologisch gefärbte Beiträge gibt es sowohl auf seiten der Reformbefürworter als auch der Reformgegner. Diejenigen, die sich für eine gemäßigte Kleinschreibung oder auch radikale Kleinschreibung einsetzten, geraten in den Verdacht linker Ideologie; dagegen gelten die Reformgegner meist als reaktionär. Dies wurde beispielsweise in den Diskussionsbeiträgen auf dem bereits erwähnten Kongreß in Frankfurt deutlich, bei dem einerseits Formulierungen fielen wie "Vernichtung des Traditionsbestandes" durch die Kleinschreibung oder "mit dem Trick der Orthographie" werde "Revolution" gemacht, andererseits "Großschreiber" mit "Großgrundbesitzer" gleichgesetzt wurden. Es drohte sogar ein Zensuren- und Diktatboykott durch die GEW, wenn die Kultusminister nicht die gesetzliche Regelung der Kleinschreibung beschließen würden [1]. Auf der anderen Seite wiederum warnte Korn in polemischen Worten vor den "durchsichtigen, sentimental sozial aufgeputzten, als Beitrag zur Entspannungspolitik deklarierten Argumenten" [2].

Von dem weiteren Aufschub der Rechtschreibreform rät z.B. B. Weisgerber in zu aggressiver Form ab, wenn er sagt:

"Wenn schon eine Schriftgemeinschaft es für nötig hält, eine geregelte Rechtschreibung verbindlich zu machen, dann muß sie es für noch nötiger halten, diese Satzung den Forderungen der Sprache weiterhin sinnvoll anzupassen. Gelingt das nicht, so steht am Ende Versteinerung oder Revolution" [3].

---

1 Vgl. Korn 8.1o.1973, S. 1 ff.
2 Vgl. Korn 7.7.1973; Augst 1974 c, S. 86 ff.
3 Weisgerber 1964, S. 39.

Unsachliche Darstellungen in Zeitungsartikeln gefährden auch
die objektive Meinungsbildung der Öffentlichkeit, wenn z.B.
im Anschluß an den Deutschen Germanistentag in Trier folgendes
zu lesen ist:

"Das hat der alte geheimrat duden sicher selbst nicht
reflektiert, daß das Werk seinen namen trägt, ein anti
emanzipatorisches und sozialisations feindliches
herrschafts instrument in der privilegierten hand
und nichts weiter als ein repressives mittel zum zweck
der politischen unterdrückung der unteren schichten und
arbeiterklasse ist"[1].

Die Rechtschreibreform stößt vor allem in der älteren, traditionsbewußten Generation auf Widerstand. Diese reagiert empfindlich, wenn Normen und Sitten durch neue verändert oder gar abgeschafft zu werden drohen und verteidigt oft das Festhalten an dem bestehenden "kostbaren Kulturgut" der deutschen Sprache [2]. Auch von Seiten einzelner Autoren werden Bedenken bezüglich kleingeschriebener klassischer Texte geäußert, da sie möglicherweise eine Verfremdung hervorrufen können [3]. Dagegen warnen z.B. Gerhard und Sibylle Bauer vor der Einhaltung der Rechtschreibnorm als soziale und moralische Pflicht, wenn diese einem "religiösem Traditionalismus" gleichkommt [4].

Das Bedürfnis, an einer überlieferten und einmal akzeptierten Schrifttradition festzuhalten, ist zwar verständlich aber die Konvention geht zu weit, wenn grundsätzlich Entwicklungen ausgeschlossen werden. Voraussetzung für das kommunikative Funktionieren unseres Schriftsystems bleibt zwar das Festhalten an genormten Regeln, es sollte aber auch offen für eventuelle Veränderungen bleiben. Der Unumgänglichkeit der Beibehaltung der Schriftnorm steht die Verantwortung für die sich wandelnde Zeit gegenüber [5]. Das Ziel der gemeinsamen Rechtschreibreformen kann

---

1 Die Welt 19.2.1973.
2 Vgl. Scheffler 26.3.1973; Bauer 1973, S. 1o7 ff.;
  von Oertzen 1974.
3 Vgl. Unseld 21.9.1974.
4 Vgl. Bauer, G. u. S. 1972, S. 65 ff.
5 Vgl. Weisgerber 1964, S. 6o f.; Weisgerber 1955.

aber nur dann erreicht werden, wenn es gelingt, eben über
dieses Anliegen ohne Vorurteile, Emotionen und Ideologien
zu diskutieren und zu verhandeln. So sagt Moser:

"Eine Tradition, die keinen hohen sozialen, geistigen,
ethischen oder ästhetischen Wert darstellt, und in der
Anwendung zu Schwierigkeiten führt, sollte nicht
künstlich aufrecht erhalten werden." [1]

4.3.2.3. Finanzielle Argumente

Daß die Rechtschreibreform finanzielle Nachteile mit sich
bringt, kann nicht bezweifelt werden. Deshalb reicht an dieser Stelle ein kurzer Einblick in diese Problematik. Während
die Reformgegner ihre Ablehnung häufig mit finanziellen Verlusten begründen, versuchen die Befürworter den finanziellen
Mehraufwand zu verharmlosen oder stellen ihn im Vergleich
zum erreichten Vorteil durch die Reform als geringfügigen Nachteil hin.

Je nach Ausmaß des Reformdurchführungsplanes fallen die Kosten
unterschiedlich hoch aus. So ist die häufig genannte Sorge,
daß Bestände in den Bibliotheken neu gedruckt werden müßten,
zum Teil unberechtigt, wenn die Umstellung über einen längeren
Zeitraum laufen würde. Ein anderes Problem wäre allerdings
die mögliche Verwirrung durch die unterschiedlichen Schreibweisen in den parallelen Ausgaben. Die Unterhaltungs- und wissenschaftliche Literatur wird meist aufgrund der geringen Auflagen
weniger finanzielle Mehrkosten verursachen als zum Beispiel die
schöngeistige, sowie Schul- und Bilderbücher [2]. Letztere werden sicherlich die größten Kosten verursachen, da sie kurzfristig vor allem im Fall der eingeführten Kleinschreibung einheitlich verlegt werden müßten. Dies trifft ebenso für Nachschlagewerke zu. Gleichzeitig wird die Wettbewerbssituation einzelner Verlage untereinander die Herausgabe von Neuauflagen in reformierter Schreibweise forcieren.

---
1 Moser, H. 1975, S. 16.
2 Vgl. Tielebier-Langenscheidt 21.9.1974.

Im Zusammenhang mit den finanziellen Aspekten der Rechtschreibreform wird häufig Dänemark als Vorbild herangezogen. Danach sind nach Hiestands Zusammenstellungen - die allerdings einseitig zugunsten der Reformdurchführung ausfallen - keine nachteiligen Äußerungen von Seiten der Unternehmer bezüglich der Umstellung von Schreibkräften und Kunden bekannt. Es wurde angeblich sogar die Schreibleistung der Arbeitskräfte um 19 - 33 % gesteigert. Ähnlich positive Ergebnisse hat man von den privaten Umstellungen einzelner Firmen und Zeitungen in der BRD gehört [1].

Auf weitere Stellungnahmen zur finanziellen Problematik der Rechtschreibreform soll im Rahmen dieser Arbeit verzichtet werden, ohne damit dieses Hindernis der Rechtschreibreform verharmlosen zu wollen. Wichtig erscheint als letztes noch die Darstellung einzelner diskutierter Organisationsentwürfe zur Durchführung einer Rechtschreibreform und ihre jeweilige Problematik.

4.3.2.4. Organisatorische Argumente

Sehr hinderlich auf die endgültige Durchsetzung einer Reform wirken sich die damit verbundenen, häufig befürchteten Umstellungsschwierigkeiten von einem lange Zeit internalisierten Schriftsystem auf das neue aus. Dies betrifft vor allem die ältere Generation, die sich keinen unmittelbaren Vorteil - wie beispielsweise die Schulanfänger - versprechen, sondern eher nur organisatorische Nachteile und unangenehme Empfindungen verspüren, etwas Erarbeitetes, Gewohntes und zum Teil Bewährtes aufgeben zu müssen. Daher sollten diese erwarteten und häufig genannten Umstellungsschwierigkeiten in einem angemessenen, überzeugenden Verhältnis zu den erhofften Vorzügen stehen und nicht durch einen radikalen Bruch zur vorliegenden Schrifttradition hervorgerufen werden. [2]

---

1 Vgl. Hiestand 21.9.1974; Bollinger 1974, S. 7.
2 vgl. Kötter/ Grau 1966

Grundvoraussetzung für die Durchführung der Rechtschreibreform ist die staatliche Anerkennung und Normierung des neuen Schriftsystems auf dem Erlaßwege. Dies sollte möglichst bei allen deutschsprachigen Staaten gleichzeitig erfolgen.

Ein günstiger Anfang der Rechtschreibreform wird allgemein in der Grundschule jeweils zum Schuljahresbeginn gesehen, wobei natürlich vorausgesetzt werden muß, daß wenigstens für diese Klassenstufe die entsprechenden reformierten Unterrichtsmaterialien bereitstehen. Der dafür erforderliche Zeitaufwand darf nicht unterschätzt werden.

Um keinen zu starken Gegensatz zwischen dem alten und neuen Schriftsystem herzustellen und der Bevölkerung eine Gewöhnungszeit einzuräumen, wird allgemein eine ausreichende Übergangszeit geplant. Während dieser Phase sollte die gesamte Literatur, aber auch Lehrbücher in alter und reformierter Schriftform parallel nebeneinander bestehen, um gleichzeitig auch zu große finanzielle Belastungen zu vermeiden. Dies birgt andererseits aber auch die Gefahr der Verunsicherung der Schriftsprachbenutzer in sich, die möglicherweise häufig in der Wahl ihrer eigenen Schreibweisen schwanken werden. Es muß daher darauf geachtet werden, daß keine Diskriminierung sowohl derjenigen erfolgt, die nicht so schnell die alte Rechtschreibform aufgeben können bzw. wollen und daß auch die Umstellungsfreundlichen allgemein akzeptiert werden.

Unterstützend würde sich sicherlich die baldige Umstellung der Massenmedien auswirken, da diese eine schnelle Anpassung an die vereinfachte Rechtschreibung automatisieren helfen. In Ergänzung dazu ist eine umfassende überzeugende Information über die Reformbeschlüsse innerhalb der Bevölkerung sinnvoll. All diese Vorbereitungen für die Durchführungen der Reform setzen jedoch eine umfangreiche, zielgerichtete Mehrarbeit der verantwortlichen Gremien und Institutionen voraus.

Auf Einzelvorstellungen über die Organisation der Reformdurchführung an dieser Stelle einzugehen, ist ohne die vorherige Festsetzung der Reformschwerpunkte nicht sinnvoll. Grundsätzlich geht die Tendenz aber dahin, entweder etappenweise, auf jeden Fall aber in kleinen gemäßigten Schritten eine Reform zu planen, oder auch teilweise auf weitere Schwerpunkte zu verzichten, wenn wenigstens damit die Einführung der gemäßigten Kleinschreibung garantiert werden kann [1].

Eine Hilfe, die mit der Reformdurchführung verbundenen Vor- und Nachteile besser einzuschätzen, geben die Erfahrungen, die in Dänemark bei einer ähnlichen Entwicklung gesammelt werden konnten. Deshalb soll im folgenden auch auf das sehr häufig zitierte Vorbild Dänemarks eingegangen werden, wobei als Einschränkung zu berücksichtigen ist, daß die dänische Rechtschreibreform hauptsächlich von Reformbefürwortern angeführt wird.

4.3.3. Erfahrungen mit der Rechtschreibreform in Dänemark

Daß eine Rechtschreibreform möglich ist, zeigt uns das Beispiel Dänemarks, wo man sich auch – ähnlich wie in Deutschland – bereits vor der Festlegung der Rechtschreibnorm im Jahre 1890 für die Kleinschreibung einsetzte. Diese zunächst vergeblichen Bemühungen fanden schließlich nach 60 Jahren verbindlicher Großschreibung ein positives Ergebnis.

Nachdem in den 4oer Jahren schon einzelne Zeitschriften und Organisationen selbständig zur Kleinschreibung übergegangen waren, wurde am 22./23. März 1948 nach vorherigem Regierungsbeschluß auf dem Erlaßwege eine verbindliche Rechtschreibreform für den Schulbereich und die Behörden durchgesetzt. Die Reform um-

---

1 Vgl. Fachschaft deutsch 1972, S. 1o5 ff.; Wiener Empfehlungen 1974, S. 181 f.; Prescher 1973, S. 15; Bauer 1974, S. 8o ff.

faßte neben dem Kernpunkt der gemäßigten Kleinschreibung zwei weitere Fehlerschwerpunkte: die Einführung des ⟨a⟩ als nordischen Buchstaben und den Wegfall des ⟨d⟩ in einigen Wörtern wie "skulle, kunne und ville" [1].

Der Übergang zur neuen Schriftform wurde der Wirtschaft und dem einzelnen Bürger freigestellt sowie den Schulen ein Übergangszeitraum von einem Jahr zugestanden. Ihnen folgten jedoch mehr oder weniger schnell die Zeitungen und die Öffentlichkeit; teilweise von der neuen Schreibweise überzeugt, teilweise aus einem Zugzwang heraus übernahmen sie die neuen Richtlinien. Der in den ersten beiden Jahren deutliche Widerstand gegen die neue Schreibweise flaute immer mehr ab. So konnte die erste Bilanz der Reform schon nach einem Jahr als positiv bewertet werden. Dies war vor allem dadurch bedingt, daß die offizielle Rechtschreibung bereits nach einem halben Jahr im Reichstag, der Regierung und Gemeinden umgestellt wurde. Die Reaktionen von Seiten der Verlage sind überwiegend positiv. Während die allgemeine Literatur und Fachliteratur keine Entwertung bzw. Reduzierung des Absatzes der alten Schreibung durch den parallelen Neudruck von kleingeschriebenen Schriftsätzen erfuhr, zeigte sich diese wohl bei den Schulbüchern. Für die Setzer selbst hatte die Umstellung nach kurzer Eingewöhnung aufgrund des Übergangs von einer komplizierteren Schreibweise zu einer einfacheren keine Nachteile [2].

Grundsätzlich geben uns Dänemarks Erfahrungen bei der Umstellung der Rechtschreibung und ihren Auswirkungen gute Anregungen, aber auch Anlaß zur Überprüfung unseres Reformanliegens. So benutzten auch zahlreiche Bürger, die 1948 mit ähnlichen Einwänden wie in Deutschland die Reform zu verhindern versuchten, ihre alte Schreibweise weiter.

---

1 Vgl. Kracht 1974, S. 135.
2 Vgl. hierzu und im folgenden Börge 1974, S. 125-135; Kracht 1974, S. 133 ff.; Bollinger 1974, S. 7; Hiestand, W. 1974 b.

Häufig warf man dem dänischen Unterrichtsminister allerdings vor, daß die Rechtschreibreform zu früh durchgeführt worden sei. Dies begründete man vor allem damit, daß es kein neues Rechtschreiblexikon mit den neuen verbindlichen Regeln vor 1955 gab, geschweige denn zum Zeitpunkt der unmittelbaren Umstellung. Die Folge war, daß ein großer Teil der Bevölkerung und Institutionen erst die Herausgabe des neuen Lexikons zum Anlaß nahm, sich der neuen Rechtschreibung anzupassen. Heute nach fast 30 Jahren hat sich die Kleinschreibung allerdings überwiegend durchgesetzt und die Diskussion um das Für und Wider beruhigt.

Obige Ausführungen zeigen, daß Dänemark als Vorbild für die deutschen Rechtschreibreformer gute organisatorische Vorarbeit geleistet hat und daß sich - wie den Veröffentlichungen zu entnehmen ist - die Deutschen wahrscheinlich an das dänische Beispiel anlehnen werden. Die Gefahr eines Vergleichs mit Dänemark besteht allerdings darin, daß man möglicherweise dessen Reform zu kopieren versucht, ohne dabei jedoch ihre Relevanz für das eigene Schriftsystem selbst genügend zu reflektieren.

Inwieweit die Öffentlichkeit sich mit der Rechtschreibreform auseinandersetzt und sich eine Meinung gebildet hat, soll das folgende Kapitel zeigen.

4.3.4. Die öffentliche Meinung zur deutschen Rechtschreibreform

Wurden bisher nur Standpunkte zur Rechtschreibreform von ausgewählten Gremien und Einzelpersonen besprochen, so soll im folgenden versucht werden, auch die breite Masse zu berücksichtigen. Da die Reform nicht nur Fachkreise betrifft, müssen individuelle Erwartungen möglichst aller Schichten und Altersgruppen mit in die Diskussion einfließen.

Im Rahmen dieser Arbeit wird die öffentliche Meinung zur
Rechtschreibreform aus den vorliegenden Umfrageergebnissen
der letzten 2o Jahre abgeleitet. Der folgende Überblick
gibt das Bild mehrerer kleiner Stichproben und eventuelle einseitige Beurteilungen wieder. Die hier beschriebenen
Umfrageergebnisse werden in der Literatur sehr häufig genannt,
wobei sie meist aus reformbefürwortenden Veröffentlichungen
stammen.

1955 ergab eine Berliner Abstimmung von 175 Personen verschiedener Alters- und Berufsgruppen 116 Stimmen pro, 59 contra gemäßigte Kleinschreibung und 111 für, 64 gegen die Vereinfachung
der Fremdwortschreibung. Für die "radikale" Vereinfachung von z.B.
⟨f⟩ für ⟨v⟩ , ⟨kw⟩ für ⟨qu⟩, ⟨ks⟩ für ⟨chs⟩ meldeten sich
11 Teilnehmer, 164 dagegen [1].

Bei einer Umfrage amerikanischer Germanisten zur gemäßigten Kleinschreibung in Deutschland gab es 1o Befürworter, 21 Gegner und
einen Unentschiedenen [2].

In Rostock setzten sich 1965 von 123 an einer pädagogischen
Hochschulwoche teilnehmenden Deutschlehrern 73,1 % für die Verwirklichung der gesamten Wiesbadener Empfehlungen ein, wobei
95,1 % die gemäßigte Kleinschreibung als Mindestreformpunkt an-
sahen. Dem folgte die Reform der Zusammen- und Getrenntschreibung mit 69,9 % und die Fremdwortschreibung mit 68,2 % Zustimmung [3].

Die Umfrage der allgemeinen Sparkasse in Linz 1971 ermittelte
einen Einsatz von mehr als 65 % der Beteiligten für die gemäßigte Kleinschreibung, sogar 11 % für die Ganzkleinschrift und
75 % für die Reform der s-Schreibung [4]. 83,7 % der Linzer Lehrer
sprachen sich für die gemäßigte Kleinschreibung aus [5].

---

1 Vgl. Zoller 1974, S. 115.
2 Vgl. Mitteilungen I, 1961, S. 52 f.
3 Vgl. Hiestand 1974 a, S. 196 f.
4 Vgl. Materialsammlung 1974, S. 23.
5 Vgl. Hiestand 1974 a, S. 183.

Sehr aufschlußreich ist die Darstellung einer gezielten, umfangreichen Fragebogenaktion mit 85 Fragen zur Rechtschreibreform, unter ausgiebiger Beachtung einzelner Sozialdaten der Teilnehmer. Diese Umfrage bei Lehrern, Studenten, Angestellten und Facharbeitern wurde im Anschluß an ein Seminar an der Universität in Gießen 1972/73 durchgeführt. Von den 1ooo ausgegebenen Fragebögen konnte man aus den 343 auswertbaren schließen, daß sich die Teilnehmer bezüglich der persönlichen Interpunktionssetzung und Fremdwortschreibung die größten Unsicherheiten zugestanden. Jedoch äußerten sich von den 62,1 % Reformbefürwortern die meisten (74,9 %) für die Reform der Groß- und Kleinschreibung; als zweitrangig nannten sie die s-Schreibung (6o,7 %), dem folgte die Zeichensetzung, Dehnung, Getrennt-Zusammenschreibung. Die letzten beiden Reformpunkte erhielten die meisten Gegenstimmen [1].

Aus den eigenen Erfahrungen der Umfrageteilnehmer konnte man im Rahmen derselben Untersuchung eine große positive Korrelation von Rechtschreibkenntnissen und sozialer Achtung schließen. Interessant sind die Stellungnahmen zu den angegebenen Argumenten für und gegen die Reform, als deren wichtigste Begründung die Erschwerung der Rechtschreiberlernung durch die augenblickliche Orthographie für die Ausländer genannt wird. Die Altersanalyse ergab, daß die 11-2o Jährigen am wenigsten Schwierigkeiten mit der Rechtschreibung hatten und daher nur 65 % dieser Altersgruppe die Kleinschreibung forderten. Dagegen bekannten sich 77 % der 21-3o Jährigen zur Rechtschreibreform, was sich dann wiederum mit zunehmendem Alter reduzierte. Die Männer gaben nur geringfügig mehr Probleme mit der Rechtschreibung an als die Frauen, letztere jedoch zeigten dafür etwas mehr Skepsis bei der technischen Durchführung der Reform. Die Umfrageteilnehmer aus den kleineren Wohnorten empfanden wesentlich mehr Schwierigkeiten bei der Rechtschreibung - speziell der Fremdwortschreibung -, was sich auch in dem nur etwas weniger großen Reformwillen der Großstädter niederschlug. Rechtschreibprobleme,

---

1 Vgl. Zoller 1974, S. 91-93.

speziell der Interpunktion und Fremdwortschreibung, sowie
die Befürwortung ihrer Vereinfachung zeigten sich entsprechend
der niedrigeren Schulausbildung besonders bei Hauptschülern.
Diese Tendenz setzte sich auch bei der Meinungsäußerung in
Relation zur beruflichen Qualifikation fort. Nur etwas mehr
als die Hälfte der Lehrer war für eine Reform. Erstaunlicherweise bekundeten diese relativ wenig Problembewußtsein bezüglich
der Rechtschreibung.

Auf weitere ins Detail gehende Untersuchungsergebnisse dieser umfangreichen Fragebogenaktion kann an dieser Stelle nur
verwiesen werden [1].

Bei einer im Februar 1973 vom Institut für Markt- und Meinungsforschung SCOPE in Luzern durchgeführten Umfrage an 447 Schweizern zur Substantivkleinschreibung entschieden sich nach einer
Leseprobe in Kleinschrift 54 % für die sofortige Einführung der
gemäßigten Kleinschreibung, 25 % würden sie übernehmen, wenn
sie einmal eingebürgert sei, 17 % lehnte diese Reform grundsätzlich ab. Die Annahme der Kleinschreibung machte vor allem der
jüngeren Generation und den Schülern mit anspruchsvollerer Schulbildung weniger Probleme [2].

Eine Leserumfrage der Coop-Zeitung in der Schweiz ergab im Mai
1973 bei einer Teilnehmerzahl von 7396 Personen eine 65,9 %-Befürwortung der gemäßigten Kleinschreibung. Auch hier wurden
noch weitere Fragen über die Einstellung zur gemäßigten Kleinschreibung gestellt, auf die aber nicht mehr eingegangen werden kann [3].

Nach einer Untersuchung von 1ooo erwachsenen Personen des
INFAS-Instituts in Bonn 1973 waren 51 % für die gemäßigte Kleinschreibung, 32 % gegen und 17 % bleiben unentschieden, wobei
unter den Reformbefürwortern in erster Linie Männer, jüngere
Menschen, sowie Teilnehmer mit höherer Schulbildung registriert
1 Vgl. Zoller 1974, S. 9o-116.
2 Vgl. Hiestand 1974 a, S. 189 f.; Hiestand 1973, S. 23;
   Landolt 1976, S. 2o ff.
3 Vgl. Hiestand 1974 a, S. 189 f.

werden konnten [1]. In Konstanz stimmten nach einer Umfrage
des Instituts für Demoskopie in Allenbach 53 % der Bundesbürger
für die Einführung der gemäßigten Kleinschreibung, 23 %dagegen
und 24 % verhielten sich unentschieden [2].

Die Ermittlungen bezüglich der Rechtschreibreform ergaben bei
6o Autoren des Suhrkamp Verlages, daß 36 der Befragten eine liberalisierte Großschreibung, 1o Autoren die radikale Kleinschreibung, 5 der gemäßigten Kleinschreibung bevorzugten [3].

Die schweizerische Computerfirma Sperry Univac kommt
1974 nach einer Umfrage in ihrer Kundenzeitschrift zu
dem Ergebnis, daß von den 76o Lesern 7o,7 % die gemäßigte
Kleinschreibung wünschen, 13,5 % sie unter Vorbehalt akzeptieren würden und 1,4 % sich nicht entscheiden konnte. 5,5 % empfanden die gemäßigte Kleinschreibung als "mäßig" und 8,7 %
lehnten sie völlig ab. Interessanterweise ist unter den Kleinschreibbefürwortern der größere Anteil über 36 Jahre und wesentlich älter [4].

1976 führte das Züricher Meinungsforschungsinstitut Isopublic
eine Aktion durch, nach der 48 % sich für die Beibehaltung der
Großschreibung, 47 % sich für die gemäßigte Kleinschreibung
aussprachen, nur noch 5 % sich unentschieden verhielten [5].

In neuesten schweizer Untersuchungen forderten von neun Lehrerorganisationen (1948 Personen) 83 % die gemäßigte Kleinschreibung, 74,5 % betonten ein gemeinsames Vorgehen aller deutschsprachigen Länder, 24 % lehnten letzteres ab. Damit war der Anteil der Reformbefürworter innerhalb der Lehrerschaft größer
als vor 11 Jahren [6].

---

1 Vgl. Zoller 1974, S. 115 f.
2 Vgl. Mitgliederrundbrief "ak" 3/1974, S. 6.
3 Vgl. Unseld 1974.
4 Vgl. die Tribüne juli-sep. 1974, S. 3 f.
5 Vgl. Landolt 1976, S. 2o ff.
6 Mitgliederrundbrief "ak" 5/1977, S. 24.

Bei einer ebenfalls kürzlich durchgeführten Umfrage unter den steirischen Lehrern im Schulbezirk um Graz fiel die Meinung bezüglich der gemäßigten Kleinschreibung und vereinfachten Beistrich-, Silbentrennung, Zusammen- und Getrenntschreibung zu mehr als 75 % positiv aus [1].

Die oben beschriebenen Daten verdeutlichen recht unterschiedliche Ergebnisse, die auf den abweichenden Untersuchungsaufbau und die variierende Population zurückzuführen sind. Die Problematik all dieser Umfragen liegt darin, daß die breite Öffentlichkeit noch zu wenig über die jeweiligen Reformpunkte informiert ist, wenn es beispielsweise um die Ausführungen und Auswirkungen der gemäßigten Kleinschreibung sowie der weiteren Reformpunkte geht. Der Bürger stimmt spontan zu, wenn er Vereinfachung hört, ohne aber die einzelnen Konsequenzen in seiner Situation als Textrezipient und -produzent genau zu überprüfen und Vor- und Nachteile abzuwägen.

Es wäre daher nach Meinung des Verfassers dieser Arbeit unbedingt notwendig, in viel größerem Rahmen die Öffentlichkeit über die zur Diskussion stehenden Reformschwerpunkte zunächst zu informieren, ihnen Schriftproben mit reformierter Rechtschreibung vorzulegen und die Konsequenzen einer Reform aufzuzeichnen, bevor sie dann anschließend ihr Urteil nach individueller Gewichtung und Abwägung bezüglich der einzelnen Schwerpunkte ablegen. Dabei müßte die Fragestellung wesentlich differenzierter und präziser ausfallen als in angeführten Beispielen. Ein gutes anregendes Vorbild lieferte die oben skizzierte Fragebogenaktion in Gießen. Gleichzeitig wäre es empfehlenswert, diese Umfrage einheitlich in den deutschsprachigen Ländern mit sehr großen Stichproben zu vollziehen und sie zentralisiert auszuwerten.

---

1 Vgl. Plautz 1977, S. 7-9.

4.6. Zusammenfassende Betrachtung

Die Ausführungen zur Reform der deutschen Rechtschreibung haben gezeigt, wie schwer es ist, eine bereits stabilisierte Rechtschreibnorm zu verändern, auch wenn seit deren Bestehen sogar frühere Veränderungsbestrebungen wieder aufgegriffen werden.

Auffallend dabei sind die grundsätzlichen Schwierigkeiten bei der Reformentscheidung, die auf politische, emotionale und ideologische Argumentationen sowie finanzielle und organisatorische Einwände zurückgehen. Ihnen stehen mit gleicher Deutlichkeit reformbefürwortende pädagogische, bildungspolitische, psychologische und teilweise auch wirtschaftliche Interessen gegenüber, so daß Pro und Contra sich die Waage zu halten scheinen. Auch das häufig zitierte Beispiel Dänemarks kann der Reformentwicklung noch keinen entscheidenden Ausschlag geben.

Obige Aufstellung zur Entwicklung der Reformbemühungen seit 1901 konnte deutliche Phasen, in denen man einem endgültigen Reformzeitpunkt mehr oder weniger nahe stand, aufzeigen. Offensichtlich bei der Gesamtbewegung ist die Reduzierung der einzelnen Reformschwerpunkte mit primärer Rücksichtnahme auf äußere, im letzten Kapitel beschriebene Hinderungsgründe. Es können aber leicht die eigentlichen Interessen der Reforminitiatoren ins falsche Licht gerückt werden, wenn die Sache selbst, d.h. die Reformbedürftigkeit und -notwendigkeit des Schriftsystems zu eingegrenzt gesehen werden. Zusätzlich führen polemische Diskussionen leicht von der eigentlichen Problematik ab.

Inwieweit unser Schriftsystem solche Reformen ohne Beeinträchtigung aller augenblicklichen kommunikativen Vorteile zulassen darf und kann, müßte viel mehr im Mittelpunkt der Auseinandersetzung stehen. Dabei ist die Abwägung der Bedürfnisse des Produzenten (leichte Erlernbarkeit und Handhabung) und des Rezipienten (schnelle und eindeutige Sinnentnahme) unserer Orthographie erforderlich.

Durch die notwendige Einschränkung der Reformpunkte aufgrund
oben dargestellter gesellschaftlicher Rücksichtnahme kann es
jetzt möglicherweise passieren, daß ein weniger dringlicher
Rechtschreibschwerpunkt zugunsten einer gemäßigten Reform
verändert wird.

Um damit aber das eigentliche Reformziel nicht zu verfehlen,
wäre es notwendig, verstärkt noch einmal zur Überprüfung der
einzelnen Reformpunkte im Hinblick auf die kommunikativen
Bedürfnisse aller Deutschsprachigen zurückzukehren. Schließlich ist seit den ersten Reformbestrebungen so viel Zeit ver-
strichen, daß sich durch die Gewöhnung an das augenblickliche
Orthographiesystem auch die ursprüngliche Reformdringlichkeit
geschwächt bzw. verlagert haben könnte. Wichtig dabei ist
die Berücksichtigung möglichst vieler Interessen und Einstellungen in der Öffentlichkeit.

Aus der Beschäftigung mit der unmittelbaren Problematik von
Legasthenikern soll im Rahmen dieser Arbeit versucht werden,
einen Standpunkt dieser Kinder zur Rechtschreibreform zu finden. Die dafür notwendige Gegenüberstellung der Reformpunkte
mit den aktuellen Fehlerschwerpunkten der Kinder soll Unter-
suchungsgegenstand des folgenden, mehr praktisch ausgerichteten Teils der Arbeit sein. Dabei gilt es zu überprüfen, welche
aktuelle Einstellung lrs Kinder zu ihren Rechtschreibschwächen
vertreten, welche Vorteile sie sich durch eine Reform versprechen und tatsächlich in Anlehnung an oben dargestellte
Voraussetzungen erwarten können.

5. GEGENÜBERSTELLUNG DER AKTUELLEN RECHTSCHREIB- SCHWIERIGKEITEN VON LEGASTHENIKERN MIT DEN RECHT- SCHREIBREFORMBEMÜHUNGEN

5.1. Ziel und Aufbau der Untersuchung

Das Ziel der Rechtschreibreformer lag in der Vereinfachung der deutschen Orthographie unter Beibehaltung ihrer kommunikativen Leistungserfüllung einerseits sowie in der Vermeidung einer zu großen Entfremdung von der bestehenden Rechtschreibung andererseits. Daraus folgt, daß nur einige wenige Reformpunkte im Mittelpunkt der Bemühungen stehen können, und zwar diejenigen, die am ehesten sowohl den kommunikativen Reformbedürfnissen der breiten Öffentlichkeit gerecht werden als auch deren Reformtoleranz garantieren. Wichtig dabei ist die ständige Überprüfung der aktuellen Grundvoraussetzungen, Interessen und Notwendigkeiten einer Reform.

Das aus der geforderten, angemessenen Einschränkung des Reformkataloges resultierende Ziel dieser Untersuchung liegt in der Überprüfung der am meisten genannten Reformpunkte im Hinblick auf ihre Relevanz für eine Teilgruppe unserer Gesellschaft. Die hier vorgenommene Berücksichtigung von lrs Schülern erhält dabei weniger ihre Bedeutung in der Rekonstruktion der eigenen, meist vergessenen früheren Schwierigkeiten vieler Erwachsenen im Rechtschreibunterricht, sondern vor allem in der aktuellen Beurteilung des heutigen Rechtschreibleistungsstandes, seiner Gewichtung und Einflußnahme auf die Persönlichkeit der Heranwachsenden. Schließlich gehören Legastheniker zu den Kommunikationsteilnehmern, die im Rechtschreibunterricht am unmittelbarsten mit den Mängeln unseres Orthographiesystems konfrontiert werden.

Die spezielle Problematik von Legasthenikern soll darüber hinaus Anlaß sein, Möglichkeiten zur gezielten Minderung ihrer gravierendsten Rechtschreibschwierigkeiten mit Hilfe der Durchführung entsprechender Reformschwerpunkte zu finden. Die Re-

forminteressen von Legasthenikern könnten dabei eine zusätzliche Hilfe bei der Ermittlung der Rangordnung von relevanten Rechtschreibreformpunkten sein.
Da sich die Erwartungen an eine Rechtschreibreform aus den kommunikativen Kompetenz- und Performanzeinschränkungen durch unser zu kompliziertes Schriftsystem sowie den allgemeinen, im Zusammenhang damit stehenden persönlichen Nachteilen ergeben, sollen im Rahmen dieser Arbeit beide Aspekte Berücksichtigung finden.

Aufgrund zunehmender Bemühungen um die Bewußtmachung der angemessenen Bewertung von Rechtschreibleistungen bei Schulkindern in den letzten Jahren erhält die wiederholte Überprüfung der aktuellen persönlichen Situation von lrs Schülern neues Gewicht. Ein abflachendes Reforminteresse dieser Zielgruppe aufgrund zunehmender Toleranz gegenüber ihren Rechtschreibfehlern ist nicht auszuschließen. Zur Beurteilung der augenblicklichen Einschätzung ihrer persönlichen Probleme soll die Umfrage- und Diskussionsauswertung einer 6. Hauptschulklasse zu diesem Themenbereich dienen.

Um die vorkommenden Fehlerschwerpunkte von lrs Schülern und deren parallele Gewichtung bei den Reformkatalogen richtig einzuschätzen und zu vergleichen, werden Fehlerprofile aus Rechtschreibtests mehrer Schulstufen herangezogen. Die Häufigkeit von bestimmten Rechtschreibfehlern soll die Angemessenheit der Rangordnung in den Reformkatalogen einerseits kontrollieren, andererseits Aufschluß geben über die größtmögliche Fehlerreduzierung bei Legasthenikern durch bestimmte Reformen. Die Ergebnisse der Untersuchung sollen dabei Konsequenzen bzw. Empfehlungen für eine eventuelle Reform aus der Perspektive dieser Zielgruppe abzuleiten helfen. Möglicherweise kann hier ein Weg gefunden werden, der das große Leistungsgefälle zwischen Legasthenikern und guten Rechtschreibern abzubauen vermag.
Die Einschränkung der Betrachtung auf den Bereich der Groß- und Kleinschreibung und der s-Schreibung ergibt sich aus der er-

mittelten Fehlerhäufigkeit in den Tests [1] und der aktuellen
Chancen ihrer Reformdurchführung.

5.2. Situationsanalyse einer 6. Hauptschulklasse und deren Einstellung zur Problematik von lese- rechtschreibschwachen Kindern

Die hier dargestellte Eigenbeurteilung von Legasthenikern und
deren Klassenkameraden basiert auf einer Fragebogenuntersuchung
mit anschließender, auf Tonband aufgezeichneten Diskussion zu
demselben Thema im gesamten Klassenverband einer vom Verfasser
dieser Arbeit geführten 6. Hauptschulklasse (1. Halbjahr). Die
Ergebnisse besitzen daher keine allgemeingültige Relevanz, sondern müssen als eine exemplarische Stichprobe gewertet werden.
Jedoch lassen sich ähnliche Tendenzen in parallelen Hauptschulklassen beobachten.

Zur richtigen Beurteilung dieser Auswertung ist eine knappe Einführung in die Klassenstruktur erforderlich. Die Klasse 6 c besteht aus 15 Mädchen und 17 Jungen [2], von denen ca. die Hälfte
nach dem Rechtschreib- und Intelligenztest zu Beginn der 5.
Klasse einen deutlichen Legasthenieverdacht aufkommen ließ. Nach
einem Jahr verminderte sich die Zahl der sehr schwachen Rechtschreiber laut Testergebnis auf 8 [3]. Die aufgrund der schlechten
Rechtschreibleistung zu Beginn des 5. Schuljahres vorhandenen
Probleme wurden intensiv mit Eltern und Schülern diskutiert, um

---

1 Vgl. Kap. 5.3.2.1.
2 Von den 32 Schülern dieser Klasse mußten bereits 14 repetie-
  ren, in den meisten Fällen betraf dies das 3. Schuljahr. Zwei
  Jungen (Bernd und Herbert) wiederholten zweimal eine Klasse.
3 Im Anhang dieser Arbeit gibt eine Testübersicht (vgl. Tabelle
  Nr. 3) Aufschluß über die Rechtschreibfortschritte innerhalb
  eines Jahres, wobei zu beachten ist, daß die Ergebnisse aufgrund des eventuellen psychologischen Drucks in dieser Test-
  situation nicht unbedingt den objektiven Leistungsstand wiedergeben. Dies trifft z.B. für Karina zu, deren Testergebnisse in
  beiden Tests wesentlich schlechter ausfielen als die in Diktaten und Aufsätzen erbrachten Resultate während dieses Jahres.

die anfänglichen Vorurteile, Komplexe und Verhaltensauffälligkeiten abzubauen. Alle lrs Schüler erhielten möglichst wöchentlich 2 Förderstunden, ohne daß eine spezielle Differenzierung in der absoluten Kennzeichnung der individuellen Lernstörung aufgrund der allgemeinen theoretischen Unsicherheit vorgenommen wurde. Die meisten Schüler verringerten mit großem Erfolg ihre Lücken, einige, besonders die älteren, konnten aufgrund besonders starker Verhaltensstörungen weniger gute Lernfortschritte erzielen. Da die Gesamtheit der Schüler einen wesentlichen Prozentsatz aller Kommunikationsteilnehmer auf schriftsprachlicher Ebene ausmacht, sollten auch ihre Interessen an einer eventuellen Reform Berücksichtigung finden. Vor allem lrs Kinder müssen sich tagtäglich mit den aktuellen Schwierigkeiten der Rechtschreibung auseinandersetzen. Dies betrifft insbesondere diejenigen, die beim Erlernen des Rechtschreibsystems ihre Probleme durch Verhaltensauffälligkeiten zu verdrängen bzw. zu kompensieren versuchen.

Ob gerade diese einseitig leistungsschwachen Schüler tatsächlich persönliche Nachteile durch die häufig zitierte Konfliktsituation verspüren, bzw. inwieweit durch die moderne Pädagogik, Psychologie und Aufklärung der Eltern die persönlichen Probleme der Legastheniker aufgrund der reduzierten Aufnahmefähigkeit des deutschen Rechtschreibsystems gebessert werden konnten, sollen die Auswertung der Fragebögen sowie die anschließende, auf Tonband aufgenommene Diskussion dieser Klasse verdeutlichen.

5.2.1. *Ergebnisse einer Fragebogenuntersuchung zum Rechtschreibunterricht und zur Rechtschreibreform*

Der Fragebogen beginnt zunächst mit einer Information über die Präferenzen und Ablehnungen einzelner Unterrichtsfächer, wobei Mehrfachnennungen möglich waren. Hierbei wurde der Sportunterricht deutliches Lieblingsfach neben dem Englisch- und Kunstunterricht. Am wenigsten liegt den Schülern das Fach Physik, ihm folgt bereits Deutsch. Diesen Ergebnissen darf allerdings nicht zuviel Relevanz für das ausschließliche Fachinteresse selbst beigemessen werden, da hier die Lehrerpersönlichkeit, das augenblickliche Lehrer-Schülerverhältnis und die Begabung bei der Beurteilung sehr ausschlaggebend sein können [1].

Fächer	Beurteilung	
	am liebsten	am wenigsten gern
Sport	19	1
Englisch	15	1
Kunst	13	2
Erdkunde	7	2
Geschichte	4	1
Mathe	1o	1o
Wirtschaftslehre	1	3
Religion	3	5
Deutsch	6	13
Physik	1	15

Tabelle Nr. 4: Schülerbeurteilung der einzelnen Unterrichtsfächer

Bereits aufschlußreicher für das Fach Deutsch ist die Beantwortung der Fragen, die eine eventuelle Aversion gegenüber dem Recht-

---
1 Die hier gewählten Fragen beziehen sich bewußt mehr auf den schulischen Bereich, ohne damit die bedeutende Einflußnahme des häuslichen Milieus übersehen zu wollen.

schreibunterricht überprüfen. Dabei geben 11 Kinder große und
7 gelegentliche Schwierigkeiten mit der Rechtschreibung zu, nur
12 negieren diese völlig; 2 Schüler enthalten sich der Stimme.
Diese Rechtschreibprobleme entstanden bei den meisten zu Beginn
der Schulzeit, spätestens aber im 3. Schuljahr. Sehr aufschlußreich sind die Stellungnahmen hinsichtlich der Fremd- und Eigenbeurteilung eines Schülers als Legastheniker:

Beurteilung [1]	Anzahl der Kinder
von früheren Lehrern als Legastheniker bezeichnete Kinder	12
nicht als Legastheniker bezeichnete Kinder	2o
sich selbst als Legastheniker einstufende Kinder	1o
sich selbst nicht als Legastheniker einstufende Kinder	2o
unsichere Meinung	1
unterschiedliche Fremd- und Selbsteinschätzung	6

Tabelle Nr. 5: Fremd- und Selbsteinstufung als Legastheniker

Damit liegt der prozentuale Anteil der Legastheniker nach der
Fremd- und Eigenbeurteilung bei 37,5 % innerhalb dieser Klasse.
Bezeichnenderweise decken sich bei 6 Schülern nicht die Angaben
über die Kennzeichnung eines Schülers als Legastheniker durch
einen Lehrer oder eine Schulpsychologische Beratungsstelle mit

---

[1] Von einem früheren Lehrer als Legastheniker bezeichnete
Kinder: Michael St., Christiane, Peter, Michael Sch., Herbert,
Klaus, Gaby, Angelika, Nils, Lydia, Bernd, Heike

sich selbst als Legastheniker einstufende Kinder: Ludger,
Ralf, Elke, Michael St. (vielleicht), Michael Sch.,
Herbert, Klaus, Gaby, Angelika, Nils, Lydia, Bernd.

der eigenen Beurteilung der Lese- Rechtschreibschwierigkeiten. Z.B. glauben Ludger, Ralf und Elke von sich, daß sie Legastheniker sind, obwohl sie nie als solche durch schulische Institutionen bezeichnet wurden, dagegen lehnen Christiane, Heike und Peter trotz entgegengesetzter Lehrerurteile eine bei sich selbst vorliegende Legasthenie ab. Michael St. ist noch unschlüssig, ob er Legastheniker ist, jedoch wurde er durch eine Schulpsychologische Beratungsstelle und durch einen Lehrer als solcher charakterisiert. Bei 9 Schülern und damit 28,1 % der Klasse stimmt die beidseitige Beurteilung als Legastheniker überein.

In der folgenden Tabelle werden die Testergebnisse aus 2 Rechtschreibtests und einem Intelligenztest der betreffenden Kinder obiger Fremd- und Eigeneinstufung als Legastheniker gegenübergestellt.

Schüler	Fremd-beurtlg.	Eigen-beurtlg.	IQ-Test	Prozentrang der Rechtschreibtests	
				DRT Form A	DRT Form B
Michael St.	+	+ -	1o3	1	3
Christiane	+	-	-	28	39
Peter	+	-	124	26	42
Michael Sch.	+	+	12o	1	1
Herbert	+	+	129	2	8
Klaus	+	+	127	1	2o
Gaby	+	+	99	56	56
Angelika	+	+	111	5	9
Nils	+	+	124	1	6
Lydia	+	+	134	4	15
Bernd	+	+	1o3	1	4
Heike	+	-	121	9	28
Ludger	-	+	97	5	16
Ralf	-	+	97	3	18
Elke	-	+	1o2	o	2

Tabelle Nr. 6: Testergebnisse von angeblichen Legasthenikern

Diese hohe Anzahl an angeblichen Legasthenikern in dieser Klasse ist sehr unwahrscheinlich, jedoch spiegelt sie die augenblickliche Einstellung und leichtfertige Bewertung von Legasthenikern sowie die gesamte Leistungsmisere, in der sich der Rechtschreibunterricht heute befindet, deutlich wider. Bei 16 Schülern geschieht die Einstufung ihrer Rechtschreibleistung im Anschluß an eine mehr oder weniger umfangreiche Diagnose, die überwiegend von einem Lehrer (in 11 Fällen) durchgeführt wurde. Daß mit der Legasthenieforschung eine durchaus positivere Einstellung der Lehrer den Legasthenikern gegenüber erreicht werden konnte, beweisen die Angaben der Schüler darüber, daß man sich überwiegend nach der Diagnose mehr um ihre Probleme gekümmert hat. Zwei von den als Legastheniker bezeichneten Kindern jedoch negieren dies (vgl. Bernd, Heike), eine Schülerin (vgl. Christiane) empfand nur ein geringfügig größeres Engagement von Seiten der Schule. Im allgemeinen ist die Zahl an genanntem Förderunterricht in der Grundschule mit 22 Nennungen und zusätzlichen 5 Stimmen einer gelegentlichen Teilnahme an dieser Einrichtung recht hoch. Dabei betraf die durchschnittliche Wochenstundenzahl in den meisten Fällen 2. Trotz der hohen Angabe an vermeintlichen Legasthenikern wurde bei nur 3 Schülern die Bewertung von Diktaten abgeschafft und bei 2 zwischenzeitlich ausgesetzt. Etwa die Hälfte der Klasse empfand durch die zusätzliche Unterstützung eine Besserung ihrer Rechtschreibleistung. 5 Schüler (vgl. Bernd, Lydia, Herbert, Elke, Michael St.) klagen bis jetzt noch über starke, 4 Schüler nur noch über geringe Rechtschreibprobleme (vgl. Klaus, Nils, Brigitte, Dietmar).

Aus den anschließenden Fragen sollte ermittelt werden, inwieweit die Schwächen im Rechtschreiben isoliert von anderen Fachbereichen auftraten, bzw. noch bestehen. Die Angaben sind hier von den Kindern aus der Erinnerung gemacht worden und daher möglicherweise nicht ganz objektiv.

Die besten Noten erbrachten die Kinder in der Grundschule im Aufsatz mit einem Notendurchschnitt von 3,o. Ihm folgt als nächstes Mathematik mit einem Durchschnitt von 3,3, und am Schluß liegen mit einer weiteren Notendifferenz von o,8 deutsche Diktate [1]. Diese Ergebnisse entsprechen auch den Angaben zu-

---
[1] Die Betrachtung geschieht hier unabhängig von der grundsätzlichen Problematik der Notengebung.

sätzlich erhaltener Nachhilfestunden in Deutsch, die aufgrund der sonst guten Aufsätze den Schwerpunkt auf die Rechtschreibung legten. 1o Schüler halten auch die Erlernung der Rechtschreibung für den schwierigsten Lernbereich, "nur" 11 Kinder gaben anstelle von Rechtschreibproblemen mehr Schwierigkeiten auf anderen Fachgebieten zu.

Um die spezielle Problemsituation der Schüler bei schlechten Arbeiten in der Grundschulzeit zu analysieren, wurde im folgenden das ihnen entgegengebrachte Verständnis der Lehrer, Eltern, und Klassenkameraden überprüft. Dabei zeigten von den 32 Eltern 19 positive Zuwendung bei mißglückten Noten, 25 Eltern übten zusätzlich mit ihren Kindern; geschimpft haben nur 3 häufig und 7 Eltern gelegentlich. 21 Eltern versuchten, ihre Kinder zu trösten. Hieraus lassen sich ein zunehmend großes Verständnis, eine positive Unterstützungsbereitschaft oder auch neutrale Verhaltensweise der Eltern ableiten.

Bezüglich der Lehrer empfanden 5 Schüler eine deutliche, 3 Schüler eine teilweise Benachteiligung aufgrund ihrer schlechten Rechtschreibleistung. Diese Angaben erscheinen bei 15 schwachen Rechtschreibern relativ hoch. Recht viele Kinder (6 immer, 3 manchmal) haben sich bei nicht ausreichenden Diktaten geschämt, auch wenn sich "nur" 3 Schüler aufgrund der schwachen Rechtschreibleistung von der Klasse weniger nett behandelt fühlten:

    Z.B.: "ein paar haben mich ausgelacht" = Karina,
    Elke; "sie haben mich auch öfters geschlagen" =
    Christiane; "sie liefen durch die Klasse und haben
    jedem erzählt, wie schlecht ich bin" = Herbert.

Grundsätzlich läßt sich aus dieser Umfrage folgern, daß diese Kinder Scham und Benachteiligungen eher im schulischen als im häuslichen Bereich verspürten.

22 Schüler hielten die Anzahl der schlechten Rechtschreiber in ihrer früheren Grundschulklasse für hoch: Die Durchschnittsangaben lagen bei 6,1 Schüler pro Klasse. Allein 5 Kinder erinnerten sich an 1o Rechtschreibversager, einer sogar an 14 in seiner Klasse. Die Tatsache, daß in den Grundschulklassen angeb-

lich bereits so viele schwache Rechtschreiber sind, sollte den Lehrern mehr zu denken geben.

Daß in der Grundschule überwiegend die Erlernung der Rechtschreibung als am schwierigsten beschrieben wird, findet sich erneut in den folgenden Aussagen bestätigt, bei denen sich 17 Schüler mehr an Probleme im Schreiben als im Lesen erinnern. Nur 4 Kindern fiel das Lesen schwerer, 3 hielten beide Disziplinen für gleich kompliziert und 2 beides für gleich leicht.

Die im schulischen Bereich anzusiedelnden Ursachen für die schlechten Rechtschreibleistungen werden von den Schülern unterschiedlich gesehen:

Begründung	Meinungsäußerung		
	ja	etwas	nein
- zu weniges Üben	15	1	16
- zu schwieriger Rechtschreibunterricht	1o	-	22
- zu wenig Beachtung durch den Lehrer	9	-	23
- zu ungeduldiger Lehrer	5	1	26
- zu strenger Lehrer	5	2	25
- zu ungerechter Lehrer	5	2	25
- eigene Faulheit	7	3	22

Tabelle Nr. 7: Schulische Begründungen für die schlechte Lese-Rechtschreibleistung

Hieraus geht deutlich hervor, daß aus der Perspektive der Schüler eine größere Effektivität im Rechtschreibunterricht erreicht werden könnte, wenn dieser methodisch einfacher aufgebaut, die Übungsphasen zeitlich intensiviert und die Lehrer sich mehr auf die Persönlichkeit der Kinder einstellen würden. Gleichzeitig geben viele Kinder aber auch ein Eigenverschulden zu, indem sie ihre Faulheit als Begründung für die schlechte Rechtschreibleistung nennen.

Der letzte Fragenbereich bezieht sich auf die Rechtschreibung selbst als Erklärung für obige Rechtschreibschwierigkeiten und die Reforminteressen der Kinder. Erstaunlicherweise halten hier nur 6 Schüler die Rechtschreibung für zu kompliziert und 5 lediglich für etwas zu schwierig. 21 Kinder geben ein deutliches Nein an. Es hat den Anschein, als ob diese Kinder, unter denen sich auch schlechte Rechtschreiber befinden, die Ursache mehr im schulischen und persönlichen Bereich suchen als im Schriftsystem selbst.[1] Von sich aus bewerten die Schüler in erster Linie als besondere Rechtschreibschwierigkeiten die Groß- und Kleinschreibung und s-Schreibung (jeweils 4 Nennungen), die v-f-Schreibung (3 Nennungen) sowie die Problematik bei phonemisch gleichen Lauten mit unterschiedlicher Schreibweise (1 Nennung).

In dem anschließenden, vom Lehrer vorgegebenen Reformkatalog finden die Rechtschreibschwerpunkte die im folgenden dargestellte Zustimmung[2].

Rechtschreibschwerpunkte	Zustimmungen für eine Reform
- Groß- und Kleinschreibung	19
- s-Schreibung ⟨s⟩-⟨ss⟩-⟨ß⟩	17
- ck-kk Schreibung	16
- ei-ai Schreibung	16
- v-f-ph Schreibung	15
- Dehnungen ⟨i⟩, ⟨ie⟩, ⟨ieh⟩, ⟨ee⟩, ⟨aa⟩, ..)	14
- Verdopplungen ⟨tt⟩, ⟨pp⟩, ⟨mm⟩, ...)	11
- qu-Schreibung	1o

Tabelle Nr. 8: Schülerbeurteilung der Rechtschreibreformpunkte

Entsprechend obigen selbständig gefundenen Reformpunkten liegen auch hier die Groß- und Kleinschreibung und s-Schreibung an den ersten Stellen; ihnen folgen aber bald weitere Schwerpunkte. Als zusätzliche, aber nicht in obigem Katalog aufgeführte Reform-

---
1 Ein Beispiel hierfür gibt uns Nils, der meint, daß die Rechtschreibung nicht zu schwierig ist, aber er zu "doof" sei.
2 Mehrfachnennungen waren möglich.

Interessen werden von der Klasse die tz- z-Schreibung, das Dehnungs-h und die Interpunktion angegeben. Von den 32 Schülern kommen 18 jetzt besser an der Hauptschule im Rechtschreibunterricht zurecht, 5 nur etwas besser. 5 Kinder sehen keinen Fortschritt und 4 enthalten sich der Stimme. Dennoch ist dieses Ergebnis als positiv zu werten, was u.a. auch auf die größere Leistungshomogenität an der Hauptschule und das verstärkte Bewußtsein, diese Schwierigkeiten gemeinsam angehen zu können, zurückzuführen ist.

Einen vertiefenderen Einblick in die Problematik des Rechtschreibunterrichts und des Legasthenikers sowie in die Auffassungen über eine eventuelle Rechtschreibreform gibt die im folgenden dargestellte Analyse einer Diskussion zu demselben Thema.

5.2.2. Ergebnisse aus der Diskussion über Legasthenie und Rechtschreibreform

Nach Abschluß der Fragebogenuntersuchung sollten sich die Schüler nochmals zum Thema Legasthenie im Klassenverband äußern, d.h. Gedanken der Klassenkameraden gegenseitig verfolgen, bewerten und durch die Reflexion der eigenen und anderen Situationen einen Standpunkt zur Problematik der Legasthenie zu finden versuchen [1].

Im Rahmen dieser Diskussion um die Legastheniproblematik wird der Verlauf des Gespräches von den Kindern selbst in die Hand genommen, um so ihre Befangenheit in der schulischen Umgebung durch die Zurückhaltung des Lehrers zu nehmen und eine möglichst ehrliche und freie Stellungnahme der Schüler zu erreichen.

---

[1] Grundsätzlich muß gesagt werden, daß ähnliche Unterrichtsgespräche über eigene Konflikte bereits öfter durchgeführt wurden, wobei der Lehrer sich im Verlauf der Diskussion nur in Ausnahmefällen einschaltet und die Schüler gewöhnt sind, Gespräche durch gegenseitiges Aufrufen ihrer Klassenkameraden selbständig zu leiten.

Die Lehreräußerungen beziehen sich nur auf bestimmte Fragen, die gelegentlich notwendige Zurückführung zum Thema und Hilfestellungen beim Gesprächsverlauf, zumal die Klasse normalerweise gewöhnt ist, nur über einen kürzeren Zeitraum zu diskutieren. So ist auch ein starker Konzentrationsabfall bei einigen Schülern nach ca. einer halben Stunde der insgesamt 4o Minuten dauernden Unterhaltung auffallend. Im Anhang der Arbeit befindet sich ein in Anlehnung an die Tonbandaufnahme aufgezeichnetes Gesprächsprotokoll [1].

Die Thematik "Legasthenie" ist bei den Schülern auf ganz besonders großes Interesse gestoßen. Dies bestätigt sich nicht nur darin, daß in erster Linie schwache Rechtschreiber um Beträge bemüht sind, sondern es wird auch dadurch deutlich, daß auch viele gute Schüler versuchen, ihre Meinung über die Problematik dieser Kinder zu äußern. Mit der großen Motivation sind auch die Unruhen zu erklären, die durch ein engagiertes Melden sowie den Kampf um die Wortmeldeablösung der Schüler entstanden sind. Die für diese Altersstufe überdurchschnittliche Konzentrationsbereitschaft und -fähigkeit über einen so langen Zeitraum beweisen zudem die Diskussionsfreude an diesem Themenbereich.

Die Tatsache, daß die Unterrichtsstunde auf Tonband aufgenommen wurde, führte bei einigen Kindern zu unkontrollierten Äußerungen, Wiederholungen und Formulierungsschwierigkeiten. Andere Kinder bevorzugten aufgrund von Hemmungen eine mehr oder weniger passive Zuhörerrolle.

Im allgemeinen kann die Beteiligung der Schüler als breitgestreut bezeichnet werden, wenn sich von den 32 Kindern 23 zu Wort gemeldet haben. Von diesen Kommentaren fällt der größte Teil auf Nils (15 Äußerungen), der selbst als Legastheniker bezeichnet werden kann, dann auf Andre, einen mittelguten Rechtschreiber (1ó Beiträge); ihm folgen Oliver, ein etwas schlechterer Rechtschreiber (9 Wortmeldungen), und schließlich Karina, eine schwache und Christiane, eine befriedigende Rechtschreiberin (jeweils 7 Bemerkungen). Daraus läßt sich ein allgemein
_____
1 Vgl. Protokoll im Anhang S. 244

großes Engagement sowohl der lrs Schüler als auch der guten Rechtschreiber an der Legastheniproblematik ableiten. Auf der einen Seite sind die Kinder dankbar, daß sie über ihre Schwierigkeiten sprechen können, andererseits zeigen die guten Rechtschreiber besondere Anteilnahme und viel Verständnis für ihre lrs Klassenkameraden.

Mit der Einstiegsfrage: "Was ist Legasthenie" bezweckt der Lehrer zunächst ein Überprüfen der Schülerkenntnisse und Gesprächsbedürfnisse im Hinblick auf die Charakterisierung dieser Lernschwäche. Die ersten Spontanäußerungen lassen dabei eine bewußte Breite an Stellungnahmen mit unterschiedlich thematischen Schwerpunkten zu. Die folgenden Wortmeldungen schränken bald die anfänglich, als in allen Fächern unterdurchschnittlich bezeichnete Schulschwäche auf die speziellen Gebiete des Lesens und Rechtschreibens ein [1]. Dabei fallen zur Kennzeichnung der Lernstörung u.a. Umschreibungen wie "behindert", "Kinder mit Sprachfehlern" oder auch Vergleiche mit Sonderschulkindern [2]. Diese Charakterisierung wird aber später von Eva relativiert, indem sie klarstellt, daß mit Legasthenie ein einseitiger Leistungsausfall im Lesen und Rechtschreiben bezeichnet wird [3].

Auch die negativen Auswirkungen der LRS bei der Wahl einer weiterführenden Schule werden kritisch artikuliert, wenn für Legastheniker trotz anderer befriedigender und besserer Fachleistungen meist nur die Hauptschule aufgrund der Rechtschreibschwäche als angemessen empfunden wird [4].

Mehrere Kinder empfehlen für Legastheniker spezielle Heime zur Behebung ihrer Schwächen oder wenigstens Förderunterricht, der ihrer Meinung nach in den Schulen noch viel zu kurz kommt [5]. Bewußt werden dabei jedoch die Grenzen der möglichen Erfolge für Legastheniker gesehen, da diese trotz großen Fleißes und meist durchhaltender Übungs- und Anstrengungsbereitschaft einfach nicht ganz ihren Leistungsrückstand aufholen können.

---

1 Vgl. Eva, Protokoll S. 1
2 Vgl. Protokoll S. 1
3 Vgl. Eva, Protokoll S.2,4
4 Vgl. Oliver, Klaus, Protokoll S. 2
5 Vgl. u.a. Dietmar, Rüdiger, Protokoll S.1 , Andre, Protokoll S. 7

Die Vorstellungen über die speziellen Fehler von Legasthenikern,
bzw. auch über ihre eigenen, werden relativ präzise von den
Schülern als Buchstabenverdrehungen (Reversionen, Inversionen),
falscher Buchstabenablauf, akustische Differenzierungsschwäche
(z.B. Verwechslung von [w] und [f], [z] und [s], [n] und [m] [1]
sowie als Artikulationsstörung [2], Überhören einzelner Laute, vor
allem [h] [3] und als Umsetzungsschwierigkeiten der phonemischen in
die graphemische Sprachebene verbalisiert [4].

Interessant ist der Beitrag in diesem Zusammenhang von Klaus,
einem sehr wahrscheinlichen Legastheniker, der aber seine Schwächen
fast aufholen konnte. Für ihn ist heute noch das größte Problem
die Umlautschreibung und die Kennzeichnung von /v/, wenn es sich
vom Wort her nicht erklären läßt (z.B. "Vater" warum nicht
"Fater" [5]. Nils, der sich in dieser Stunde als Vertreter der Legastheniker zu sehen scheint und in der Wir-Form spricht, beklagt
sich vor allem über die leichte Verwechslung visuell ähnlicher
Buchstaben (z.B. ⟨d⟩ und ⟨g⟩) [6]. Überwiegend halten die Schüler
in der Diskussion die Rechtschreibung für zu kompliziert.

Bei den guten Schülern kommen die Anteilnahme und Einsatzbereitschaft der für sie häufig zu bemitleidenden Legastheniker deutlich
zum Ausdruck. Sie fordern mehr Verständnis und Geduld von den
Lehrern und Mitschülern. Intensivere Unterstützung wird auch von
den Eltern erwartet [7], die häufig unberechtigterweise nur als
Disziplinierungsinstanz auftreten mit dem Ergebnis, daß die betroffenen Schüler noch mehr Angst bekommen.

Jedoch wird an dieser Stelle von Nils gleich der Einwand gebracht, daß viele Eltern sich aus Zeit-, Ehe- und weiteren persönlichen Gründen gar nicht um die Kinder kümmern können, sondern diese dann einer Nachhilfeinstitution überlassen müssen [8].

---

1 Vgl. Nils, Astrid, Protokoll S. 2
2 Vgl. Karina, Protokoll S. 4
3 Vgl. Astrid, Protokoll S. 3
4 Vgl. Nils, Protokoll S. 2
5 Vgl. Klaus, Protokoll S. 3
6 Vgl. Nils, Protokoll S. 3
7 Vgl. Protokoll S. 3
8 Vgl. Nils, Protokoll S. 3

Auf die Tatsache, daß man zu schnell als Legastheniker bezeichnet wird, weist z.B. Monika hin [1]. Andererseits meint Thorsten ganz richtig, daß manche vielleicht gerne Legastheniker sein möchten, "um auch mal gelobt zu werden" [2]. Diese Äußerungen bekräftigen die oben beschriebene These, daß viele Kinder zu unrecht als Legastheniker bezeichnet werden und teilweise auch die ihnen zukommenden Vorteile ausnutzen wollen.

Mit seinem Versuch, auch andere Legastheniker in das Gespräch einzubeziehen, will Nils darauf hinweisen, daß Legastheniker nicht weniger intelligent als andere Kinder sind, im Gegenteil, er hebt als Beispiel die praktischen Fähigkeiten und das Geschick eines legasthenen Klassenkameraden (Herbert) hervor und findet damit auch positive Unterstützung [3].

Durch eine neue Frage des Lehrers wird das zunächst offene Gespräch der Klasse abgebrochen und auf die Problematik der Außeneinwirkungen und Reaktionen der Eltern, Lehrer und Mitschüler bei Legasthenikern eingegrenzt. Die persönlichen Erfahrungsberichte der Kinder bezüglich des eigenen Elternhauses und der augenblicklichen Klassenkameraden fallen dabei überwiegend positiv aus. Negative Beispiele werden überwiegend heftig abgewehrt und verurteilt [4]. Jedoch wurde in der Grundschule den Legasthenikern häufig nur wenig Verständnis entgegengebracht [5]. Elke führt allerdings auch heute noch das häufig ablehnende Verhalten einzelner Schüler auf ihre Lese- und Rechtschreibschwäche zurück [6].

Als besonders belastend wird für Legastheniker der Zeitdruck in Arbeiten empfunden:

---

1 Vgl. Monika, Protokoll S. 3
2 Vgl. Thorsten, Protokoll S. 9
3 Vgl. Nils, Protokoll S.4
4 Vgl. Andre, Protokoll S.5f , Ralf, Protokoll S.6 , Thorsten, Protokoll S.6f , Nils, Protokoll S.8f Andre, Protokoll S.8 Rüdiger, Protokoll S.8 , Oliver, Protokoll S.9 , Christiane, Protokoll S.9 u.a.
5 Vgl. Nils, Andre, Christiane, Rüdiger, Oliver, Protokoll S. 8f
6 Vgl. Elke, Protokoll S.8

"Der will unbedingt eine gute Note schreiben, obwohl er weiß: 'Hoffentlich schaffe ich es', dann ist er da am Schwitzen, nach 1o Minuten hat er vielleicht Dreiviertel von der Arbeit ...". [1]

Diese Bemerkung eines durchschnittlichen Schülers mit befriedigender Rechtschreibleistung beweist seine große Anteilnahme an der ausweglosen Situation von Legasthenikern in ihrer Zeitnot.

Bezüglich der speziell für lrs Schüler angefertigten Lückentexte zur Erleichterung bei Diktaten im Klassenverband fallen die Reaktionen der Kinder unterschiedlich aus. Erstaunlicherweise empfinden einige Schüler diese als immer noch zu kompliziert, wenn sie die mit zu schwierigen Wörtern freigelassenen Lücken bemängeln [2]. Die meisten aber sehen in Lückendiktaten einen bedeutenden Vorteil aufgrund der längeren Zeit zum Überlegen, der besseren Konzentrationsmöglichkeit und des damit verbundenen Vermeidens zahlreicher Flüchtigkeitsfehler. Klaus wiederum will lieber auf diese Hilfe verzichten, da er aufgrund seiner augenblicklich enormen Aufholphase im Rechtschreiben befürchtet, daß er weniger lernt, wenn die schwierigen Wörter schon vorgedruckt sind [3].

Die Problematik bei der objektiven Bewertung von Lückentexten im Vergleich zu den Schülern, die Diktattexte vollständig schreiben müssen, wird von Karina erkannt [4]; hierzu muß jedoch gesagt werden, daß bisher jeder Bewertungsmaßstab aufgrund der freien Entscheidungsmöglichkeit für oder gegen einen Lückentext von den anderen Klassenkameraden voll akzeptiert wurde. So wird auch der Sinn des Einsatzes eines Lückentextes von Eva - einer guten Schülerin - mit großem Verständnis verbalisiert, wenn sie sagt:

"Wenn sie da (gemeint im Lückentext) immer gute Noten schreiben, dann werden sie auch selbstsicherer und können dann später besser die richtigen Arbeiten schreiben." [5]

---
1 Andre, Protokoll S. 5
2 Vgl. Protokoll S.6 , vor allem Nils, Protokoll S.7
3 Vgl. Klaus, Protokoll S.6
4 Vgl. Karina, Protokoll S. 6f
5 Eva, Protokoll S. 7

Ähnlich ist es auch mit der Benotung von Legasthenikern, die ja nicht gegeben werden sollte. Daß aber die Schüler - auch die lese-rechtschreibschwachen - aufgrund der Gerechtigkeit und Objektivität nicht ohne weiteres ganz auf eine Zensierung verzichten wollen, wird aus den Äußerungen der Schüler deutlich [1]. Alternativlösungen sehen sie in Formulierungen auf dem Zeugnis wie z.B. "Ihr Kind hat sich gebessert" oder in der einseitigen Bewertung ihrer mündlichen Leistung. Den Vorteil der Nichtbenotung erkennen sie in dem Abbau von Vorwürfen, die die Eltern und Schüler sich selbst oder gegenseitig machen sowie der Angst und Blamage bei Mißerfolgen. Jedoch wird der mit der Nichtbenotung der Rechtschreibleistung vom Kultusminister empfohlene Vermerk auf dem Zeugnis: "N.N. nimmt an einem Förderkurs für Lesen und Rechtschreiben teil" [2] von den Schülern als unangenehm empfunden [3].

Auf die Frage, was die Ursache der Legasthenie ist, nennen die Kinder Gründe wie z.B. gestörtes Lehrer-Schülerverhältnis, Bevorzugung der guten Schüler, Angst vor eigenem Versagen, seelische Belastungen, zu viele Kinder Zuhause, Vererbung, wobei viele Kinder ihrer Meinung nach gar keine richtigen Legastheniker sind [4].

Aber auch die zu schwierige Rechtschreibung kann Legasthenie bedingen; die Reformvorstellung der Kinder läuft darauf hinaus, daß man die Buchstaben reduzieren könnte, sich entweder für ⟨a⟩ oder ⟨e⟩ entscheiden, die f- bzw. v-Schreibung auf eins beschränken sollte, die s-Schreibung vereinfachen oder aber auch besser die Kleinschreibung einführen könnte [5]. Am häufigsten werden die Kleinschreibung, s-Schreibung, e- bzw. ä-Schreibung diskutiert. Jedoch sehen die Kinder auch die Grenzen bei einer eventuellen Reformdurchführung, da sich z.B. die Aussprache verschieben würde und man bei den älteren Menschen ver-

---
1 Vgl. Protokoll S.6f
2 Kultusministererlaß 1973.
3 Vgl. Karina, Protokoll S. 8
4 Vgl. Protokoll S.9 ff
5 Vgl. Eva, Protokoll S. 9 f

ständlicherweise mit großen Einwänden rechnen müßte [1]. Sehr
mitdenkend verhält sich in diesem Zusammenhang auch Nils, der
befürchtet, daß bei einer heutigen Reform nicht auszuschließen
wäre, daß die nächste Generation wieder unzufrieden ist und
somit Reformen nie aufhören würden [2].

Die Fragebogenuntersuchung und Diskussion dieser 6. Hauptschulklasse konnten den großen Anteil an lrs Kindern und das rege
Interesse dieser Schüler an diesem Problembereich verdeutlichen.
Da die Klassenzusammensetzung nicht nach bestimmten Kriterien,
sondern rein zufällig vollzogen wurde, kann hier nicht von einer
außergewöhnlichen negativen Auslese leistungsschwacher Schüler
gesprochen werden. Im Gegenteil, ein ähnliches Bild vermitteln
die beiden Parallelklassen dieser Hauptschule [3].

Die Fremd- und Eigenkennzeichnung als Legastheniker bei mehr als
35 % dieser Klasse läßt auf die grundsätzliche Problematik der
Legastheniepädagogik schließen. Der aufgrund zahlreicher Mißerfolgserlebnisse relativ großen Ablehnung des Rechtschreibunterrichts steht eine gemäßigtere, mehr als früher verständnisvollere Schüler- und Elterneinstellung diesem Leistungsversagen
gegenüber. Die bemängelte Unterstützung auf dem schulischen
Sektor - vor allem in der Grundschulzeit - gibt einen Anstoß
zu einer mehr psychologisch fundierten methodisch-didaktischen
Unterrichtsorganisation. Für die Legastheniker liegt die Lösung
ihrer Problematik mehr in der Initiative des Lehrers als in einer
eventuellen Rechtschreibreform selbst, da mit letzterer wiederum
andere - meist organisatorische - Schwierigkeiten auftreten.
Die mündlichen und schriftlichen Äußerungen der Klasse lassen
insgesamt einen relativ weit entwickelten Standpunkt und eine
ausgiebige Reflexion über diesen Themenbereich erkennen.

---

1 Vgl. Protokoll S. 10 f
2 Vgl. Nils, Protokoll S. 1o
3 Das Einzugsgebiet der Schule umfaßt überwiegend mittlere bis
  gute Wohngegenden von Düsseldorf.

5.3. *Vergleichende Untersuchung von Rechtschreibfehlern in verschiedenen Klassen- und Leistungsstufen mit den zentralen Rechtschreibreformpunkten*

Nachdem die Einstellungen einer speziellen Altersstufe im Hinblick auf die Problematik des Rechtschreibunterrichts, der Legasthenie, der Orthographie selbst und der Rechtschreibreform beleuchtet wurden, sollen im folgenden durch eine umfangreichere Fehleranalyse die Interessen der Schüler allgemein und der lrs Kinder insbesondere an einer Rechtschreibreform vertiefend analysiert werden. Dabei gilt es nicht nur, diese bei der Sekundarstufe I zu überprüfen, sondern auch einzelne Grundschulklassen vergleichend zu berücksichtigen. Diese Analyse soll helfen, Rückschlüsse auf die Reforminteressen und -bedürfnisse unterschiedlicher Altersstufen zu ziehen.

5.3.1. *Zur Durchführung der Rechtschreibtests*

Die hier vorgenommene Analyse bezieht sich zunächst auf Rechtschreibtests von drei 5. Düsseldorfer Hauptschulklassen (insgesamt 96 Schüler), die dem Verfasser dieser Arbeit bekannt sind. Um eine Weiterentwicklung der Rechtschreibleistungen an einem Beispiel dieser Klassen zu verfolgen, wird das Ergebnis der mit einem einjährigen Abstand durchgeführten Parallelform des Rechtschreibtests von insgesamt 32 Schülern hinzugenommen. Zur besseren Beurteilung der gesamten Rechtschreibentwicklung werden zudem Testergebnisse von drei 3. Schuljahren einer Werner Grundschule (insgesamt 93 Schüler) und die von zwei 2. Schuljahren einer Borghorster Grundschule (insgesamt 66 Schüler) und einem 2. Schuljahr einer Emsdettener Grundschule (29 Schüler) ergänzend mit in die Untersuchung einbezogen.

Alle hier angegebenen Tests wurden im Rahmen einer Diagnose zur Legasthenie durchgeführt. Bei den 2. und 3. Klassen handelt es sich jeweils um die Testform A des Diagnostischen Rechtschreibtests DRT 2-3 und DRT 3-4 von R. Müller [1]. Dieser im Augenblick am häufigsten eingesetzte Rechtschreibtest in der Grundschule dient als standardisierter Schulleistungstest der objektiven und vergleichbaren Überprüfung der Rechtschreibfähigkeit eines Schülers bzw. einer Klasse im Rahmen der entsprechenden Gesamtpopulation. Neben der rein quantitativen Fehlerbewertung unterteilt der Test die Fehler funktionsätiologisch in Merk-, Regel-[2], Wahrnehmungsfehler [3] und sonstige Fehler [4]. Vorhandene, in Ergänzung zum Rechtschreibtest vorliegende Intelligenzwerte sind in den Testübersichten aufgeführt.

Bei den drei 5. Hauptschulklassen wurde die A-Form des Diagnostischen Rechtschreibtest 4-5 von Meis eingesetzt. Dieser ebenfalls standardisierte Test sieht eine Fehleranalyse nach deskriptiven Merkmalen vor [5]. Zur Intelligenzüberprüfung wurden bei den 5. Hauptschulklassen überwiegend die Frankfurter Denkaufgaben 3-6 hinzugezogen und in der Grundschule die Bildertests 2-3 [6] gewählt.

5.3.2. Beurteilung einzelner Fehlerschwerpunkte aus den Rechtschreibtests im Hinblick auf eine Rechtschreibreform

Da für den beabsichtigten Vergleich der Rechtschreibfehler mit den diskutierten Rechtschreibreformpunkten eine deskriptive Fehleranalyse am sinnvollsten erscheint, dient auch hier eine Fehleraufteilung in Anlehnung an Meis als Grundlage der Analyse der hier zitierten Rechtschreibtests [7]. Meis untergliedert

---
1 Vgl. Müller, Rudolf 1966.
2 Dazu gehören: Groß- und Kleinschreibfehler, Fehler gegen Dehnung und Dopplung, Ableitungsfehler.
3 Dazu gehören: fehlerhafter Wahrnehmungsumfang, Wortdurchgliederungsfehler, falsche Wahrnehmungstrennschärfe und Wahrnehmungsrichtung, gestörte Wahrnehmung.
4 Vgl. Müller, Rudolf 1966 a, S. 8 f.
5 Vgl. Meis 1970.
6 Vgl. Testübersicht Tabelle Nr. 1 S. 236
7 Vgl. Meis 1970.

die Fehler in 18 Kategorien, die jeweils wiederum in Einzelbereiche aufgeteilt sind. Um dieses Schema nicht unkritisch zu übernehmen, wurde bei der Analyse der Rechtschreibtests eine weitere, nach Meis nicht mehr relevante Differenzierung zunächst noch in Ergänzung hinzugezogen.

Ziel dieser Auswertung liegt neben der Ermittlung der Durchschnittsfehlerzahl in der speziellen Analyse der einzelnen Fehlerschwerpunkte im Hinblick auf ihre prozentuale Häufigkeit im Vergleich zur absoluten Gesamtfehlerzahl der jeweiligen Klasse. Die Testanalyse von 5. Schuljahren als Ausgangsbasis erscheint deshalb sinnvoll, weil hier die Hartnäckigkeit bestimmter Rechtschreibschwierigkeiten trotz vierjähriger Schulung im Hinblick auf entsprechende Reformkonsequenzen offensichtlicher wird. Während der Vergleich mit den Grundschulklassen aufgrund der unterschiedlichen Probanden nur isoliert gesehen werden darf, können die Ergebnisse derselben, sich aber jetzt in einer 6. Klasse befindenden Schüler eine differenziertere Information liefern.

Grundsätzlich muß jedoch gesagt werden, daß das den Tests zugrundeliegende Wortmaterial vom Umfang her und die Schülerzahl nicht repräsentativ genug sind, um eindeutige Aussagen über die tatsächlichen Schwierigkeiten geben zu können; sicherlich ermöglichen sie aber schon eine entscheidende tendentielle Aufzeichnung.

5.3.2.1. Die häufigsten Fehlerschwerpunkte in drei fünften
Hauptschulklassen

Um zunächst einen Gesamtüberblick über die Testergebnisse zu
erhalten, wurde die Durchschnittsfehlerzahl der Rohwerte
(RW) [1] ermittelt.

Klasse	Schülerzahl	RW	Durchschnittsfehlerzahl der RW		
			Klasse insgesamt	Jungen	Mädchen
5a	32	1688	52,75	54,64	5o,6o
5b	31	1755	56,61	57,62	55,53
5c	33	1923	58,27	65,58	5o,5o
insgesamt	96	5366	55,9o	59,28	52,21

Tabelle Nr. 9: Durchschnittsfehlerzahl der Rohwerte in den
5. Klassen

Nach diesem Testergebnis erbrachte die Klasse 5c die schlechtesten Rechtschreibleistungen, wobei die Einzelaufschlüsselung
der Rechtschreibfähigkeiten der Jungen eine deutlich, unter
dem Durchschnittsniveau der Mädchen erkennbare Unterlegenheit
zeigte. Diese ebenso in den Parallelklassen festgestellte,
geschlechtsspezifische Leistungsverschiebung ist eine bekannte,
auch häufig in der Literatur zur Legasthenie zitierte Erfahrung.
Das wesentlich schlechtere Durchschnittsergebnis der Klasse 5c
läßt sich auf besonders schwache Rechtschreiber unter den Jungen zurückführen, während die Leistungen der Mädchen dieser
Klasse am besten ausfielen.

Für die Analyse der absoluten Fehlerzahl wurde jeder vorkommende Fehler in einem Wort gezählt. Die grundsätzliche Problematik
bei der Bestimmung der absoluten Fehlerzahl besteht darin, daß
Buchstabenauslassungen und vor allem auch Wortverwechslungen und

---

[1] Der Rohwert wird hier verstanden als einmalige Fehlernennung
pro Wort bei Normverstoß, Auslassung und Wortverwechslung unter Ausschluß der Oberzeichenfehler (= i-Punkte, t-Striche).

-auslassungen nur als einmaliger Fehlerverstoß gewertet werden können. Dies betrifft auch die spätere Aufschlüsselung der einzelnen Fehlerschwerpunkte, bei der in solchen Fällen die spezielle Rechtschreibproblematik nicht immer zum Ausdruck kommen kann. Folgende Tabelle verdeutlicht zunächst die höhere absolute Fehlerdurchschnittszahl in der Klasse 5c.

Klasse	Schülerzahl	absolute Fehlerzahl	durchschnittliche absolute Fehlerzahl
5a	32	2286	71,44
5b	31	2279	73,52
5c	33	2650	80,30
insgesamt	96	7215	75,16

Tabelle Nr. 10: Durchschnittliche absolute Fehlerzahl in den 5. Klassen

Die Zuordnung aller Normverstöße in die einzelnen Fehlerkategorien ermöglicht eine differenzierte Analyse der Rechtschreibschwierigkeiten. Um den Stellenwert der jeweiligen Fehlerschwerpunkte zu ermitteln, werden diese im Hinblick auf ihre durchschnittliche und prozentuale Häufigkeit zum absoluten Fehlervorkommen als Gesamt- und Einzelergebnis der drei 5. Klassen verglichen. Zur besseren Übersicht sind die Resultate in Tabelle Nr. 11 (vgl. S. 163 a) klassenweise gegenübergestellt, ohne bereits eine Unterdifferenzierung der einzelnen Fehlerschwerpunkte vorzunehmen.

Setzt man die Durchschnittsfehlerzahlen der Rohwerte und der absoluten Fehlervorkommenshäufigkeit in Beziehung, so läßt sich in 34,5 % der Fälle als Gesamtergebnis der 3 Klassen ein mehrfaches Fehlerauftreten pro falsch geschriebenes Wort registrieren, wobei die Einzelwerte (Klasse 5a: 35,4 %, Klasse 5b: 29,9 %, Klasse 5c: 37,8 %) deutlich variieren. Dieser Aspekt ist später bei der Beurteilung der Relevanz der Reformkonsequenzen eines bestimmten Fehlerschwerpunktes bezüglich der Fehlerverringerung bei einer Rohwertberechnung - d.h. 1 Fehlerbewertung

Tabelle Nr. 11: Vergleich der Vorkommenshäufigkeit einzelner Fehlerschwerpunkte in den 5. Klassen mit dem Rohwert und der absoluten Fehlervorkommenshäufigkeit

Fehlerschwer-punkte	absolutes Fehlervor-kommen der 5. Klassen insgesamt	Klasse 5a			Klasse 5b			Klasse 5c		
		insge-samt	durch-schnittl.	% zum absol. Fehler vork.	ins-gesamt	durch-schnittl.	% zum absol. Fehler vork.	ins-gesamt	durch-schnittl.	% zum absol. Fehler vorkom.
1. Groß/Klein-schreibg.	1191	347	10,84	15,2	360	11,61	15,8	484	14,67	18,3
2. s-Schreibg.	676	216	6,75	9,4	228	7,35	10,0	232	7,03	8,8
3. fehlende Verdopplg.	637	207	6,47	9,1	200	6,45	8,8	230	6,97	8,7
4. d-t-Schreibg.	461	129	4,03	5,6	134	4,32	5,9	198	6,00	7,5
5. f-v-ph-Schreibg.	441	141	4,41	6,2	142	4,58	6,2	158	4,79	6,0
6. Dehnungs-e	435	136	4,25	5,9	141	4,55	6,2	158	4,79	6,0
7. e-ä Verwechslg.	432	147	4,59	6,4	111	3,58	4,9	174	5,27	6,6
8. Dehnungs-h	421	133	4,16	5,8	113	3,65	5,0	175	5,30	6,6
9. z-tz	266	89	2,78	3,9	82	2,65	3,6	95	2,88	3,6
10. k-ck-kk	250	70	2,19	3,1	74	2,39	3,2	106	3,21	4,0
11. fälschl. Verdopplg.	173	54	1,69	2,4	52	1,68	2,3	67	2,03	2,5
12. ts-Schreibg.	153	50	1,56	2,2	54	1,74	2,4	49	1,48	1,8
13. g-Schreibg.	118	46	1,44	2,0	30	0,97	1,3	42	1,27	1,6
14. qu-Schreibg.	97	28	0,88	1,2	31	1,00	1,4	38	1,15	1,4
15. n-m-Verwechslg.	94	24	0,75	1,0	30	0,97	1,3	40	1,21	1,5
16. fälschl. Aus-einanderschreibg.	80	32	1,00	1,4	16	0,52	0,7	32	0,97	1,2
17. p-b Verwechslg.	69	18	0,56	0,8	24	0,77	1,1	27	0,82	1,0
18. ei-ie-Schreibg.	64	22	0,69	1,0	19	0,61	0,8	23	0,70	0,9
insgesamt	6058	1889	59,03	82,6	1841	59,39	80,8	2328	70,55	57,8

Tabelle Nr. 11: (Fortsetzung)

Fehlerschwer-punkte	absolutes Fehlervor-kommen der 5. Klassen insgesamt	Klasse 5a			Klasse 5b			Klasse 5c		
		insge-samt	durch-schnittl	% zum absol. Fehler vork.	ins-gesamt	durch-schnittl.	% zum absol. Fehler vork.	ins-gesamt	durch-schnittl	% zum absol. Fehler vork.
19. fehlender Buchstabe	707	260	8,13	11,4	249	8,03	10,9	198	6,00	7,5
20. ganz falsch geschriebe-nes Wort	179	60	1,88	2,6	74	2,39	3,2	45	1,36	1,7
21. Buchstaben-hinzufügung	162	49	1,53	2,1	61	1,97	2,7	52	1,58	2,0
22. Buchstaben-reihenfolge	68	19	0,59	0,8	37	1,19	1,6	12	0,36	0,5
23. Wortaus-lassung	41	9	0,28	0,4	17	0,55	0,7	15	0,45	0,6
insgesamt	7215	2286	71,43	100,0	2279	73,52	100,0	2650	80,30	100,0

pro Wort schließt mehrfaches Fehlervorkommen pro Wort mit ein - zu berücksichtigen.

Die gewählte Fehlerauflistung in Tabelle Nr. 11 wurde entsprechend der Rangordnung des absoluten Fehlervorkommens bestimmter Rechtschreibschwerpunkte vorgenommen. Hierbei werden einzelne Bereiche als Haupthindernisgründe bei der Erlernung der augenblicklichen Rechtschreibnorm offensichtlich. Die Fehlerschwerpunkte 1 bis 18 betreffen dabei das Rechtschreibsystem selbst.

Von obigen getrennt aufgeführte , jedoch aufgrund ihres erheblichen prozentualen Anteils ebenso zu beachtende Verstöße sind die meist infolge von Flüchtigkeit entstandenen Fehler (ausgelassene oder hinzugefügte Buchstaben und deren falsche Reihenfolge, Wortauslassungen und nicht zu entziffernde Graphemzusammensetzungen bei völliger Lexemunkenntnis). Ihre Interpretation erfolgt in Kapitel 5.3.2.4.

Auf die nähere Betrachtung der Dehnungs- und Verdopplungsfehler, die einen erheblichen Teil der Rechtschreibverstöße ausmachen, wird hier verzichtet, da mit der Vereinfachung dieser Gebiete zu große Veränderungen des Schriftbildes verbunden wären und gleichzeitig auch oben beschriebene Toleranzschwelle der Öffentlichkeit sicherlich überschritten würde.

Aufgrund der Tatsache, daß die häufig als Grundlage gewählten Wiesbadener Empfehlungen den Bereich der s-Schreibung mit der Begründung,die Veränderungen möglichst im Rahmen halten zu wollen, nur vorläufig ausklammern, wird die Analyse dieses Rechtschreibschwerpunktes für wichtig gehalten. Die hohe Anzahl an s-Fehlern bis in die 5. Klassen und die Weiteraufnahme dieser Vereinfachung in anderen, neuen Reformkatalogen rechtfertigen die Untersuchung zur Überprüfung der Chancen einer möglichst großen Fehlerreduzierung für Legastheniker.

Ausgeschlossen im Rahmen dieser Arbeit bleibt allerdings die Reflexion der überwiegend an 2. Stelle in den Reformempfehlungen aufgeführten Silbentrennung und der ebenso häufig geforder-

ten Vereinfachung der Zusammen- und Getrenntschreibung, weil
aufgrund des hier gewählten Testmaterials mit den in Lücken
einzeln zu schreibenden Wörtern diese spezielle Rechtschreib-
kenntnis nicht kontrolliert werden konnte. Da jedoch die Überprüfung ihrer Relevanz für die Reduzierung von legasthenen Rechtschreibschwächen durch eine gezielte Versuchsanordnung erstre-
benswert ist, werden diese Rechtschreibbereiche in Kapitel
5.3.2.4. kurz angesprochen.

Die im folgenden dargestellte Diskussion einzelner Fehlerschwerpunkte richtet sich nach der auf unsere Zielgruppe ausgerichteten Reformdringlichkeit. Dabei werden von diesen nur die Reformpunkte ausgiebig behandelt, die aufgrund der möglichen Reform-
voraussetzungen näher in Betracht gezogen werden könnten. Hierzu gehören vor allem die Groß- und Kleinschreibung und die s-
Schreibung.

5.3.2.2. Die Groß- und Kleinschreibung als aktuellster Rechtschreibreformpunkt

Als größte Komplikation dieser drei 5. Hauptschulklassen wird
die augenblickliche Regelung der Groß- und Kleinschreibung offensichtlich. Da mit ihrer Vereinfachung auch die meisten Erleich-
terungen für die Schüler beim Schreiben zu erwarten sind, wird
sie zunächst Diskussionspunkt des folgenden Abschnittes sein.
Dabei sollen Vergleiche zwischen guten Rechtschreibern und eventuellen Legasthenikern eine weitere Differenzierung der Reform-
bedürfnisse dieser Schülergruppen mit dem Ziel der größtmöglichen
quantitativen Fehlerreduzierung durch nur wenige Reformschwerpunkte herstellen.

Bevor jedoch auf die einzelnen Testergebnisse eingegangen werden
kann, sollen im folgenden die grundsätzlichen Voraussetzungen
dieser Teilreformen durch die Aufzeichnung einzelner Lösungsvorschläge sowie ihrer Vor- und Nachteile dargestellt werden.

Die Projektion obiger globaler Ausführungen über das Pro und
Contra einer Rechtschreibreform auf die Einzelreformen ist nach
Meinung des Verfassers dieser Arbeit Grundvoraussetzung für die
Bewertung der angemessenen Relevanz einer Reformabsicht [1].

5.3.2.2.1. *Reformvorschläge zur Groß- und Kleinschreibung*

Die Großbuchstaben, die eine zur Lautstruktur unabhängige Beziehung aufweisen, stellen ein zu den Kleinbuchstaben parallel bestehendes Zeicheninventar dar. Ihre Bedeutung liegt zum einen in der semantischen Unterscheidung zweier Lexeme [2] sowie in der unmittelbaren Bedeutungserfassung und schnelleren und leichteren Überschaubarkeit der visuellen Sprachebene durch die zusätzliche Kennzeichnung einzelner Elemente der syntaktischen Struktur.

Das Typische und vielfach kritisierte im deutschen Schriftsystem ist die Kennzeichnung der Substantive durch Majuskeln, die hier häufig unabhängig von der semantischen, intonatorischen und grammatischen Relevanz im Satz Anwendung gefunden haben. Die Substantivgroßschreibung bildete sich erst seit dem 16. Jahrhundert heraus, nachdem Großbuchstaben zunächst nur bei Absatz-, Satz-, Strophen- und Versanfängen gesetzt und später nach freiem Empfinden zur Hervorhebung aller beim Reden betonten Wörter innerhalb des Satzes unabhängig von der Wortklasse oder dem Satzglied gewählt wurden. Erst im 17./18. Jahrhundert legten die Grammatiker mit der zunehmenden Verfestigung des Schriftsystems und dem wachsenden Streben nach einer vereinheitlichten Norm die Großbuchstaben mit Hilfe von Regeln auf die Satzanfänge, Substantive und Substantivierungen fest. Seitdem wurde die Groß- und Kleinschreibung mit ihrem schließlich zu umfangreichen und teilweise auch spitzfindigen Regelkatalog aufgrund der häufig undurchsichtigen Grenzlinie zwischen den einzelnen Wortarten zu einem Streitobjekt der Sprachgelehrten und Rechtschreibreformer [3].

---
[1] Vgl. dazu Kapitel 4.3.
[2] Z.B. der"Floh"- er"floh"
[3] Vgl. Weber 1958; Penzl 1974, S. 12 f.; Nerius 1975,S.99 ff.

Die Problematik dieser speziellen Schriftnorm liegt vor allem
darin, daß Großbuchstaben nicht nur Signalfunktion bei Substantiven (Gattungsnamen, Eigennamen), sondern auch bei zahlreichen,
normalerweise kleingeschriebenen Wortarten erhalten haben. Hierzu gehören entsprechend ihrer funktionalen Stellung im Satzgefüge z.B. substantivierte Adjektive, Partizipien, Pronomina,
Numeralien, Verben und Pronomen, wobei häufig Zweifelsfälle wegen
nicht eindeutiger Kategorisierungsmöglichkeit und zahlreicher
Einzelregeln auftreten [1].

Die Reformvorschläge bezüglich der Groß- und Kleinschreibung
bei den einzelnen Institutionen und Initiativgruppen beziehen
sich auf unterschiedliche Schwerpunkte [2]. Überwiegend wird in Anlehnung an die Wiesbadener Empfehlungen die gemäßigte Kleinschreibung angestrebt. Danach sollen unter Zuhilfenahme von nur
wenigen, z.B. nach Pacolt auf 10 beschränkte Regeln, in Zukunft
nur noch das erste Wort eines Satzes und einer Überschrift, die
Anredefürwörter und die dazugehörigen Fürwörter, Eigennamen einschließlich der Namen Gottes, sowie Eigennamen fachsprachlicher
oder sonstwie festgesetzter Normierungen mit einer Majuskel beginnen [3].

Demgegenüber steht die radikale Kleinschreibung, bei der alles
kleingeschrieben werden soll. Diese Lösung hat aber aufgrund
ihrer extremen Forderungen nur wenig Anhänger gefunden.

Die weiteren Reformvorschläge zu diesem Rechtschreibschwerpunkt
liegen in der vereinfachten Großschreibung, d.h. in ihrer teilweisen Reduzierung nach unterschiedlichen Gesichtspunkten. Der
Hauptvertreter dieser mehr konservativeren Lösung ist Wüster,
der die augenblickliche Großschreibung"durch Beseitigung willkürlicher Kleinschreibungen" vereinfachen will [4]. Seine beiden,

---

1 Auf eine ausführliche Darstellung der einzelnen Regeln zur
  Groß- und Kleinschreibung in den Duden-Beiträgen kann im Rahmen dieser Arbeit nur verwiesen werden. Vgl. Duden-Rechtschreibung.
2 Vgl. Kapitel 4.2. dieser Arbeit.
3 Vgl. Pacolt 1976 a; Wiesbadener Empfehlungen 1958, S. 9-14;
  Mitteilungen I, S. 34-36.
4 Vgl. Wüster 1962.

dieser Theorie zugrundeliegenden Einheitsregeln: "Getrennt immer
groß!" und "Substantivierungen sind genauso zu behandeln wie
echte Substantive" [1] haben jedoch eine erhebliche Zunahme der groß-
zuschreibenden Wörter zur Folge. Daher stößt seine zudem theoretisch weniger fundierte Alternative überwiegend auf erhebliche
Kritik, zumal der Autor keine klare Abgrenzung zu anderen Wort-
klassen und keine eindeutige Trennung zwischen Hauptwort, Substantiv und Substantivierungen vornimmt. Somit entstehen zu
viele neue Zweifelsfälle und Unsicherheiten, auch wenn die
mechanische Anwendungsmöglichkeit seiner Grundregeln zunächst
eine Erleichterung zu versprechen scheint [2]. Ebenso für eine vereinfachte Großschreibung durch konsequente Regeln setzt sich die
Gesellschaft für deutsche Sprache u.a. ein [3].

Wüsters beabsichtigtes "Verbundsystem", nach dem bis zum 3.
Schuljahr die Kleinschreibung und danach die vereinfachte Großschreibung gelehrt werden soll, stößt überwiegend auf Widerspruch, da bei den Schülern zu früh ein kognitives Verständnis
für grammatische Strukturen vorausgesetzt wird und vor allem
durch den Wechsel der zu erlernenden Rechtschreibsysteme nur
Verwirrungen geschaffen werden [4].

Auch der ursprünglich, auf Glinz zurückführende und von der
Schweizerischen Orthographiekonferenz 1963 aufgegriffene Ver-
einfachungsvorschlag, der eine Liberalisierung, d.h. eine freie
Entscheidung für die Groß- bzw. Kleinschreibung bei schwierigen
und strittigen Fällen unter grundsätzlicher Beibehaltung der
augenblicklichen Großschreibung zuläßt, trifft meist auf negative
Kritik. Der hier geforderte Toleranzbereich fraglicher Schreibweisen führt zu einer zu großen Freizone und wirft neue, lediglich verlagerte Probleme bei der definitorischen Abgrenzung einzelner Substantive auf [5].

---
1 Wüster 1961, S. 59; Wüster 1962, S. 4 ff.
2 Vgl. Moser 1963; Moser 1975, S. 2o f.; Nerius 1975, S. 123 f.;
  die tribüne 3/1976, S. 2 ff.; die tribüne 2/1976, S. 2 ff.
3 Vgl. Mitteilungen des Bundes für vereinfachte rechtschreibung,
  76, S. 14 f.
4 Vgl. Pacolt 1976, S. 8 ff.; die tribüne 2/1977, S. 4.
5 Vgl. Nerius 1975, S. 124 f.; Moser 1958, S. 16-43.

Wegen ähnlicher definitorischer Abgrenzungsschwierigkeiten können auch die Lösungen einer "gemäßigten Großschreibung" oder "vermehrten Kleinschreibung" nach Baum und Eicher wenig Anklang finden, wenn sie versuchen, die Großbuchstaben auf die "echten und unechten" Substantive und Substantivierungen unter Zuhilfenahme des als ungeeignet empfundenen "Dingbegriffes" zu reduzieren [1].

Die hier dargestellten Reformvorschläge zur Groß- und Kleinschreibung stoßen auf unterschiedlich starkes Interesse und teilweise auch auf von großen Emotionen geprägte Kritik. Um ihre Relevanz im Hinblick auf eine Reform der hier besprochenen Zielgruppe zu überprüfen, ist es notwendig, die in der Literatur angeführten Vor- und Nachteile im einzelnen zu beschreiben.

5.3.2.2.2. Vor- und Nachteile einer Reform der Groß- und Kleinschreibung im Hinblick auf den Lese- und Rechtschreibprozeß

Die allgemeine Problematik einer Rechtschreibreform aus gesellschaftlicher Perspektive wurde bereits in Kapitel 4.3. eingehend aufgezeigt. Hier interessieren mehr fachliche Aspekte, die bei der Beurteilung der Vor- und Nachteile eines bestimmten Reformschwerpunktes in Erwägung gezogen werden müssen. Dabei spielt die Berücksichtigung der kommunikativen Anforderungen und Bedürfnisse sowohl des Schreibers als auch des Lesers eine entscheidende Rolle.

Aus der Sicht des Textproduzenten stehen die größtmögliche Einfachheit, d.h. die angemessene Zahl und Eindeutigkeit der Regeln zur Groß- und Kleinschreibung und der zu schreibenden Wörter im Vordergrund. Dem gegenüber erwartet der Textrezipient neben der leichten und schnellen Überschaubarkeit und Sinnentnahme der syntaktischen Struktur die bewußte Vermeidung von Mehrdeutigkeiten. Gerade aber letztere werden bei der Kleinschreibung durch

---
1 Vgl. Nerius 1975, S. 125 ff.; Moser 1958, S. 23-34.

die Zunahme an Homonymen unter gleichzeitiger Beeinträchtigung der Lesbarkeit, Sinnerfassung und Lesegeschwindigkeit befürchtet [1]. Diese entgegengesetzten kommunikativen Ziele zeigen die Problematik bei der Abwägung der Auswirkungen einzelner Reformen zur Groß- und Kleinschreibung.

Grundsätzlich einig sind sich alle darüber, daß die angeblich mit 78 Regeln festgelegte Groß- und Kleinschreibnorm [2] zu einer zu umfangreichen Anzahl an Schwierigkeiten und Zweifelsfällen führt [3] und daher auch einer Vereinfachung bedarf. Sieht man einmal von der extremen Reformlösung der radikalen Kleinschreibung ab, so beziehen sich die Reformaspekte sowohl der gemäßigten Kleinschreibung als auch der vereinfachten Großschreibung in erster Linie auf den Problembereich der Substantivschreibung, weil ihre Klassifizierung sowie die Kategorisierung der Substantivierungen von Verben, Adjektiven etc. in vielen Fällen schwer und teilweise kaum durchschaubar sind. So wurde die Problematik auch schon beispielsweise durch die damalige Definition des Hauptwortes von Gottsched deutlich,

"Wenn das Nennwort eines Dinges, für sich allein gesetzt, einen völligen Gedanken machet, oder eine Sache bedeutet, die für sich besteht, oder doch in Gedanken, als für sich bestehend angesehen wird: so wollen wir es ein Hauptwort (nomen substantivum) nennen". [4]

Auch aktuelle Versuche einer vereinfachten Substantivdefinition, wie die z.B. von Wüster:

"Wörter, die unter die Bedeutungskategorie ein 'Etwas' fallen, heißen 'Hauptwort' oder 'Substantiv'". [5]

sind weit von einer eindeutigen Lösung entfernt. Die Problematik dieser beispielhaft genannten Definitionen relativiert gleichzeitig die These, daß mit der Substantivgroßschreibung das logische Denken der Schüler gefördert würde.

---

1 Vgl. Landmann 1975, S. 4o ff.; Nerius 1975, S. 121; Moser 1975, S. 32 ff.
2 Vgl. Werbespruch der aktion kleinschreibung u.a. in Hiestand 1973, S. 19.
3 Vgl. z.B. hierzu Auflistung von Moser 1958.
4 Gottsched in Greyerz 1959, S. 1.
5 Wüster in: die tribüne 2/1976, S. 4.

Während bei der gesprochenen Sprache durch Intonationen und Pausen semantische Unterscheidungen gezielt getroffen werden können, gewinnen Substantive zusätzliche Ausdrucksmittel durch die Majuskeln, ohne daß sie aber der informationsträchtigste und wichtigste Sinnträger des Satzes zu sein brauchen. Überwiegend wird sogar dem Verb aufgrund seiner bedeutenden syntaktischen Relevanz das Primat gegeben. Daher werden Großbuchstaben bei Substantiven von den Befürwortern der Kleinschreibung für die semantische Entschließung teilweise als sinnwidrig und störend empfunden [1].

Sicherlich setzt aber das richtige Erkennen von Substantiven differenzierte kognitive Kenntnisse auf dem Gebiet der Grammatik voraus, dem Grundschüler - wenn überhaupt - nur z.T. gewachsen sind [2]. Da mit der vereinfachten Großschreibung im oben genannten Reformsinne aber diese Kategorisierungsprobleme der Substantive nur z.T. reduziert werden können, erscheint die Reform der gemäßigten Kleinschreibung quantitativ am effektivsten für die Fehlerverringerung der Schüler zu sein [3]. Diese liegt allein durch die gemäßigte Kleinschreibung nach bisherigen Untersuchungen zwischen 25 und 45 % [4].

Verzichten die Vertreter der Kleinschreibung auf die für sie nicht notwendige, zusätzliche visuelle Hervorhebung der Substantive zugunsten einer vereinfachten Rechtschreibung, so plädieren die Reformgegner verstärkt für die Beibehaltung der Großbuchstaben aufgrund befürchteter Nachteile durch die erwartete Beeinträchtigung der Lesbarkeit und der Auffassungsgeschwindigkeit.

> "Großbuchstaben sind für die Leseerkenntnis richtungsweisende Signale ... sie sind nicht nur visuell-äußere Orientierungsstützen, sondern Sinndeterminative". [5]

---

[1] Vgl. Moser 1958, S. 9-42; Moser 1963; Fucyman 1975, S. 8 f; Haberl 1974, S. 12o; August 1974 a, S. 39 f.; Weisgerber 1955, S. 22 ff.; Weisgerber 1964, S. 147 ff.; Burkerode/Burkhardt in: Hiestand, W. 1976, S. 3.
[2] Vgl. Weisgerber 1964, S. 139 ff.
[3] Vgl. Wiesbadener Empfehlungen, 1958, S. 9 ff.
[4] Vgl. hierzu Kapitel 5.3.2.2.4. dieser Arbeit.
[5] Landmann 1975, S. 43; vgl. Digeser 1973; Hotzenköcherle 1955, S. 3o ff.; Stellungnahme der Schweizerischen Orthographiekonferenz in: Weisgerber 1964, S. 126 ff.

Vertreter dieser Theorie setzen sich deshalb für die Beibehaltung bzw. vereinfachte Großschreibung ein, weil ihrer Meinung nach gerade die Großschreibung der Substantive dem deutschen Satzbau am gerechtesten wird. Die zusätzliche typografische Kennzeichnung vermeidet zudem die Zunahme an mehrdeutigen Formen und Mißverständnissen [1]. Die Reformbefürworter streiten dies jedoch wieder mit der Begründung ab, daß die Semantik homonymer Wörter bereits durch das syntaktische Gefüge ersichtlich und bei kritischen Fällen meist die Mehrdeutigkeit durch andere orthographische Mittel vermieden werden.[2,3]

Mehr Aufschluß über die Auswirkungen der gemäßigten Kleinschreibung im Vergleich zur herkömmlichen Groß- und Kleinschreibung auf die Lesbarkeit geben die experimentellen Versuche von Haberl mit 5o, vorübergehend an Kleinschreibung gewöhnte Hauptschüler und deren parallelisierten Kontrollgruppe im Alter von 1o bis 12 Jahren. Hierbei konnten unter gleichzeitiger Beachtung des Zeitfaktors beim Herausfinden von bestimmten Substantiven und Substantivierungen zwar bessere Ergebnisse bei den in Groß- und Kleinschreibung gefaßten Texten erzielt werden, jedoch fielen die Leistungen beim Erkennen herkömmlich kleingeschriebener Wörter sowie beim schnellen lauten Lesen bei beiden Textproben annähernd gleich aus. Das stille Lesen von kleingeschriebenen Texten dagegen gelang nur den guten Lesern besser. Die Tatsache, daß zudem beim lauten Lesen kleingeschriebener Geschichten weniger Fehler gemacht wurden, läßt im Rahmen dieser Untersuchung darauf schließen, daß sicherlich keine negativen Auswirkungen der gemäßigten Kleinschreibung auf die Lesbarkeit von Texten zu befürchten sind. Im Gegenteil, es werden sogar eine leichtere Lesbarkeit und Erfaßbarkeit durch diese Rechtschreibreform sowie eine Erschwerung durch Großbuchstaben abgeleitet [4].

Diese erste, aufgrund der einseitigen Auswahl der Hauptschüler häufig kritisierte Untersuchung wiederholte Haberl 1975 mit

---
1 Z.B. der "Stahl" - er "stahl"; der "gefangene floh."
2 Z.B. Opposition bei "er fiel" - "viel Geld".
3 Vgl. Holzfeind 1975, S. 1-3.
4 Vgl. Haberl 1974, S. 115-124.

46 Studenten und entsprechender Kontrollgruppe. Die bei leichter Veränderung der Versuchsanordnung erstellten Ergebnisse bestätigten erneut die sinnwidrige Gliederung des Textes durch die Großbuchstaben und damit auch die auftretenden Störungen beim Leseablauf. Auch hier wurde durch die Kleinschreibung keine Beeinträchtigung, sondern eher eine Erleichterung bei der Sinnerfassung - auch bei komplexeren und abstrakteren Texten - empfunden. Der Zeitaufwand beim Lesen der Kleinschreibung wurde sogar als geringer angegeben. Dieser Zugewinn würde allerdings nicht bei allen Probanden gleich stark zum Tragen kommen, jedoch geht man davon aus, daß sich dieser bald nach einer kurzen Gewöhnungszeit angleichen würde [1]. Ebenso stellte Benker durch die gemäßigte Kleinschreibung keine negativen Einflüsse auf das Sinnverständnis bei 10 bis 12 jährigen Schülern fest [2].

Ähnliche Belege der uneingeschränkten Lesbarkeit durch die gemäßigte Kleinschreibung können - auch wenn grundsätzlich all diese Untersuchungen aufgrund der fehlenden, nur an die Kleinschreibung gewöhnten Probanden nicht ganz objektiv sind - bezüglich der Sinnerfassung und Lesegeschwindigkeit zudem mehrere Autoren anführen [3]. Dabei negieren sie als Konsequenz die Hilfsfunktion der Majuskeln bei der Sinnerfassung eines Textes und betonen mehr die Erleichterung beim Dekodieren durch möglichst kurze Sinnabschnitte.

Die durch die gemäßigte Kleinschreibung befürchtete Sinnentstellung bei polysemitischen Fällen [4] und Homonymen [5] ist anhand zahlreicher Beispiele bewiesen worden [6]. Reformgegner sollten allerdings bei der Betonung dieser häufig auch extremen und bereits in der gesprochenen Sprache unklaren Beispiele nicht vergessen, daß bei der gemäßigten Kleinschreibung zunächst schon im Kontext uneindeutige Lösungen durch geringfügige, möglicherweise sogar stilistisch geeignetere Veränderungen des Satzaufbaus oder

---

[1] Aufzeichnung der 2. Untersuchungsergebnisse von Haberl in:. Ledl 1975, S. 1 f.
[2] Vgl. Benker in: Hiestand 1976, S. 4.
[3] Vgl. u.a. Burkerrode/Burkhard in: Hiestand 1976, S. 3; Winkler in: Digeser 1973; Kötter/Grau 1966.
[4] z.B. der"Floh"- er"floh."
[5] z.B. "arm"- der"Arm."
[6] Vgl. u.a. Wüster 1975, S. 20 ff.

der Wortwahl semantisch klar gestellt werden können. Außerdem ist die grammatikalische Signalisierung des Substantivs im Deutschen durch eine Majuskel insofern nicht notwendig, da diese längst durch die Flexionsformen der vorhergehenden Wörter sowie die syntaktische Stellung und Wortendung der Substantivierungen (z.B. -ung, -heit) gekennzeichnet werden. Danach ist der Funktionswert der Großbuchstaben nicht nur von der Intonation, sondern auch von der formalen und der semantisch bezogenen Grammatik unüberzeugend. Zusätzlich konnte der häufig angeführte Vergleich Dänemarks bezüglich der überwiegend als gelungen bezeichneten Reformumstellung von der Groß- und Kleinschreibung auf die gemäßigte Kleinschreibung 1948 verdeutlichen, daß trotz Zunahme an Homonymen keine unüberwindbare Verständigungsschwierigkeiten zu erwarten sind [1].

Ebenso wie die Meinungen betreffend der Häufigkeit an Verwechslungsmöglichkeiten durch die gemäßigte Kleinschreibung im Vergleich zu anderen Sprachen in der Literatur divergieren [2], so äußern sich auch Ausländer unterschiedlich interessiert zur Reform der Groß- und Kleinschreibung bei der Erlernung der deutschen Rechtschreibung [3].

Eine Wertung dieser meist mit dem kommunikativen Schwerpunkt begründeten, mehr oder weniger am Lesen bzw. Schreiben orientierten Vorstellungen zur gemäßigten Kleinschreibung kann im Rahmen dieser Arbeit nicht vorgenommen werden. Hier gilt aus der Leseperspektive zusammenfassend, daß die

"Großschreibung ein redundantes Merkmal ist, das bei Klammerkonstruktionen , Substantivierungen, bei vielen ambiguen Sätzen eine zusätzliche Hilfe für den Lesenden darstellt. Nur in den seltensten Fällen ist sie das alleinige Indiz für pragmatische Sinneindeutigkeit." [4]

---

1 Vgl. Moser, H. 1974, S. 32 ff.; Holzfeind 1975, S. 1 ff.
2 Vgl. Wüster 1975, S. 2o ff.; Moser, H. 1974, S. 16 ff.
3 Vgl. Grebe 1974, S. 67.
4 Augst 1974 a, S. 43.

Dabei hängt die Beurteilung der Reformnotwendigkeit davon ab, in welchem angemessenen Verhältnis diese Lesehilfestellung durch die Großbuchstaben zu dem Lernaufwand des Schreibers steht. Da vorliegende Untersuchung aber mehr das Reformbedürfnis des Rechtschreibers berücksichtigt, ohne jedoch Konsequenzen für den Leser außer Acht lassen zu wollen, müssen die hier aufgezeichneten, fachlichen Vor- und Nachteile dieses Reformschwerpunktes genügen [1]. Folgendes Kapitel soll daher die Vorzüge der gemäßigten Kleinschreibung ausschließlich aus der Sicht des Rechtschreibers anhand von aktuellen Klassenanalysen und Fallbeispielen vertiefen.

5.3.2.2.3. Vergleichende Testanalyse zur Groß- und Kleinschreibung in verschiedenen Klassenstufen

Die in der Tabelle Nr. 11 zur Vorkommenshäufigkeit einzelner Fehlerschwerpunkte vermerkte Zahl der Groß- und Kleinschreibfehler als Gesamt- und Einzelwert der drei 5. Klassen beinhaltet sowohl fälschlich kleingeschriebene als auch fälschlich großgeschriebene Wörter. Folgende Tabelle gibt weiteren Aufschluß über die Zusammensetzung dieser Fehlerschwerpunkte in den 3 Klassen.

---

[1] Weitere Stellungnahmen zur Groß- und Kleinschreibung vgl. u.a. in Hiestand 1973; ebenso in Digeser 1974.

Fehler-schwerpunkte	Klasse 5a			Klasse 5b			Klasse 5c		
	insgesamt	durchschnttl.	% zur absolt. Fehlerzahl	insgesamt	durchschnttl.	% zur absolt. Fehlerzahl	insgesamt	durchschnttl.	% zur absolt. Fehlerzahl
fälschl. Groß-schreibg.	158	4,93	6,9	204	6,58	9,0	292	8,85	11,0
fälschl. Klein-schreibg.	189	5,91	8,3	156	5,03	6,8	192	5,82	7,3
insgesamt	347	10,84	15,2	360	11,61	15,8	484	14,67	18,3
Groß- u. Kleinschr. fehler i.d. drei 5. Klassen insgesamt	= 1191 = 16,51 % zum absolut. Gesamtfehlervorkommen									

Tabelle Nr. 12: Durchschnittlicher und prozentualer Anteil der Groß- und Kleinschreibfehler an der absoluten Fehlerzahl in den 5. Klassen

Aus diesen Testergebnissen läßt sich nicht eindeutig ein globales Überwiegen der Fehlerverursachung in Richtung fälschlich kleingeschriebener bzw. fälschlich großgeschriebener Grapheme ableiten. Auffallend ist jedoch das durchschnittliche Ansteigen der Groß- und Kleinschreibfehler insgesamt bei zunehmendem Rohwert und ansteigender absoluter Fehlerzahl in den 3 Klassen. Dies ist unter Umständen auch auf einen schwerpunktmäßig unterschiedlich auf die Groß- und Kleinschreibung ausgerichteten Rechtschreibunterricht oder auf eine eventuelle Verringerung des prozentualen Anteils der Groß- bzw. Kleinschreibfehler bei zunehmender Verbesserung der Rechtschreibleistungen zurückzuführen. Die enorme Anzahl an fälschlich großgeschriebenen Graphemen spiegelt eine verstärkte Verunsicherung bei den Regelkenntnissen bedingt durch deren Bewußtmachung oder die Methode ihrer Vermittlung im bisherigen Rechtschreibunterricht wider. Bezüglich der differenzierten Betrachtung der Groß- und Kleinschreibfehler zeigt sich eine deutliche Unterlegenheit der Klasse 5c, womit auch eine teilweise Erklärung für das besonders schlechte Gesamtergebnis dieser Kinder gegeben ist.

Um zu überprüfen, inwieweit die Rohwertfehlerzahlen sich ausschließlich mit der Nichtbeachtung der Groß- und Kleinschreibnorm erklären lassen und eventuelle Konsequenzen für die größtmögliche Fehlerreduzierung durch nur einen gezielt ausgewählten Reformschwerpunkt gezogen werden können, soll in der folgenden Übersicht die Vorkommenshäufigkeit vor allem der Groß- und Kleinschreibfehler ermittelt werden, die als alleinige Verstöße gegen die Rechtschreibnorm pro Wort zu einer Rohwertfehlerzählung führten.

Klasse	RW	abslt. Fehlerzahl	Fehler in der Groß- u. Kleinschreibung	
			insgesamt	als alleiniger Fehler in einem Wort
5a	1688	2286	347	220
5b	1755	2279	360	229
5c	1923	2650	484	250
insgesamt	5366	7215	1191	699

Tabelle Nr. 13: Groß- und Kleinschreibfehler als alleiniger Verstoß in einem Wort in den 5. Klassen

Nach dieser Auswertung lassen sich insgesamt 699 Groß- und Kleinschreibfehler als alleiniger Verstoß in einem Wort feststellen, wobei das durchschnittliche Vorkommen dieses Fehlertyps in der Klasse mit den schlechtesten Rechtschreibleistungen am größten ist.

Aufgrund der Tatsache, daß die Tests zu Anfang der 5. Schuljahre durchgeführt wurden und die betreffenden Kinder ohne Beachtung spezieller Auswahlkriterien aus unterschiedlichen Grundschulklassen zu einem Klassenverband vereinigt wurden, sind Erklärungsversuche über die kausalen Beziehungen zur schlechten Rechtschreibleistung nur spekulativ und wenig sinnvoll. Lediglich ein kurz vor dem Test im Unterricht besprochener Rechtschreibschwerpunkt könnte Teilauswirkungen auf das gesamte Testergebnis einer Klasse haben.

Da der Verfasser dieser Arbeit die Klasse 6c als Klassenlehrer führt und in ihrer Zusammensetzung kaum Unterschiede (4 Abgänge zur Realschule und 3 Zugänge von der Realschule) zu registrieren waren, sollen im folgenden erweiterte Rückschlüsse auf die Entwicklung der Rechtschreibleistungen nach einjährigem Unterricht gezogen werden. Dabei ist zu vermerken, daß wegen der schlechten Rechtschreibfähigkeiten zwar gezielter im Klassenverband und Förderunterricht geübt wurde, aber bewußt eine Überbetonung und -bewertung des Rechtschreibkönnens infolge der vorgefundenen, besonders starken Leistungsregression vermieden wurden.

Hier stand mehr eine, als besonders notwendig empfundene, psychologisch-pädagogische Stärkung der Persönlichkeit von extrem leistungsschwachen Schülern im schriftsprachlichen Bereich im Vordergrund als die vielleicht zunächst eher erforderlich erscheinende Intensivierung des Rechtschreibunterrichts. Die gerade in dieser Klasse überdurchschnittlich hohe Zahl an extremen Leistungsversagern im Rechtschreiben brachte in dieser Schülergruppierung anfangs ein sehr leistungsgehemmtes und motivationsarmes Arbeitsklima auf, das durch eine überbetonte, wenn auch sicherlich sehr notwendige, verstärkte Rechtschreibschulung in dem ersten Jahr der Eingewöhnung bzw. des Neuanfangs bestimmt nicht hätte so sehr abgebaut werden können, wie es im Augenblick der Fall ist.

Da im Rahmen dieser Arbeit eine Einschränkung der Analyse einzelner Rechtschreibschwerpunkte nach dem Kriterium der Angemessenheit von Reformaufwand und Reformbedürftigkeit verschiedener Leistungsgruppen vorgenommen wurde, sollen die parallel zu den 5. Klassen hinzugezogenen Testergebnisse ausschließlich auf den speziell behandelten Fehlerschwerpunkt eingegrenzt werden. Die Hinzunahme der Rohwerte und der absoluten Fehlerzahlen erweist sich jedoch als sehr aufschlußreich.

32 Schüler	Rohwert		absolute Fehlerzahl		Fehler in der Groß- und Kleinschreibung			
	insgesamt	durchschnittl.	insgesamt	durchschnittl.	insgesamt	durchschnittl.	% z.absl. Fehlerz.	als einziger Fehler im Wort
17 Jungen	897	52,76	1184	69,65	292	17,18	24,66	1oo
15 Mädchen	645	43,o	774	51,6o	172	11,47	22,22	34
insgesamt	1542	48,19	1958	61,19	464	14,5o	23,7o	134

Tabelle Nr. 14: Testergebnisse zur Groß- und Kleinschreibung in der 6. Klasse

Der Vergleich beider Testergebnisse derselben Klasse nach einjähriger Zwischenzeit läßt auf eine deutliche Verbesserung der Rechtschreibleistungen bezüglich der Rohwerte (durchschnittliche Fehlerreduzierung um 1o,o8 Fehler) sowie der als aufschlußreicher zu wertenden absoluten Fehlerzahlen (durchschnittliche Fehlerreduzierung um 19,11 Fehler) schließen. Dabei sind die Erfolge vor allem bei den Mädchen bereits schon beim Rohwertergebnis mit einer Fehlereinschränkung um 22,58 Fehler besonders auffallend.

Jedoch ergab die Fehleraufschlüsselung hinsichtlich der Groß- und Kleinschreibung nur eine durchschnittliche Senkung um o,17 Fehler; dies bedeutet einen erheblichen Fehlerrückgang zugunsten anderer Fehlerschwerpunkte, zumal das Verhältnis der Groß- und Kleinschreibfehler zur absoluten Fehlerzahl diesmal von 18,3 % auf 23,7o % als Klassenergebnis angestiegen ist. Dabei ist die Differenz zwischen den Jungen und Mädchen bezüglich des prozentualen Anteils der Groß- und Kleinschreibfehler nicht erheblich, auch wenn sich die absolute Fehlerzahl bei den letzteren wesentlich verringern konnte. Dieses Testergebnis unter Berücksichtigung der einjährigen Entwicklung läßt zwar eine Rechtschreibverbesserung sehr deutlich zum Ausdruck kommen; die Erfolge müssen jedoch auf die Beherrschung anderer Fehlerschwerpunkte als die der Groß- und Kleinschreibung zurückgeführt werden.

Entsprechend der Analyse der Groß- und Kleinschreibfehler im 5. Schuljahr läßt sich auch hier kein grundsätzliches Überwiegen der fälschlich großgeschriebenen (Mädchen 76, Jungen 152) bzw. fälschlich kleingeschriebenen (Mädchen 96, Jungen 14o) Wörter feststellen. Auf die Tatsache, daß von den insgesamt 464 Groß- und Kleinschreibfehlern hier 134 als alleiniger Verstoß in einem Wort auftreten, wird im nächsten Kapitel im Rahmen der Überlegungen von Reformkonsequenzen eingegangen.

Zur besseren Gewichtung und Beurteilung der Problematik der Groß- und Kleinschreibnorm werden für diese Untersuchung die Ergebnisse von weiteren, im Zusammenhang mit der Legasthenie- -Diagnose durchgeführten Rechtschreibtests aus jeweils 2. und 3. Schuljahren hinzugezogen. (Vgl. Tabelle Nr. 15)

Die Analyse dieser Klassenprofile von Kindern aus unterschiedlicher Wohngegend zeigt sehr abweichende Rechtschreibleistungen, die aufgrund der hier zufälligen Zusammenstellung und nach bisheriger Erfahrung eher eine typische, der augenblicklichen Schulwirklichkeit entsprechende als eine Ausnahmekonstellation zu sein scheint. Die Ursache liegt nach eigener Beurteilung in der aktuellen, unterschiedlich gewichteten Bewertung und Strukturierung des Rechtschreibunterrichts in der Grundschule.

Die Durchsicht dieser Rechtschreibtests bezüglich der Groß- und Kleinschreibung im Verhältnis zur absoluten Fehlerzahl führt zu der Annahme, daß im 2./3. Schuljahr der Anteil dieses Fehlerschwerpunktes bei 24 bis 25 % liegt, sich bis zum 5. Schuljahr vorübergehend auf 16 % reduziert, jedoch mit der zunehmenden Einsicht in die anderen Rechtschreibbereiche noch einmal ansteigt[1] . Tabelle Nr. 16 bestätigt nochmals die Zufälligkeit der Verursachung der Groß- und Kleinschreibfehler auch in den unteren Schulstufen.

[1] Vgl. Durchschnittswert von 23 bis 24 % in den 6. Klassen.

Klasse [1] (Schüler)	RW		absolute Fehlerzahl		Fehler in der Groß- und Kleinschreibung			
	insgesamt	durchschnittl.	insgesamt	durchschnittl.	insgesamt	durchschnittl.	% zur absol. Fehlerzahl	als alleiniger Rechtschreibfehler im Wort
2 b$_1$ (33 SS)	395	12,o	494	15,o	118	3,58	23,89	65
2 b$_2$ (3o SS)	546	18,2	884	29,47	184	6,13	2o,81	52
2 c (29 SS)	458	15,7	681	23,49	191	6,59	28,o5	89
2. Klassen insgesamt	1399	15,21	2o59	22,38	493	5,36	23,94	2o6
3a (3o SS)	455	15,17	597	19,9	155	5,17	26,o	88
3 b (34 SS)	5o6	14,88	698	2o,53	176	5,18	25,2	96
3 c (29 SS)	657	22,66	923	31,82	2o5	7,o7	22,2	1o1
3. Klassen insgesamt	1618	17,39	2218	23,84	536	5,76	24,17	285

Tabelle Nr. 15: Testergebnisse zur Groß- und Kleinschreibung in den 2. und 3. Schuljahren

Fehler	Klassen					
	2b$_1$	2b$_2$	2c	3a	3b	3c
fälschl. Großschr.	38	1o4	1o8	91	83	1o6
fälschl. Kleinschr.	8o	77	83	64	93	99

Tabelle Nr. 16: Aufgliederung der Groß- und Kleinschreibfehler in den 2. und 3. Schuljahren

---
[1] Die Rechtschreibtests wurden in folgenden Schulen durchgeführt: 2b$_1$ u. 2c: Paul Gerhard Grundschule Emsdetten 1o.3.75 u. 14.4.75. 2b$_2$: Gemeinschaftsgrundschule Borghorst am 18.6.76. 3a, 3b, 3c: Gemeinschaftsgrundschule in Werne am 1o.12.1971.

Wurden die Groß- und Kleinschreibfehler bisher nur in ihrem Verhältnis zu den anderen Fehlern behandelt, so soll hier abschließend ein prozentualer Vergleich zur Gesamtzahl der zu schreibenden Wörter im Test (einschließlich Auslassungen etc.) aller Schüler hinzugezogen werden, da dieser Fehlerschwerpunkt auch Fehlerverführungen bei normalerweise kleingeschriebenen Lexemen mit beinhaltet.

Klasse	Gesamtzahl der Wortschreibungen aller SS	Gesamtzahl der Groß- u. Kleinschreibfehler	prozentualer Anteil
$2b_1$	1056	118	11,17
$2b_2$	960	184	19,17
$2c$	928	191	20,58
$2b_1, 2b_2, 2c$ insg.	2944	493	16,75
3a	1320	155	11,74
3b	1496	176	11,76
3c	1276	205	16,07
3a, 3b, 3c insgesamt	4092	536	13,10
5a	3360	347	10,33
5b	3150	360	11,42
5c	3465	484	13,97
5a, 5b, 5c insgesamt	9975	1191	11,94
6c	3360	464	13,81
alle Klassen insgesamt	20371	2684	13,18

Tabelle Nr. 17: Vergleich der Groß- und Kleinschreibfehler zur Gesamtzahl der Wortschreibungen aller Schüler (SS) in den 2./3., 5. und 6. Klassen

Die Betrachtung aller hier angeführten Klassenprofile verdeutlicht die größten Fehlerverlockungen und damit Schwierigkeiten der Groß- und Kleinschreibnorm in Proportion zur Wortanzahl in den 2. Klassen. Diese nehmen in der 3. und 5. Schulstufe ab und scheinen in der Klasse 6c zu stagnieren. Trotz der Tatsache,·daß in den 5. Hauptschulklassen die Zahl der schwachen Rechtschreiber pro Klasse meist wesentlich höher als in der Grundschulklasse ist, sind die Probleme bei der Groß- und Kleinschreibung aus dieser Analyseperspektive vergleichsweise nicht gewachsen.

Inwieweit die Umstellung der Groß- und Kleinschreibung auf die gemäßigte Kleinschreibung [1] positive Konsequenzen auf die Fehlerreduzierung der Schüler haben kann, soll im folgenden beispielhaft zunächst an dem Gesamtergebnis der drei 5. Hauptschulklassen als Ausgangsbasis, dann im Vergleich zu den 7 weiteren Klassen aufgezeigt werden. Anschließend soll eine differenzierte Analyse untersuchen, ob und ggf. inwieweit noch größere Rechtschreiberleichterungen und -erfolge für Legastheniker und allgemein rechtschreibschwache Schüler speziell zu erwarten sind. Dahinter steckt die Absicht, die Probleme der Legasthenie durch die Reform eines gezielt ausgesuchten Rechtschreibschwerpunktes - hier möglicherweise der Groß- und Kleinschreibung - zu lindern.

5.3.2.2.4. Konsequenzen der Rechtschreibreform für Legastheniker im Vergleich zu anderen Leistungsgruppen

Die hier angeführten Überlegungen über eventuelle Konsequenzen der Rechtschreibreform auf die Leistungsveränderung einzelner Klassen und Schülergruppen gehen von der Voraussetzung aus, daß dieselben, oben erbrachten Testergebnisse sich in einer Wiederholungssituation nicht verändern würden. Auch wenn diese Annahme wegen der Einflußnahme psychischer und umweltbedingter Faktoren - insbesondere bei Legasthenikern - **wirklichkeitsfremd**

---
[1] Vgl. Kap. 5.3 2.2 1. dieser Arbeit.

ist, so kann die hier zugrundegelegte Idealvorstellung der
gleichbleibenden Leistungserbringung bei den Schülern dennoch
als geeignete Methode gewertet werden, wenn es darum geht,
die Auswirkungen einer Normveränderung aus der Perspektive der
Rechtschreibung selbst zu reflektieren.

Daß durch die Einführung der gemäßigten Kleinschreibung nur
ein Teil der mit Groß- und Kleinschreibfehlern angestrichenen
Wörter als Fehlerursache ganz ausgeklammert werden kann, läßt
sich aus der Gegenüberstellung der Gesamtzahl aller Groß- und
Kleinschreibfehler mit der Teilmenge der nur einmaligen Verstöße pro Wort durch besagten Normschwerpunkt ablesen [1]. Die
Rohwertreduzierung aller falschgeschriebenen Wörter mit Groß-
und Kleinschreibfehlern würde z.B. in der Klasse 5a ca. 63,4 %,
in 5b ca. 63,6 % und in 5c ca. 51,7 % an durchschnittlicher
Fehlerverringerung ausmachen. Diese damit verbundene Zunahme an
ganz richtig geschriebenen Wörtern umfaßt jedoch im Verhältnis
zu den Gesamtrohwertzahlen durch die Reform der Groß- und Kleinschreibung in allen 3. Klassen "nur" ca. 13,o %; dagegen bewirkt
sie anteilmäßig zur absoluten Fehlerzahl eine Einschränkung um
15,2 % in Klasse 5a, um 15,8 % in 5b und in Klasse 5c um 18,3 %.
Daraus lassen sich tendentiell die größten positiven Auswirkungen durch eine Groß- und Kleinschreibreform bei der Klasse mit
den schlechtesten Rechtschreibleistungen ablesen.

Die bereits oben konstatierte Steigerung des prozentualen Anteils der Groß- und Kleinschreibfehler an der absoluten Fehlerzahl in der 6. Klasse verspricht demgemäß auch mit einer durchschnittlichen absoluten Fehlerreduzierung um 23,7o % besonders
aussichtsreiche Voraussetzungen für eine Leistungsverbesserung
dieser Klassenstufe auf schriftsprachlicher Ebene. Zwar macht
hier die durchschnittliche Erhöhung der richtig geschriebenen
Lexeme durch besagte Vereinfachung der augenblicklichen Groß-
und Kleinschreibung nur 8,7 % aus, jedoch muß man dabei bedenken,
daß dieser Wert allein bei den wesentlich schwächeren Jungen
eine Rohwertabnahme von 11,15 % im Gegensatz zu den Mädchen um 5,27%
einschließt. Hieraus läßt sich erneut eine absolut gesehen, posi-

---
[1] Vgl. Tabelle Nr. 13.

tivere Reformkonsequenz durch die Groß- und Kleinschreibreform
bei den durchschnittlich leistungsschwächeren Rechtschreibern
ableiten [1].

Auch die Testergebnisse der 2. und 3. Schuljahre als Klassenprofil bestätigen zuvor genannte Feststellung, wenn durch die gemäßigte Kleinschreibung die absolute Fehlerzahl um durchschnittlich 23,94 % (2. Klassen) und 24,17 % (3. Klassen) abgebaut werden könnte. Dabei beträgt die Erhöhung der ganz richtig geschriebenen Wörter im Verhältnis zur ausgezählten Rohwertnennung hier sogar 14,72 % (2. Klassen) und 17,61 % (3. Klassen). [2]

Da diese angeführten Testergebnisse nicht repräsentativ sein können, sondern nur Rechtschreibtendenzen von Klassen und Teilgruppen wiedergeben, sollen an dieser Stelle vergleichend die bezüglich der Groß- und Kleinschreibung in der Literatur angeführten Untersuchungen herangezogen werden, bevor im Anschluß daran Einzelanalysen von vermeintlichen Legasthenikergruppen vorgenommen werden können.

Die erwartete Fehlerreduzierung durch die Kleinschreibung wird in den bisherigen Veröffentlichungen meist zwischen 25 und 35 % angegeben, wobei die Schwankungen dieser Ergebnisse auf die unterschiedlichen Klassenstufen, die Kriterien der Auswertung sowie auf das im einzelnen zugrundegelegte Testmaterial zurückzuführen sind.

Besonders erwähnenswert wegen seiner differenzierten Analyse erscheint die Untersuchung von Pomm-Mewes-Schüttler an insgesamt 1244 Schülern im Alter von 9 bis 19 Jahren verschiedener Schulstufen. Danach stieg bei jeweils gleichem Versuchsmaterial [3] die Quote der Groß- und Kleinschreibfehler ausgehend von 16,o % in der 3. Jahrgangsstufe der Grundschule auf 29,o % in der 5., 46,3 % in der 8. Klasse der Hauptschule und sank in deren 9. wieder auf 42 %.

---
1 Vgl. Tabelle Nr. 14 dieser Arbeit.
2 Vgl. Tabelle Nr. 15 dieser Arbeit.
3 Dies bestand aus einem Textdiktat, 14 Wörter zur Silbentrennung und einem Lückendiktat.

Die Tatsache, daß die Vergleichswerte für den prozentualen Anteil der Groß- und Kleinschreibfehler im Gymnasium in der fünften Klasse 3o,6 %, in der achten 35,o, in der neunten 42,2 % und in der 13. Klasse noch 41,8 % betragen, läßt keine Rückschlüsse auf eine eindeutige Abhängigkeit dieses Fehlerverhältnisses von der Schulform zu. Dagegen konnten deutliche Differenzen aufgrund der Geschlechtsmerkmale in den verschiedenen Schulstufen hinsichtlich des Schwierigkeitsgrades einzelner Fehlerschwerpunkte bestätigt werden. Jedoch läßt die vermerkte geringfügige Einflußnahme der jeweiligen Statuszugehörigkeit Zweifel darüber aufkommen, ob durch die Rechtschreibreform gemäß der Wiesbadener Empfehlungen [1] tatsächlich ein Weg zur größeren Chancengleichheit bei der Auswahl zu weiterführenden Schulen gefunden werden kann [2].

Auf weitere Untersuchungen mit ähnlichen anteilmäßigen Ergebnissen der Groß- und Kleinschreibfehler und seiner wahrscheinlichen Reduzierung durch eine Reform sei hier nur noch verwiesen [3]. Jedoch muß darauf aufmerksam gemacht werden, daß in den bisherigen Untersuchungen die etwas über den in dieser Arbeit ermittelten prozentualen Durchschnittswerte der Groß- und Kleinschreibfehler liegenden Angaben sich aus der jeweiligen zugrundegelegten Definition der absoluten Fehlerzahl erklären. Während in der vorliegenden Analyse jeder Fehler einschließlich Kasus-, Wortauslassung und Wortverwechslungsfehler mit in die Berechnung einbezogen und damit die Groß- und Kleinschreibfehlerquote geringer gehalten wurde, werden in mehreren Untersuchungen diese, speziell nicht gegen die Rechtschreibnorm verstoßenden Fehlerschwerpunkte ausgeklammert, so daß automatisch der Prozentwert höher liegen muß.

---

1 Schwerpunkt der Groß- und Kleinschreibung, der Zusammen- und Getrenntschreibung und Zeichensetzung.
2 Vgl. Pomm-Mewes-Schüttler 1974, S. 59-79.
3 Vgl. Plickat 1965, S. 23 f.; Plickat 1971, Spalte 2888 ff.; Masser 1977, S. 1-5; Höller 1953; Gössmann 1974, S. 28; Pacolt 1976 b, S. 5 ff.

Hinzu kommt, daß meist in den hier zitierten Arbeiten trotz
unterschiedlicher Klassenstufen identisches Testmaterial be-
nutzt, während in vorliegender Untersuchung die speziell für die
Legastheniediagnose den Jahrgangsstufen angepaßten Lückentexte
gewählt wurden. Berücksichtigt man diese anders gelagerte
Fehlerauswertung, so entsprechen die Ergebnisse doch annähernd
in ihrer Relation dem hier etwas verschobenen Fehlerprofil.

Nachdem die Basis für eine vergleichende Fehleranalyse von
Legasthenikern durch die unterschiedlichen Klassenprofile
geschaffen und die ergänzenden Untersuchungsergebnisse in der
Literatur hinzugezogen wurden, soll im folgenden der Schwerpunkt
auf die Schüler gelegt werden, die entsprechend der Legasthenie-
definition, d.h. trotz durchschnittlich und überdurchschnitt-
licher Intelligenz, erwartungswidrig schlechte Rechtschreibleistungen erbrachten. Aufgrund der augenblicklichen Unsicherheit in der Legastheniedefinition, der fehlenden Kenntnis aller
vorliegenden getesteten Probanden und der notwendigen Mitein-
kalkulation von eventuellen Testfehlern und Fehlinterpretationen werden die hier als Legastheniker bezeichneten Schüler
unter dem Vorbehalt der "wahrscheinlichen" und einschließlich
der "möglichen" Legasthenie gesehen. Das Auswahlkriterium für
diese Lernschwäche wurde dabei vor allem durch die T-Wert-
differenz von Rechtschreibtest- und Intelligenztestergebnis
von mindestens 10 bei nur denjenigen Schülern festgelegt, die
einen Prozentrangplatz im Rechtschreibtest von $\leq 11/15$ und
einen Mindestintelligenzwert von $\geq 95/100$ erbrachten. Zusätzlich
fanden aber auch die weiteren schulischen Leistungen wegen des
Legastheniekriteriums der einseitigen Schulschwäche unter Beru-
fung auf die von den Schulen erbrachten Werte bei der Auswahl
Berücksichtigung. So gaben vor allem in den 3. Klassen mindestens
befriedigende Noten in Mathematik Anlaß, einen Schüler ohne ermittelten Intelligenzwert in die Gruppe der möglichen Legastheniker einzubeziehen. Ausgenommen wurden dabei allgemein sehr
schwache, überalterte und ausländische Kinder sowie Schüler,
die gerade kurz vor der Testdurchführung neu in die jeweilige

Schule aufgenommen worden waren [1].

Danach ließen sich die in Tabelle Nr. 18 festgehaltenen Ergebnisse bezüglich der Groß- und Kleinschreibfehler für die als wahrscheinlich bzw. als möglich empfundenen Legastheniker in den einzelnen Klassenstufen zusammenstellen.

Der Vergleich dieser auffälligen Rechtschreibversager als Einzelfälle innerhalb der jeweiligen Klassen sowie als Gesamtgruppe mit den parallel besprochenen Klassen läßt deutliche Leistungsunterschiede in den 2. und 3. Klassen erkennen, die die Vermutung eines unterschiedlich effektiven Unterrichts oder auch einer möglichen nach Fähigkeiten differenzierten Klassenaufteilung aufkommen läßt. Dies betrifft nicht nur die Anzahl der schwachen Rechtschreiber innerhalb einer Klasse, sondern auch das Ausmaß ihres jeweiligen Schulversagens. Dagegen sind die Leistungsabweichungen in den 5. Klassen aufgrund der kurz vorher vorgenommenen freien Schülerzusammenstellung zufällig.

Die enormen Schwankungen der prozentualen Ausgliederung von Groß- und Kleinschreibfehlern bei einzelnen Legasthenikern in den vier Klassenstufen mit Werten zwischen 8,7 bis 39,53 % von der absoluten Fehlerzahl sowie deren Anteil an der Wortanzahl zwischen 6,67 bis 59,38 % verdeutlichen die individuelle Problematik der Rechtschreiberlernung sowie die ungleichen Chancen und Erwartungen einer Fehlerverringerung durch die gemäßigte Kleinschreibung.

---

1 Die Prozentrangeinstufung bei den Rechtschreibtests erfolgte nur nach Klassen- und Geschlechtszugehörigkeit, auf eine weitere Differenzierung nach sozialer und regionaler Herkunft der Schüler wurde aufgrund der Nichtkenntnis aller Probanden sowie der grundsätzlichen Bewertungsprobleme dieser Variablen verzichtet. Da deutlich überalterte Schüler nicht mit in die weitere Untersuchung der eventuellen Legastheniker einbezogen wurden, konnten die Intelligenzwerte nach der Klassenstufe beurteilt werden. In Grenzfällen wurden Altersnormen mit hinzugezogen.

Tabelle Nr. 18: Analyse der Groß- und Kleinschreibfehler bei
Legasthenikern in den einzelnen Klassenstufen

Schüler		Testergebnisse				abslt. Fehlerz. i.Rechtschreibtest	Groß- u. Kleinschreibfehler		
Kl.	Name	Rechtschreibg.		Intelligenz			insges.	proz. zur	
		RW	PR	IQ	PR			abslt. Fehlerz.	Wort-zahl
2b₁	Detlef	23	11/15	124	95	29	9	31,03	28,12
	Karl-H.	24	6/1o	1o3	6o	44	1o	22,73	31,25
2b₂	Frank	28	5	-	-	74	11	14,86	34,38
	Birgit	28	2	1oo	5o	57	12	21,o5	37,5o
	Helga	24	6/1o	129	97	42	12	28,57	37,5o
	Heinrich	28	5	-	-	46	4	8,7o	12,5o
	insges.					263	49	18,63	3o,63
2c	Martina	19	11/15	135	99	3o	5	16,67	15,62
	Anja	21	6/1o	114	82	27	8	29,62	25,oo
	Barbara	3o	1	132	98	59	19	32,76	59,38
	Bernd	25	6/1o	115	84	4o	1o	25,oo	31,25
	Helga	28	2	133	99	49	13	26,53	4o,62
	insges.					2o4	55	26,96	34,38
2.Kl.insges.						496	113	22,78	32,1o
3a	Norbert	34	5	-	-	4o	25	62,5o	56,82
	Ulrike	28	6/1o	-	-	4o	5	12,5o	13,36
	insges.			-	-	8o	3o	37,5o	34,o9
3b	Ingolf	34	4	-	-	59	17	28,81	38,64
	Gabriele G	27	6/1o	-	-	34	7	2o,59	15,91
	Elke	29	6/1o	-	-	4o	1o	25,oo	22,73
	insges.					133	34	25,56	25,76
3c	Michael	29	11/15	-	-	41	7	17,o7	15,91
	Friedr.	39	1	-	-	72	18	25,oo	4o,91
	Andre	39	1	-	-	59	15	25,42	34,o9
	Ralf	38	2	98	-	65	6	9,23	13,64
	Burkhard	29	11/15	-	-	42	8	19,o5	18,18
	Christel	3o	6/1o	-	-	42	11	26,19	25,oo
	Kerstin	27	6/1o	-	-	4o	6	15,oo	13,64
	Kornelia	27	6/1o	-	-	39	8	2o,51	18,18
	insges.					4oo	79	19,75	22,44
3.Kl.insges.						613	143	23,33	25,oo
5a	Stefan B.	69	6	121	89	92	12	13,o4	11,43
	Francesco	79	2	1o2	58	129	17	13,18	16,19
	Conny	83	1	1o9	73	13o	2o	15,39	19,o5
	Wolfgang	1o4	0	115	82	184	21	11,41	2o,oo
	Beate	93	0	118	86	137	17	12,41	16,19
	Silvia	86	1	99	52	151	2o	13,25	19,o5
	Ralf L.	88	1	111	76	126	25	19,84	23,81
	Astrid	81	1	-	-	123	14	11,38	13,33
	insges.					1o72	146	13,62	17,38

Tabelle Nr. 18 (Fortsetzung)

Schüler		Testergebnisse				abslt. Fehlerz. i.Rechtschreibtest	Groß- u. Kleinschreibfehler		
		Rechtschreibg.		Intelligenz				proz. zur	
Kl.	Name	RW	PR	IQ	PR		insges.	abslt. Wort-Fehlerz.	zahl
5b	Rene	73	4	130	96	102	16	15,69	15,24
	Thomas	72	4	106	68	107	16	14,95	14,95
	Michael W.	102	0	96	46	209	31	14,83	29,52
	Judith	59	4	111	76	71	7	9,86	6,67
	insges.					489	70	14,31	16,67
5c	Elke	90	0	102	58	148	24	16,22	22,86
	Angelika	66	5	111	76	98	25	25,51	23,81
	Heike	60	9	121	86	92	7	7,61	6,67
	Lydia	70	4	134	98	122	23	18,85	21,90
	Nils	91	1	124	92	159	20	12,58	19,05
	Klaus	85	1	127	95	144	57	39,53	54,29
	Thorsten	68	6	117	84	93	27	29,03	25,71
	Herbert	80	2	129	95	116	10	8,62	9,52
	Michael	85	1	103	61	145	21	14,48	20,00
	Michael	90	1	120	87	157	17	10,83	16,19
	insges.					1274	231	18,13	22,00
5.Kl.insges.						2835	447	15,77	19,35
6c	Elke	74	2	s.o.		114	20	17,54	19,05
	Angelika	59	9	"		73	24	32,88	22,86
	Heike	45	28	"		61	9	14,75	8,57
	Lydia	53	15	"		67	11	16,42	10,48
	Nils	69	6	"		103	27	26,21	25,71
	Klaus	57	20	"		69	16	23,19	15,24
	Thorsten	40	49	"		45	15	33,33	14,29
	Herbert	67	8	"		92	10	10,87	9,52
	Mich.St.	76	3	"		104	23	22,12	21,90
	Mich.Sch.	91	1	"		151	21	13,91	20,00
6.Kl.insges.		631				879	176	20,02	16,76

Jedoch täuschen diese Grenzwerte. Einen objektiveren Eindruck der Leistungsverbesserung aller hier untersuchten Probanden ermitteln die Durchschnittsangaben der einzelnen Legasthenikergruppen, die aus der Tabelle klassenweise abzulesen sind. Dabei liegt der prozentuale Mittelwert der Groß- und Kleinschreibfehler in Relation zur absoluten Fehlerzahl als Gesamtwert der drei 2. Klassen bei 22,78 %, bei den 3. etwas höher (23,33 %), in den 5. Klassen wiederum bei 15,77% und steigt in der 6. Klasse auf 20,02 %.

Überwiegend lassen sich Abweichungen beim Vergleich dieses Fehlerverhältnisses von Groß- und Kleinschreibfehlern zur absoluten Fehlerzahl mit der Wortanzahl feststellen, jedoch nimmt der Prozentsatz dieser Fehler von der Wortanzahl konstant ab, was bei einem gleichmäßigen Lernzuwachs auch zu erwarten ist. Weniger eindeutig nach diesem Durchschnittsergebnis der Legastheniker ist jedoch die Relation der Groß- und Kleinschreibfehler zur absoluten Fehlerzahl in der Gesamtentwicklung der vier Klassenstufen.

Der Testvergleich von Legasthenikern aus der Klasse 5 c nach einjährigem gemeinsamen Rechtschreibunterricht mit der quantitativ, d.h. vom gesamten Schwierigkeitsgrad her entsprechenden Testform B, zeigt deutliche Verbesserungen bei der Rohwert- sowie absoluten Fehlerzahl an. Die unter Vorbehalt vorgenommene Gegenüberstellung der Groß- und Kleinschreibfehler aufgrund der nur annähernd qualitativen Entsprechung [1] beider Testformen läßt ein erneutes Ansteigen des prozentualen Verhältnisses der Groß- und Kleinschreibverstöße zur absoluten Fehlerzahl erkennen und damit auf eine zunehmende Fehlerreduzierung und Rechtschreiberleichterung durch besagte Rechtschreibreform schließen. Die Verringerung dieses prozentualen Anteils an der Wortanzahl entspricht auch hier oben beschriebener Voraussicht.

Der oben dargestellte Vergleich der einzelnen Klassenstufen als Durchschnittswert aller Schüler konnte noch keine eindeutigen Rückschlüsse auf die individuell erwarteten Rechtschreiberleichterungen - speziell hier der Legastheniker - durch eine Reform zulassen. Um die Unterschiede gezielter ermitteln zu können, empfiehlt sich daher eine zusätzliche Analyse der extremen Leistungsgruppen in den einzelnen Klassen, da durch die hier erreichte Homogenität die bei den oben gegebenen Klassendurchschnittswerten eventuell vorkommenden falschen Interpretationen des Fehlerprofils durch integrierte Einzelleistungen vermieden werden können. Dies betrifft vor allem die Ergebnisse der Jungen, die zwar den Mädchen unterlegen waren, aber deren durch-

---

1 Unter qualitativer Entsprechung wird hier die gleiche schwerpunktmäßige Fehlerverführung verstanden.

schnittliches Testresultat unter Einschluß auch sehr guter Rechtschreiber nur eine globale Vermutung über die Auswirkungen der gemäßigten Kleinschreibung auf ihre Fehleranzahl im Vergleich zu den Mädchen ermöglichte. Die prozentualen Leistungsunterschiede bezüglich der Groß- und Kleinschreibung innerhalb der Klassenstufen sind zudem so gering, daß Stellungnahmen über eventuelle Reformkonsequenzen nur für die jeweilige Stichprobe relevant sein können.

Um zu überprüfen, inwieweit die Vorteile durch die Groß- und Kleinschreibreform für Legastheniker von denen anderer Leistungsgruppen abweichen mit dem Ziel, eine einseitige Reformrelevanz zu verhindern, werden daher im folgenden die Groß- und Kleinschreibfehler bei den jeweils 5 besten Rechtschreibern einer Klasse analysiert [1], bevor sie dann in einer anschließenden Abbildung dem Klassendurchschnitts- und dem Legasthenikerfehlerprofil gegenübergestellt werden sollen. Eventuelle Chancenungleichheiten durch eine Reform zugunsten der Legastheniker könnten dabei eine Möglichkeit bieten, nicht nur die speziellen Probleme der Legastheniker zu verringern, sondern auch allgemein die schulischen Leistungsvoraussetzungen und -unterschiede mehr anzugleichen.

Um die Relation der Groß- und Kleinschreibfehler zur absoluten Fehlerzahl von guten Rechtschreibern und deren anschließende Gegenüberstellung zu Legasthenikern und durchschnittlichen Rechtschreibern in den einzelnen Klassenstufen richtig zu verstehen, muß man sich vorher klarmachen, daß mit steigender Schul- und Leistungsstufe innerhalb der Klasse die Rechtschreibfähigkeiten sich normalerweise verbessern. Dieser allgemein anerkannte Lernzuwachs schließt zunächst die Erwartung eines gleichmäßigen Abnehmens der einzelnen Fehlerschwerpunkte ein. Abbildung Nr. 2 jedoch widerlegt diese Vermutung, denn das prozentuale Verhältnis der Groß- und Kleinschreibfehler zur absoluten Fehlerzahl verhält sich nicht proportional zur allgemeinen Leistungsverbesserung und zum Rechtschreibenkönnen.

---

1 Vgl. Tabelle Nr. 19.

Tabelle Nr. 19: Analyse der Groß- und Kleinschreibfehler bei den jeweils 5 besten Rechtschreibern in den einzelnen Klassen

Kl.	Name	Rechtschreibtest			Groß- u. Kleinschreibfehler		
		RW	PR	absol. Fehlerz.	insges.	prozentual zur absol. Fehlerz.	Wortzahl
$2b_1$	Nicole	0	>95	0	0	0	0
	Uwe	3	91/95	3	1	33,3o	3,13
	Heike	3	86/9o	3	2	66,66	6,25
	Petra	3	86/9o	4	1	25,2o	3,13
	Claudia	3	86/9o	4	1	25,oo	3,13
	insgesamt	12		14	5	35,71	3,12
$2b_2$	Ulrike	6	66/75	9	1	11,11	3,13
	Andrea	8	51/65	8	1	12,5o	3,13
	Marion	9	51/65	14	4	28,57	12,5o
	Frank	11	51/65	15	6	4o,oo	18,75
	Martin	11	51/65	16	5	31,25	15,63
	insgesamt	45		62	17	27,42	1o,63
2c	Robert	4	86/9o	4	4	1oo,oo	12,5o
	Uwe	7	66/75	1o	1	1o,oo	3,13
	Kirsten	7	51/65	8	4	5o,oo	12,5o
	Marco	7	66/75	1o	3	3o,oo	9,38
	Ines	8	51/65	9	4	44,44	12,5o
	insgesamt	33		41	16	39,02	1o,oo
insgesamt 2. Kl.				1o7	38	35,51	7,92
3a	Beate	3	76/85	4	1	25,oo	2,27
	Petra	4	76/85	4	2	5o,oo	4,55
	Andreas	5	76/85	5	3	6o,oo	6,81
	Bettina	6	66/75	7	2	28,57	4,55
	Rainer	6	66/75	1o	4	4o,oo	9,09
	insgesamt	24		3o	12	4o,oo	5,45
3b	Michael	1	95	1	1	1,oo	2,27
	Heike	3	91/95	3	1	3,33	2,27
	Juliane	4	86/9o	5	4	8o,oo	9,09
	Jutta	4	86/9o	5	2	4o,oo	4,55
	Martin K.	5	86/9o	5	1	2o,oo	2,27
	insgesamt	17		19	9	47,37	4,09
3c	Ute	9	51/65	13	3	23,o7	6,82
	Michael B.	12	51/65	14	3	21,43	6,82
	Harald	12	51/65	15	4	26,67	9,09
	Bettina	12	51/65	16	1	6,25	2,27
	Udo	16	36/5o	21	8	38,1o	18,18
	insgesamt	61		79	19	24,o5	8,64
insgesamt 3. Kl.				128	4o	31,25	6,o6

Tabelle Nr. 19 (Fortsetzung)

Kl.	Name	Rechtschreibtest			Groß- u. Kleinschreibfehler		
		RW	PR	absol. Fehlerz.	insges.	prozentual zur absol. Fehlerz.	Wortzahl
5a	Alexandra	21	73	25	8	32,oo	7,62
	Petra	23	69	26	4	15,38	3,81
	Stefanie R.	3o	56	3o	3	1o,oo	2,86
	Thomas	3o	67	33	1o	3o,3o	9,52
	Michael B.	31	66	34	4	11,76	3,81
	insgesamt	135	331	148	29	19,59	5,52
5b	Sabine B.	31	54	33	8	24,24	7,62
	Arno	43	44	51	12	23,53	11,43
	Detlef Sch.	4o	49	47	13	27,66	12,38
	Dagmar	41	34	48	4	8,33	3,81
	Manuela	43	31	56	9	16,o7	8,57
	insgesamt	198		235	46	19,57	8,76
5c	Natascha	22	71	24	1	4,17	o,95
	Kerstin	25	66	32	7	21,88	6,67
	Rüdiger	23	77	24	5	2o,83	4,76
	Gaby	3o	56	34	1o	29,41	9,52
	Marion L.	38	4o	59	1o	16,95	9,52
	insgesamt	138		173	33	19,o8	6,29
insgesamt 5. Kl.		471		556	1o8	19,42	6,86
6c	Natascha	13	87	13	3	23,o8	2,86
	Kerstin	18	78	18	7	38,89	6,67
	Rüdiger	9	96	1o	4	4o,oo	3,81
	Gaby	3o	56	3o	15	5o,oo	14,29
	Rainer	31	67	35	16	45,71	15,24
	insgesamt	1o1		1o6	45	42,45	8,57

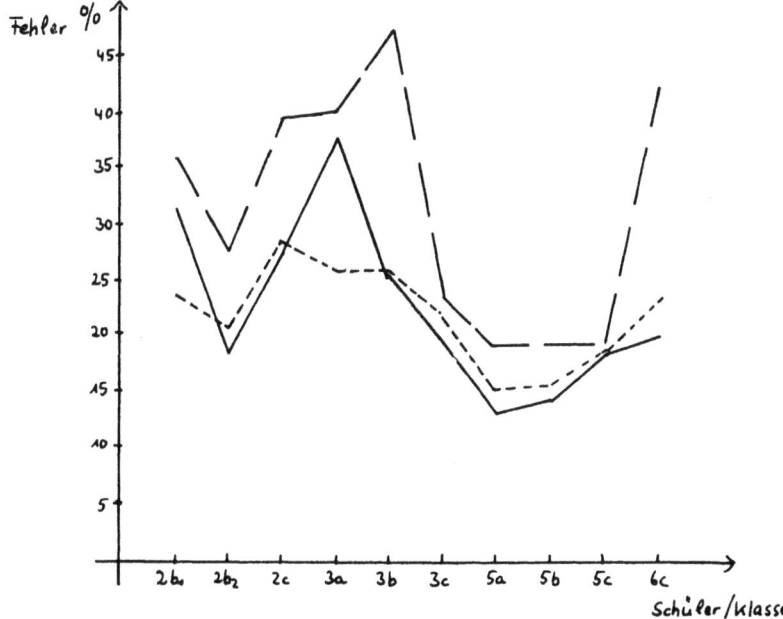

Abbildung Nr. 2: Prozentualer Anteil der Groß- und Kleinschreibfehler an der absoluten Fehlerzahl von Legasthenikern (―――――) im Vergleich zu den besten Rechtschreibern (― ― ―) und der durchschnittlichen Rechtschreibleistung (-------) der einzelnen Klassen

Wie deutlich zu ersehen ist, liegt der Prozentwert von Groß- und Kleinschreibfehlern innerhalb der absoluten Fehlerzahl bei den guten Rechtschreibern am höchsten, woraus für diese Schülergruppe auch die größten relativen Erfolgschancen bezüglich der gemäßigten Kleinschreibung zu erwarten sind. Entgegen obiger Annahme sind die Prozentwerte der Legastheniker und damit deren Reformvorteile weit unter denen der guten und etwas unter denen der durchschnittlichen Rechtschreiber einzuordnen. Eine Ausnahme bildet die Klasse 3a, die aber aufgrund der Einflußnahme des extremen Testergebnisses eines Schülers auf den Durchschnittswert der sehr kleinen Legasthenikergruppe unter Vorbehalt gesehen werden muß. Dies betrifft in ähnlicher Weise die Legastheniker von $2b_1$, die hier nur durch einen Schüler vertreten werden.

Die oben in der Literatur erwähnte proportionale Zunahme an
Groß- und Kleinschreibfehlern zur Gesamtfehlerzahl findet sich
demnach nicht nur hier mit steigender Klassenstufe, sondern zusätzlich auch in dem Leistungsgefälle innerhalb einer Klasse
bestätigt. Auffallend ist der Bruch dieser Tendenz zu Anfang der
5. Klassen, in denen sich die Unterschiede etwas angeglichen zu
haben scheinen. Eine Begründung ist durch die Auswahl der leistungsschwächeren Schüler, einschließlich der schlechten Rechtschreiber, an den Hauptschulen gegeben; nach einjährigem Unterricht hat sich, wie das Beispiel der 6. Klasse zeigt, mit Herausbildung einer größeren Leistungskluft im Rechtschreiben erneut
der prozentuale Anteil der Groß- und Kleinschreibfehler umgekehrt
proportional zu ungunsten der guten Rechtschreiber entwickelt.

Zusammenfassend läßt sich anhand dieser Ergebnisse bezüglich der
Groß- und Kleinschreibung recht eindeutig belegen, daß die Reform dieses Fehlerschwerpunktes für Legastheniker wohl von großer
Bedeutung für die Rechtschreiberleichterung und Fehlerreduzierung
wäre, da in allen Klassen entsprechend der allgemeinen Fehlerzunahme auch die Zahl der Groß- und Kleinschreibfehler anstieg.
Entgegen dieser absoluten größeren Fehlerverringerung bei den
schwachen Rechtschreibern würden die Vorteile dieser Vereinfachung
von den guten Rechtschreibern relativ gesehen am meisten genutzt,
da sie im Verhältnis zur bisherigen Leistung speziell durch die
gemäßigte Kleinschreibung einen bedeutenderen Anteil ihrer Fehler vermeiden könnten. Damit ist die These, daß durch diesen
Reformschwerpunkt das Leistungsgefälle im Rechtschreibunterricht
zugunsten der Legastheniker ausgeglichen werden kann, widerlegt.

Letzteres Analyseergebnis kann aber damit nicht die enorme
Rechtschreibvereinfachung und die erhebliche Fehlersenkung durch
die gemäßigte Kleinschreibung für alle Leistungsgruppen - insbesondere der Legastheniker - verdecken und sollte kein Hindernisgrund bei der Durchsetzung dieser Reform sein. Inwieweit ein
"gerechterer", relativ betrachteter Reformvorteil durch die Vereinfachung eines anderen Rechtschreibbereichs erreicht werden
kann, soll das folgende Kapitel am Beispiel der Reform der s-Schreibung beleuchten.

5.3.2.3. Untersuchungen zur s-Schreibung

Das in Kapitel 5.3.2.1. dargestellte zweitgrößte Fehlervorkommen in den hier besprochenen drei 5. Hauptschulklassen betraf den Bereich der s-Schreibung. Da dieser Fehlerschwerpunkt bei der Rechtschreibreformdiskussion zu den am häufigsten geforderten Vereinfachungen zählt und gleichzeitig auch die Rechtschreibumstellungsschwierigkeiten bei dieser Reform angemessen erscheinen, soll im folgenden ihre Relevanz für die zu erwartende Leistungsverbesserung von Legasthenikern überprüft werden.

5.3.2.3.1. Reformvorschläge zur s-Schreibung

Die spezielle Problematik der s-Schreibung liegt vor allem darin begründet, daß es bei ausschließlicher Berücksichtigung des phonetischen Prinzips in der deutschen Orthographie zu zahlreichen Fehlern kommen muß, weil bei Außerachtlassung weiterer Aspekte die graphematische Unterscheidung stimmhafter und stimmloser s-Laute nicht immer eindeutig ist. Die Schreibweise richtet sich dabei unter Zuhilfenahme teilweise recht komplizierter Regeln nach der Stellung des Phonems innerhalb des Wortes und nach der Quantität des zuvor gesprochenen Vokals. Hinzu kommen noch regional und individuell bedingte Aussprachedifferenzen [1], die den Rechtschreiberlernprozeß erschweren können.

Danach bestehen im Augenblick folgende Realisierungsmöglichkeiten der s-Laute durch entsprechende Grapheme [2].

---

1 Z.B. fälschliche Artikulation von $[ʃ]$ bei "Wurst".
2 Vgl. Piirainen 1976; Nerius 1975, S. 7o ff.; Wüster 1975, S. 122 ff.; Knobloch 1972, S. 4o f. Mit einbezogen in die Übersicht wurden die verschiedenen Schreibweisen für die Lautkombinationen mit ⟨s⟩ , um die an diesen Fehlerschwerpunkt angrenzenden Schwierigkeiten zu verdeutlichen.

Laut	Graphem	Beispiel [1]
[z]	→⟨s⟩	lesen (1), List (2), er liest (5), sprechen (7), Gefängnis (2)
[s]	→⟨ss⟩	Masse (3)
[s]	→⟨ß⟩	er faßt (4), daß (4) Maße (6), Faß (4)
[ʃ]	→⟨sch⟩	schlimm (8), schmal (8), schnell (8), schwarz (8), Schal (8)
[ts]	→⟨z, tz, ts⟩	Zaun (9), trotz (9), Geburtstag (9)
[tʃ]	→⟨tsch⟩	Deutschland (1o)
[ks]	→⟨chs,cks,ks,gs⟩	Wachs (11), Klecks (11), Keks (11), tagsüber (11)

Tabelle Nr. 2o: Aufstellung der möglichen Phonem-Graphem Realisierungen im Deutschen

Ähnlich wie die Großschreibung nach ihrer anfänglich nur dekorativen Hervorhebung des Kapitelbeginns später eine normierte Doppelfunktion zur Kennzeichnung des Satzanfanges und der Hauptwörter erhalten hat, so prägt auch heute das besonders umstrittene Ligaturzeichen ⟨ß⟩ zwei unterschiedliche Aufgaben: Einerseits erfährt es seine Bedeutung als Grenzsignal für den Wortstamm bei Wortableitungen und Zusammensetzungen (z.B. "Eßzimmer") trotz der zugrundeliegenden Infinitivschreibung ⟨ss⟩("essen"), andererseits bestimmt es die Länge des vorhergehenden Vokals (z.B. "Maß"-, "Maße").

In dieser Doppelfunktion der ß-Schreibung liegt die Schwierigkeit, die durch die funktionelle Einschränkung auf die Kennzeichnung der vorhergehenden Vokallänge aufgrund der dann entstandenen, eindeutigeren Aufgabe erheblich reduziert werden könnte.

---
[1] Die Zahlen hinter den Beispielen kennzeichnen ihre dazugehörige Laut-Graphemrelation in der Tabelle.

Ein weiteres gravierendes Problem dieses Rechtschreibschwerpunktes betrifft die oppositionelle Schreibweise von "daß" als Konjunktion und "das" als Relativpronomen, da ihre Beherrschung grammatikalische Kenntnisse voraussetzt.

So beinhalten die Reformbestrebungen entweder eine Reduzierung der s-Laute auf zwei Schreibvarianten oder in selteneren Fällen eine differenziertere Kennzeichnung durch zusätzliche Symbole (z.B. ⟨sz⟩ anstelle des ⟨ß⟩, um durch letztere Lösung weiterhin die drei unterschiedlichen s-Lautungen graphisch auseinanderhalten zu können. Würde das ⟨ß⟩ wegfallen, so müßte die Umsetzung der Laute [. s] und [: s] entweder von dem für das [z] zuständige Graphem ⟨s⟩ oder dessen Verdopplung ⟨ss⟩ übernommen werden. Unter Beibehaltung des ⟨ß⟩ bietet sich auch eine Einschränkung auf die Setzung dieses Zeichens bei ausschließlich [: s]-Lauten an. Die Folge wäre die reformierte Schreibweise von z.B. "fasst" [1].

Bei insgesamt 12 in Kapitel 4.2. aufgeführten Reformempfehlungen von 18 Institutionen wird die Reform der s-Schreibung mit in den Katalog einbezogen, ihre Lösungsvorschläge fallen jedoch unterschiedlich aus. Folgende Übersicht gibt in komprimierter Weise die einzelnen Alternativen wieder, wobei die Durchnumerierung der Reformverbände und -institutionen der Auflistung von Tabelle Nr. 2 entspricht.

Reformvorschlag	Reformverband/-institution
⟨ß⟩ zu ⟨ss⟩ nach kurzem Vokal und ⟨ß⟩ zu ⟨s⟩ nach langem Vokal	6, 8
⟨ß⟩ zu ⟨ss⟩ (immer)	4, 5, 1o, 13, 15, 16, 17
⟨ß⟩ zu ⟨s⟩ (immer)	2
⟨s⟩ zu ⟨ss⟩ nach kurzem Vokal und ⟨s⟩ zu ⟨ß⟩ nach langem Vokal	11, 18
keine Reform	1, 3, 8, 1o, 12, 14

Tabelle Nr. 21: Übersicht über die einzelnen Lösungsvorschläge zur s-Schreibung

---
1 Vgl. Wüster 1975, S. 122 ff.

Hieraus wird die Tendenz deutlich, daß die beliebteste Empfehlung die grundsätzliche Umstellung von ⟨ß⟩ auf ⟨ss⟩ beinhaltet. Die Anpassung des ⟨ß⟩ bei der Konjunktion "daß" an die Pronomenschreibweise "das" wurde in obiger Tabelle nicht weiter aufgeführt. Erwähnenswert in diesem Zusammenhang ist jedoch die Einflußnahme auf die öffentliche Meinungsbildung durch die in letzter Zeit meist als Diskussionsgrundlage gewählten Wiesbadener Empfehlungen, die bewußt - um überhaupt erfolgreich zu sein - diesen wohl auch für sie wichtigen Reformschwerpunkt zugunsten einer gemäßigten Reform ausklammern [1].

Die vor allem in unteren Klassenstufen nicht selten vorkommende Hinzufügung eines ⟨ch⟩ bei den Graphemkombinationen ⟨st⟩ und ⟨sp⟩ in Initalstellung, findet bei den Reformbemühungen wenig Resonanz, obwohl sie im Widerspruch zu den Schreibweisen ⟨s-ch-l⟩, ⟨s-ch-m⟩, ⟨s-ch-n⟩ und ⟨s-ch-w⟩ nach ursprünglich ahd. eindeutiger Phonem-Graphementsprechung steht [2]. Aufgrund der Tatsache, daß Reformvorschläge zur s-Schreibung in nachgestellter Verbindung mit ⟨k⟩, ⟨ck⟩ und ⟨ch⟩ wie z.B. in "Klecks" und mit ⟨t⟩ und ⟨d⟩ wie z.B. in "stets" sowie die Gegenüberstellung von ⟨z⟩ und ⟨s⟩ zu sehr vom hier angesprochenen s-Rechtschreibproblem abgehen, werden an dieser Stelle und auch im folgenden nur am Rande jene angrenzenden Fehlerschwerpunkte erwähnt. Zudem versucht man, hier Vereinfachungen durch andere Grapheme (z.B. ⟨x⟩ und ⟨z⟩) zu erreichen.

Ähnlich - jedoch weit weniger gravierend—wie bei den in Kapitel 5.3.2.2.2. dargestellten Vor- und Nachteilen zur Groß- und Kleinschreibreform verhält es sich bei der Reform der s-Schreibung. Auch hier liegt die Begründung in den unterschiedlichen im folgenden aufgezeichneten Anforderungen und Erwartungen des Schreibers und Lesers an das Schriftsystem.

---

1 Vgl. Wiesbadener Empfehlungen.
2 Vgl. Kapitel 2.4.3. dieser Arbeit.

5.3.2.3.2. Vor- und Nachteile einer Reform der s-Schreibung
im Hinblick auf den Lese-Rechtschreibprozeß

Die Vereinfachung der s-Schreibung steht sicherlich im Interesse vieler Rechtschreiber, jedoch läuft man Gefahr, nicht nur mit dem morphologischen Prinzip der Orthographie, sondern auch bezüglich der visuellen Kennzeichnung der Vokallänge mit den Leserinteressen in Konflikt zu geraten, wie folgende Beispiele verdeutlichen können.

Dem Textproduzenten würde man sicherlich durch die Abschaffung des ⟨ß⟩ der Forderung nach einfacherer Handhabung dieses visuellen Kommunikationsmediums entgegenkommen, da er dann nur nach der vorherigen Vokallänge und Buchstabenstellung entsprechend zwischen zwei Graphemen wählen müßte. Diese auch in der Schweiz gehandhabte Normierung würde z.B. durch die graphematische Veränderung bei Wörtern wie "Haß" (danach "Hass") wegen der ihm zugrundeliegenden Infinitivschreib ("hassen") und der gleichzeitigen Vokalkürze eine Erleichterung bedeuten. Zudem könnte z.B. mit der Umstellung von ⟨ß⟩ auf durchgehend ⟨s⟩ besonders dem Schulanfänger das für ihn häufig uneinsichtige Problem der unterschiedlichen Endschreibung bei gleichem phonetischem Wortbild ("Glas"- "Maß") mildern.

Diesem Vorteil ist allerdings entgegenzusetzen, daß zwar das ß aus dem Repertoire der Schüler gestrichen werden könnte, jedoch die aufgrund der Pluralableitung vorgegebene Differenzierung ("Gläser" - "Maße" bzw. "Masse") weiterhin die Opposition von ⟨s⟩ zu ⟨ß⟩ bzw. ⟨ss⟩ im Singular verlangt. Die ausschließlich mit Hilfe der phonetischen Analyse erschlossene Schreibweise wird zusätzlich zu einem Nachteil, wenn die Bedeutungserschließung komplizierter wird, da hierdurch die Zahl der Homographe in der Pluralbildung (die "Masse Erde", die "Zentimeter-masse") steigt. Ebenso treten dann erneute Schwierigkeiten bei der Textumsetzung in die verbale Sprache auf, da es durch die Graphemreduzierung nicht mehr möglich ist, zwischen den drei unterschiedlichen deutschen s-Lauten ([z], [s], [s:]) visuell zu differenzieren. Hier könnte allerdings auch der Textzusammenhang weitere semantische Klärung bieten.

Bei der eventuellen Ausgliederung des ⟨ß⟩ muß daher seine doppelte Bedeutung für die optische Kennzeichnung des Inhalts und der Vokallänge im Vergleich zur Opposition von /: z/ und /. s/ überprüft und die alternativen Lösungsvorschläge für den graphischen Ersatz dieses Ligaturzeichens [1] in ihrer Konsequenz für alle Kommunikationsteilnehmer exakt abgewägt werden. Dabei ist es wichtig, daß bei der am meisten geforderten grundsätzlichen Umstellung von ⟨ß⟩ auf ⟨ss⟩ die Beherrschung der bisherigen Rechtschreibnorm, d.h. die Kenntnis der noch bestehenden richtigen Setzung von ⟨ß⟩, vorausgesetzt wird. Diese Umstellung würde deshalb mehr mechanisch verlaufen, während die Differenzierung durch die Aufteilung des ⟨ß⟩ in ⟨s⟩ und ⟨ss⟩ zudem dem phonetischen Prinzip der deutschen Rechtschreibung mehr gerecht würde, da es die Vokalquantität berücksichtigt. Jedoch hat diese Lösung aufgrund des primären Einigungsbestrebens auch mit der Schweiz, die dann ihre ⟨ss⟩ -Schreibung auch wieder aufteilen müßte, weniger Aussicht auf Erfüllung.

Von der konsequenten Reform von ⟨ß⟩ in ⟨ss⟩ wäre auch die Umstellung der Konjunktion "daß" in die parallele Schreibweise des Relativpronomens "das" betroffen. Abgesehen von der Tatsache, daß eine graphematische Differenzierung grammatikalisch und semantisch durchaus begründet ist, blieben bei einer Reform dieselben grammatikalischen Schwierigkeiten des Erkennens der richtigen Schreibweise von ⟨ss⟩ bzw. ⟨s⟩. Läge die Reformabsicht dagegen in der ausschließlichen Wahl des ⟨s⟩, so könnten für den Leser wiederum zusätzliche Verständigungsprobleme auftreten.

Zusammenfassend muß betont werden, daß man der Lösung dieser speziellen Reformdiskussion ebenso wie der der Groß- und Kleinschreibung nur durch genaues Überprüfen des angemessenen Verhältnisses der jeweiligen kommunikativen Bedeutung und des Lernaufwandes für den Schreiber als auch für den Leser näherkommen kann. Einen Beitrag zur Verdeutlichung des Schwierigkeitsgrades dieses Recht-

---

1 Vgl. S. 198

schreibschwerpunktes für Schüler unterschiedlicher Klassenstufen gibt daher folgendes Kapitel.

5.3.2.3.3. Vergleichende Testanalyse in den verschiedenen Klassenstufen

Um eine vergleichende Analyse der Testergebnisse im Hinblick auf die hier ausführlicher dargestellten Rechtschreibschwerpunkte herstellen zu können, werden bei der Untersuchung der Verstöße gegen die ⟨s⟩ -Norm auch annähernd dieselben Beurteilungskriterien wie bei der Groß- und Kleinschreibung angewandt. Ausgehend von den bereits bekannten Zahlen des prozentualen Gesamtanteils der s-Fehler an der absoluten Fehlerzahl der 5. Klassen [1] werden diese Ergebnisse denen der anderen Klassenstufen gegenübergestellt, wobei die detaillierte Aufgliederung der einzelnen s-Fehler vertiefend Aufschluß über eventuelle Reformkonsequenzen geben soll.

Aufgrund der Tatsache, daß die Zusammenstellung der Wörter mit ⟨s⟩ -Graphemen in den Parallelformen der Tests selbst zwar annähernd ausgewogen, jedoch in den Tests der drei unterschiedlichen Klassenstufen mehr zufällig ist, sind die in Beziehung zur absoluten Fehlerzahl gesehenen prozentualen Endwerte der einzelnen Klassen nur eingeschränkt vergleichbar, ihre Gegenüberstellung zur Gesamtwortanzahl der Tests aber auf keinen Fall sinnvoll. Jedoch kann das proportionale Verhältnis der s-Fehler zur Anzahl der Wörter mit s-Schreibungen Aufschluß darüber geben, inwieweit Abweichungen bei Lexemen mit ⟨s⟩ - Varianten in den einzelnen Klassenstufen zu verzeichnen sind. Dafür ist allerdings eine Gegenüberstellung der in den Tests zugrundeliegenden relevanten Wörter notwendig [2]. Hier werden nur Fehlerschwerpunkte berücksichtigt, die sich unmittelbar auf die Problematik von ⟨s⟩- ⟨ss⟩ - ⟨ß⟩ beziehen.

---

1 Vgl. Kap. 5.3.2.1. dieser Arbeit.
2 Vgl. Tabelle Nr. 22 dieser Arbeit.

Die in der Tabelle zur Fehlervorkommenshäufigkeit aufgenommene
Zahl der s-Fehler [1] umfaßt alle aufgetretenen Variationen, die
im Zusammenhang mit ⟨s⟩ oder an dessen Stelle zu vermerken waren.
Lediglich ausgeklammert blieben Alternativen für den Bereich ⟨ts⟩
und ⟨ks⟩, ⟨cks⟩, ⟨chs⟩ etc. Da die Reform der s-Schreibung
sich jedoch nur auf obigen, wenn auch größten Teilbereich dieses
Gesamtfehlerkomplexes bezieht, wird die folgende Fehleranalyse
auf diese, den Reformkatalogen zugrundeliegende Vereinfachungs-
schwerpunkte eingeschränkt. Hierzu gehören entsprechend anschließender Auflistung alle Verstöße gegen die Phonemrealisierung von

$[:z]$ $[:s]$ $[.s]$ nach kurzem bzw. langem Vokal
$[:z]$ $[.s]$ $[.s]$ zwischen zwei Vokalen
$[:s]$ $[.s]$ in Endposition
$[.s]$ bei Konsonantenhäufung innerhalb eines Wortes,
wenn es nicht auf den Bereich ⟨ks⟩ oder ⟨ts⟩
zurückführt (dagegen aber "Kunst","Verkehrsampeln"; als Grenzfall miteingeschlossen ist
"nirgends")
$[z]$ in Initialstellung.

Die ursprünglich mit in die Gesamtbewertung der s-Fehler einbezo-
genen Verstöße im Rahmen der fälschlich hinzugesetzten bzw. vergessenen ch -Schreibung bei $[ʃ]$ (⟨st⟩, ⟨sp⟩, ⟨schl⟩ etc.) in
Initialstellung werden hier aufgrund ihrer fehlenden Berücksichtigung in den Reformvorschlägen ausgegliedert, was eine s-Fehler-
reduzierung in den 5. Klassen von ca. 8 % der gesamten s-Fehler
und in den 2. und 3. Jahrgängen wesentlich mehr ausmacht. Die somit für die Analyse der reformrelevanten s-Fehler verbleibende
Zahl an Rechtschreibverstößen bezieht sich auf die im folgenden,
aus den jeweiligen Tests zusammengestellten Wörter. Zur Verdeutlichung der Phonem-Graphemrelation wurden gleichzeitig die einzelnen Wörter den drei zugrundeliegenden s-Lauten zugeordnet [2].

---

1 Vgl. Tabelle Nr. 11 dieser Arbeit.
2 Zwei reformrelevante s-Schreibungen in nur einem Wort werden
doppelt gezählt (z.B.'ausriß').

Testform	Phonem/Graphem	Testwörter
DRT 2	/s/—⟨s⟩	Wurst
	/z/—s	Sommer, seinem
DRT 3	/. s/—⟨ss⟩	geschlossen, gebissen
	/. s/—⟨s⟩	Kreis
	/: s/—⟨ß⟩	grüßt, schließt, sprießt
	/z/—⟨s⟩	reisen
DRT 4-5 Form A	/. s/—⟨ss⟩	aufgegessen
	/. s/—⟨s⟩	Pflaster, Kunststück, ausriß, morgens, knistern, ausleeren, Gefängnis, losläßt, nirgends
	/. s/—⟨ß⟩	blaß, frißt, häßlicher, ausriß, Schweiß, losläßt, riß
	/: s/—⟨ß⟩	Gießkanne, bloß, rußig, Hauptstraße
	/: s/—⟨s⟩	Verkehrsampeln
	/z/—⟨s⟩	leichtsinnig, singend, säubern, Vorderseite, Fernsehapparat
DRT 4-5 Form B	/. s/—⟨ss⟩	passen, passiert, Essig
	/. s/—⟨s⟩	herausziehen, Böses, Zwirnsfaden, Schönes, Polizist, Frost, gestern, wenigstens, voraus
	/. s/—⟨ß⟩	ißt, zerriß, bißchen
	/: s/—⟨ß⟩	barfuß, begrüßen, außer, draußen
	/: s/—⟨s⟩	husten, Böses, fehlst, grasgrün
	/z/—⟨s⟩	Signale, gesund, entsetzlich, Gesundheit, Apfelsinen

Tabelle Nr. 22: Verteilung der reformrelevanten s-Schreibungen in Form A von DRT 2/DRT 3/DRT 4-5 und Form B von DRT 4-5

Aus dieser Übersicht lassen sich deutliche quantitative und qualitative Unterschiede bei den einzelnen Testanforderungen erkennen. So nimmt je nach Position von ⟨s⟩ im Wort nicht nur ihr spezieller Schwierigkeitsgrad, sondern auch ihre Fehlerhäufigkeit im Vergleich zur Wortanzahl von DRT 2 bis DRT 4-5 überproportional zu. Im DRT 2 wird bis auf die zweimalige Umsetzung von /z/ in ⟨s⟩ in Anfangstellung und ⟨s⟩ bei einer Konsonantenhäufung auf die eigentlich hier besprochenen reformrelevanten s-Schreibungen noch verzichtet. Aufgrund der offensichtlich bewußten Ausklammerung dieser speziellen Fehlerschwerpunkte werden die Testergebnisse des DRT 2 auch nicht mit in die weitere, vergleichende Fehleranalyse einbezogen.

Dagegen nimmt der Anteil der ⟨s⟩ -Verstöße im DRT 3 prozentual zu allen Fehlerverführungen gesehen bereits erheblich zu und setzt damit größere Kenntnisse von dem Schreiber voraus. Hier wird schon ein differenzierteres Herausfinden des richtigen Graphems seiner Stellung, vorherigen Vokallänge und des Grundlexems entsprechend erwartet. Beide Testformen A und B des DRT 4-5 decken sich quantitativ annähernd bezüglich besagter s-Schreibungen mit einer Differenz von 1, jedoch in ihrer qualitativen Aufteilung werden entgegengesetzte Verschiebungen bei [. s̲]⟶ ⟨ss⟩, [. s̲]⟶⟨ß⟩ und [: s̲]⟶⟨s⟩ deutlich. Da die am wenigsten anspruchsvolle Übertragung von [z̲] in ⟨s⟩ jeweils in gleich vielen Fällen verlangt wird, gliedern sich die restlichen Anforderungen, wenn auch nicht genau gleichmäßig, so doch im Endergebnis ungefähr ausgewogen auf.

Aufgrund der Erkenntnis, daß im DRT 3 nur 15,9 % und in DRT 4-5 25,7 % und 26,6 % der Wörter mit besagter s-Schreibung vorkommen und anzunehmen ist, daß ihr prozentualer Anteil an den absoluten Fehlerverführungen der einzelnen Testformen sehr wahrscheinlich unterschiedlich ausfällt, ist dieser Vergleich nur bei den Parallelformen von DRT 4-5 sinnvoll. Objektiver dagegen erscheint die Gegenüberstellung der Prozentwerte von s-Fehlern innerhalb der entsprechenden Summe von Wörtern mit s-Schreibungen. Folgende detaillierte Tabelle [1] gibt die vergleichende Analyse bezüglich der reformrelevanten s-Fehler der 3./5. und 6. Klassenstufe wieder.

Entsprechend dem gesamten und individuellen Leistungsstand der Klassen nehmen die s-Fehlernennungen innerhalb der 3. bis 5./6. Klassen zu. Der Vergleich der Testergebnisse von Klasse 5c und 6c läßt dabei einen signifikanten Lernerfolg bezüglich dieses Fehlerschwerpunktes im Gegensatz zur oben beschriebenen Groß- und Kleinschreibung erkennen, da dieselben Schüler nach einjährigem Unterricht 40,9 % weniger Wörter mit ⟨s⟩-Varianten falsch geschrieben haben. Darüberhinaus deutet die Feststellung, daß

---

1 Vgl. Tabelle Nr. 23 in dieser Arbeit.

s-Schreibung	3. Klassen				5. Klassen				6. Klasse
	3a	3b	3c	insges.	5a	5b	5c	insges.	6a
Verteilung der s-Fehler									
s statt ß	26	27	25	78	105	119	131	355	46
ss statt ß	1	–	3	4	10	12	10	32	16
z statt ß	3	7	9	19	8	10	5	23	1
ß statt s	4	2	3	9	3	3	4	10	12
s statt ss	3	2	8	13	1	4	3	8	14
z statt s	–	1	–	2	40	36	36	112	6
ss statt ss	–	2	1	5	3	2	1	6	1
ß statt ss	9	24	17	50	–	–	–	–	11
z statt ss	3	–	2	5	–	1	–	–	3
sonstiges	1	–	2	3	8	–	3	12	4
insgesamt	53	65	70	188	178	187	193	558	114
s-Fehler insgesamt									
durchschnittl.	1,76	1,91	2,41	2,02	5,56	6,03	5,85	5,81	3,56
% zur absoluten Fehlerzahl	8,88	9,31	7,58	8,48	7,79	8,21	7,28	7,73	5,82
% zu den Wörtern mit s-Schreibung	25,24	27,31	34,48	28,88	20,60	22,34	21,66	21,53	12,72

Tabelle Nr. 23: Aufgliederung der reformrelevanten s-Fehler in den einzelnen Klassen

der Prozentwert zur absoluten Fehlerzahl um 1,46 sinkt, auf einen schnelleren Abbau dieses Fehlerschwerpunktes im Gegensatz zu den anderen Fehlertypen hin.

Stellt man den Prozentwert der s-Fehler von der absoluten Fehlerzahl in der 3. Klassenstufe dem der 5. gegenüber und beachtet dabei, daß nur ca. 16 % der Wörter im DRT 3, jedoch ca. 26 % im DRT 4-5 diesen Fehlerschwerpunkt überprüfen, so kennzeichnet der Durchschnittswert der dritten Klassen von 8,48 % in diesem Jahrgang noch wesentlich größere Probleme bei der s-Schreibung, als allein aus der Differenz von 8,48 % und 7,73 % bzw. 5,82 % der 5./6. Klassen zu entnehmen ist. Dies geht auch aus dem in den 3. Klassen durchschnittlich ca. 7 % höher liegenden prozentualen s-Fehleranteil innerhalb der Wörter mit s-Schreibung hervor, obwohl der Schwierigkeitsgrad im DRT 4-5 durch die breitere Streuung an ⟨s⟩ -Alternativen wesentlich anspruchsvoller ist.

Beim geschlechtsspezifischen Vergleich der s-Fehler konnte man keine einheitliche Tendenz feststellen, da beispielsweise in der Klasse 3c die Jungen schlechtere Leistungen als die Mädchen erbrachten, dafür aber wieder in Klasse 3a und 3b besser waren. In Klasse 6c ist der Unterschied besonders gravierend; so beliefen sich die s-Fehler der Jungen auf 68, die der Mädchen jedoch nur auf 46.

Zusammenfassend läßt sich sagen, daß eine durchschnittliche Verbesserung der Klassenleistung bezüglich der s-Schreibung im Gegensatz zur Groß- und Kleinschreibung im Verlaufe von drei bis vier Schuljahren sehr deutlich wurde. Inwieweit Legastheniker von diesem Gesamtergebnis abweichen und welche Vorteile sie im Vergleich zu anderen Leistungsstufen innerhalb einer Klasse durch die Reform der s-Schreibung möglicherweise erwarten können, soll im folgenden Kapitel gezeigt werden.

5.3.2.3.4. *Konsequenzen der Reform für Legastheniker im Vergleich zu anderen Leistungsgruppen*

Die Analyse der s-Fehler hier aufgeführter Legastheniker erfordert zur richtigen Interpretation der Fehlernennungen in den Tabellen zunächst eine zusätzliche Information, da sich gerade diese Fehlerquelle bei besagten Schülern in einer enormen Varianz bemerkbar macht, die aus den Zahlen jedoch nicht zu entnehmen ist. Aufgrund der erheblich vermehrten Wortauslassungen bei lrs Schülern bezüglich der Wörter mit s-Lauten sowie des gelegentlichen Lexemwechsels bei gleichem Inhalt (z.B. "nur" statt "bloß") oder Auslassens jeglichen Graphems für /s/ in Finalstellung, kann dieser Fehlerbereich nicht mehr vollständig überprüft werden. Daher ist anzunehmen, daß die Probleme bei der s-Schreibung wesentlich größer sind, als dies aus den angeführten Zahlenwerten allein zu folgern ist.

Mit gewählter Eintragung der s-Fehler konnte ebenso nicht berücksichtigt werden, daß gerade diese Leistungsgruppe teilweise eine deutliche Unkenntnis von der ⟨s⟩-⟨ss⟩-⟨ß⟩ Phonem-Graphemrelation besitzt, wenn z.B. die Kürze des Vokals vor ⟨ss⟩ nicht selten durch das zusätzliche Dehnungszeichen⟨ ie⟩falsch ausgedrückt wird (z.B. "gebiessen"). Nicht zuletzt läßt die hier gehäufte Mehrfehlernennung in einem Wort die Vermutung aufkommen, daß Legastheniker bei der Ermittlung des richtigen s-Graphems verunsichert werden und gleichzeitig durch zu langes Überlegen Zeit verlieren mit dem Ergebnis, daß sie infolge von Flüchtigkeit in dem entsprechenden Wort verstärkt zu Fehlern neigen.

Diese gehäuften Schwierigkeiten bei Legasthenikern bezüglich der s-Schreibung werden erst dann besonders offensichtlich, wenn man ihre Leistungen mit denen des Klassendurchschnitts und vor allem der besten Rechtschreiber vergleicht [1].

---

1 Vgl. Tabelle Nr. 23, 24 und 25 dieser Arbeit.

Tabelle Nr. 24: Häufigkeit der reformrelevanten s-Fehler bei Legasthenikern in den einzelnen Klassen [1]

Kl.	Name	Rechtschreibtest			s-Fehler			
		RW	PR	absol. Fehlerz.	ins- gesamt	prozentual zu(r) absol. Fehlerz.	Wörtern m. s-Schreibg
3a	Norbert	34	5	4o	1	2,5	14,29
	Ulrike	28	6/1o	4o	2	5,o	28,57
	insges.			8o	3	3,75	21,43
3b	Ingolf	34	4	59	6	1o,17	85,71
	Gabriele G.	27	6/1o	34	3	11,76	57,14
	Elke	29	6/1o	4o	3	7,5	42,82
	insges.			133	12	9,77	61,9o
3c	Michael	29	11/15	41	6	14,63	85,71
	Friedr.	39	1	72	3	4,17	42,86
	Andre	39	1	59	3	5,o8	42,86
	Ralf	38	2	65	3	4,62	42,86
	Burkhard	29	11/15	42	5	11,9o	71,43
	Christel	3o	6/1o	42	2	4,76	28,57
	Kerstin	27	6/1o	4o	3	7,5	42,86
	Kornelia	27	6/1o	39	5	12,82	71,43
	insges.			4oo	3o	7,5	53,57
insges. 3. Kl.				613	45	7,34	49,45
durchschn. 3.Kl.				47,15	3,46	7,34	49,45
5a	Stefan B.	69	6	92	7	7,61	25,93
	Francesco	79	2	129	1o	7,75	37,o4
	Conny	83	1	13o	9	6,92	33,33
	Wolfgang	1o4	0	184	3	1,64	11,11
	Beate	93	0	137	9	6,57	33,33
	Silvia	86	1	151	7	4,64	25,92
	Ralf L.	88	1	126	12	9,52	44,44
	Astrid	81	1	123	9	7,32	33,33
	insges.			1o72	66	6,16	3o,56
5b	Rene	73	4	1o2	8	7,84	29,63
	Thomas	72	4	1o7	6	5,61	22,22
	Michael W.	1o2	0	2o9	12	5,74	44,44
	Judith	59	4	71	3	4,23	11,11
	insges.			489	29	5,93	26,85

[1] Die hier nicht vermerkten Ergebnisse der Intelligenzwerte können in Tabelle 19 nachgeschlagen werden.

Tabelle Nr. 24: (Fortsetzung)

Kl.	Name	Rechtschreibtest			s-Fehler		
		RW	PR	absol. Fehlerz.	ins- gesamt	prozentual zu(r) absol. Fehlerz.	Wörtern m. s-Schreibg.
5c	Elke	9o	0	148	11	7,43	4o,74
	Angelika	66	5	98	3	3,o6	11,11
	Heike	6o	9	92	6	6,52	22,22
	Lydia	7o	4	122	8	6,56	29,63
	Nils	91	1	159	9	5,66	33,33
	Klaus	85	1	144	11	7,64	4o,74
	Thorsten	68	6	93	9	9,68	33,33
	Michael S.	85	1	145	11	7,59	4o,74
	Michael	9o	1	157	11	7,o1	4o,74
	Herbert	80	2	116	9	7,76	33,33
	insges.			1274	88	6,91	32,59
insges. 5. Kl.				2835	183	6,46	3o,81
durchschn. "				128,86	8,32	6,46	3o,81
6c	Elke	74	2	114	8	7,o2	28,57
	Angelika	59	9	73	2	2,74	7,14
	Heike	45	28	61	4	6,56	14,29
	Lydia	53	15	67	6	8,96	21,43
	Nils	69	6	1o3	4	3,88	14,29
	Klaus	57	2o	69	7	1o,14	25,oo
	Thorsten	4o	49	45	2	4,44	7,14
	Herbert	67	8	92	7	7,61	25,oo
	Michael S.	76	3	1o4	6	5,77	21,43
	Michael	91	1	151	11	7,28	39,29
	insges.			879	57	6,48	2o,36
	durchschn.			8,79	5,7	6,48	2o,36

Tabelle Nr. 25: Häufigkeit der reformrelevanten s-Fehler bei den jeweils 5 besten Rechtschreibern in den einzelnen Klassen

Kl.	Name	Rechtschreibtest			s-Fehler		
		RW	PR	absol. Fehlerz.	insg.	prozentual absol. Fehlerz.	zu(r) Wörtern m. s-Schreibg.
3a	Beate	3	76/85	4	1	25,oo	14,29
	Petra	4	76/85	4	1	25,oo	14,29
	Andreas	5	76/85	5	1	2o,oo	14,29
	Bettina	6	66/75	7	1	14,29	14,29
	Rainer	6	66/75	1o	o	o	o
	insges.			3o	4	13,33	11,43
3b	Michael B.	1	95	1	o	o	o
	Heike	3	91/95	3	o	o	o
	Juliane	4	86/9o	5	o	o	o
	Jutta	4	86/9o	5	o	o	o
	Martin K.	5	86/9o	5	o	o	o
	insges.			19	o	o	o
3c	Ute	9	51/65	13	2	15,38	28,57
	Michael B.	12	51/65	14	1	7,14	14,29
	Harald	12	51/65	15	1	6,67	14,29
	Bettina	12	51/65	16	1	6,25	14,29
	Udo	16	36/5o	21	1	4,76	14,29
	insges.			79	6	7,59	17,14
3.Kl.	insges.			128	1o	7,81	9,52
3.Kl.	durchschn.			9,85	o,77	7,81	9,52
5a	Alexandra	21	73	25	o	o	o
	Petra	23	69	26	3	11,54	11,11
	Stefanie	3o	56	3o	5	16,67	18,52
	Thomas	3o	67	33	o	o	o
	Michael B.	31	66	34	1o	29,41	37,o4
	insges.			148	18	12,16	13,33
5b	Sabine B.	31	54	33	3	9,o9	11,11
	Arno	43	44	51	3	5,88	11,11
	Detlef	4o	49	47	2	4,26	7,41
	Dagmar	41	34	48	5	1o,42	18,52
	Manuela	43	31	56	2	3,57	7,41
	insges.			235	15	6,38	11,11

Tabelle Nr. 25: (Fortsetzung)

Kl.	Name	Rechtschreibtest			s-Fehler		
		RW	PR	absol. Fehlerz.	insg.	prozentual absol. Fehlerz.	zu(r) Wörtern m. s-Schreibg.
5c	Natascha	22	71	24	0	0	0
	Kerstin	25	66	32	0	0	0
	Rüdiger	23	77	24	2	8,33	7,41
	Gaby	3o	56	34	0	0	0
	Marion L.	38	4o	59	0	0	0
	insges.			173	2	1,16	1,48
5.Kl.	insges.			556	35	6,29	8,64
5.Kl.	durchschn.			37,o7	2,33	6,29	8,64
6c	Natascha	13	87	13	1	7,69	3,57
	Kerstin	18	78	18	0	0	0
	Rüdiger	9	96	1o	1	1o,oo	3,57
	Gaby	3o	56	3o	2	6,67	7,14
	Rainer	31	67	35	3	8,57	1o,71
	insges.			1o6	7	6,6o	5,oo
6c	durchschn.			21,2	1,4	6,6o	5,oo

Wie aus den Tabellen ersichtlich ist, werden zur Beurteilung der Reformkonsequenzen durch die Vereinfachung der s-Schreibung dieselben Probanden wie bei der Untersuchung der Groß- und Kleinschreibreform ausgewählt und auch die Ergebnisse obiger Leistungsgruppen gegenübergestellt.

In Kongruenz zur höheren Gesamtfehlerzahl steigen die s-Fehler der Legastheniker im Vergleich zur Durchschnittsleistung der Klasse und der guten Rechtschreiber erheblich. Eine Reform der s-Schreibung ermöglicht ihnen dementsprechend auch absolut gesehen die zahlenmäßig größte Fehlerverringerung.

Die Feststellung, daß die lrs Schüler in den 3. Klassen durchschnittlich 53,57 %, in den 5. Klassen noch 3o,81 % und in der 6. Klasse 2o,36 % aller Wörter mit ⟨s⟩, ⟨ss⟩ und ⟨ß⟩ falsch geschrieben haben, verdeutlicht einen zunehmenden Abbau der großen anfänglichen Rechtschreibschwächen bezüglich dieser Normierung. Setzt man diesen Leistungsanstieg der Legastheniker mit den entsprechenden Ergebnissen der guten Rechtschreiber von 9,52 % (3.

Klassen), 8,64 % (5. Klassen) und 5 % (6. Klasse) in Beziehung, so sind die guten Rechtschreiber zwar im Ausgangsstadium besser. Bezüglich des relativen Lernzuwachses von der 3. bis 6. Klasse (Legastheniker verbessern sich um 62%, die durchschnittliche Rechtschreibleistung um 56 % und gute Rechtschreiber um 48,0 %) sind die Legastheniker in diesem Rechtschreibschwerpunkt den anderen deutlich überlegen. Ebenso aus der Perspektive der absoluten Fehlernennung ist die Verminderung der s-Fehler bei lrs Schülern rein zahlenmäßig wesentlich größer als bei den anderen Leistungsgruppen.

Um die Relevanz der Reform der s-Schreibung für Legastheniker vergleichsweise beurteilen zu können, wird im folgenden die Betrachtung der Anzahl von s-Fehlern in ihrem prozentualen Verhältnis zur absoluten Fehlerzahl hinzugezogen. Jedoch muß man hier im Gegensatz zur Reform der Groß- und Kleinschreibung eine Einschränkung in der Fehlerverringerung berücksichtigen, da durch die Vereinfachung der s-Schreibung nicht alle hier genannten Fehler reduziert werden können. Jedoch darf ein gleichmäßiges Abnehmen der Fehler bei den einzelnen Leistungsgruppen zunächst einmal angenommen werden.

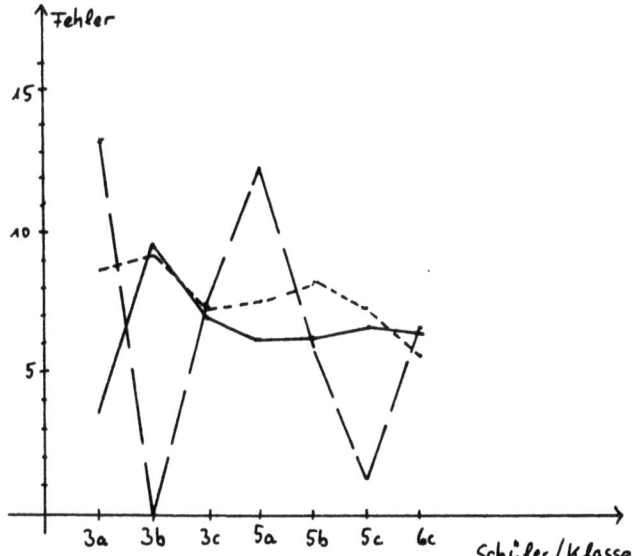

Abbildung Nr. 3: Prozentualer Anteil der reformrelevanten s-Fehler an der absoluten Fehlerzahl von Legasthenikern (———) im Vergleich zu den besten Rechtschreibern (— —) und der durchschnittlichen Rechtschreibleistung (------) der einzelnen Klassen

Der Vergleich der Profile von s-Fehlern mit denen der Groß- und Kleinschreibverstöße [1] läßt deutlich erkennen, daß der Prozentwert der s-Fehler innerhalb der absoluten Fehlerzahl mit einer Verlagerung von durchschnittlich ca. 15 bis 2o Einheiten wesentlich geringer ausfällt. Auf die graphische Darstellung dieser Verschiebung wurde jedoch zugunsten der besseren Illustration der s-Fehlerverläufe durch eine gezieltere Skalenaufteilung verzichtet.

---

1 Vgl. Abbildung Nr.2 und 3.

Aus Abbildung Nr. 3 kann man deutlich ablesen, daß bis auf die
Ausnahme der Klasse 3b (hier lag auch die Gesamtfehlerzahl erheblich unter der der Parallelklassen) ein annähernd ausgegliche-
nes Verhältnis der s-Fehler zur absoluten Fehlerzahl in allen
drei Leistungsgruppen besteht. Daraus läßt sich auch ein ungefähr
gleicher Vorteil für alle Leistungsgruppen bezüglich der Fehlerverringerung durch die s-Reform ableiten, jedoch liegt der Reformnutzen insgesamt weit unter dem der gemäßigten Kleinschreibung
aufgrund besagter Verlagerung und der gleichmäßig etwas abfallen-
den Tendenz. Dagegen stieg der prozentuale Wert der Groß- und
Kleinschreibfehler in Relation zur absoluten Fehlerzahl noch
einmal an [1].

Wurde bisher angenommen, daß die Fehlerreduzierung nach der
s-Rechtschreibreform in allen drei Leistungsgruppen ungefähr
identisch ausfallen würde, so muß diese Behauptung zunächst noch
einmal auf ihre Gültigkeit hin überprüft werden. Tabelle Nr. 26
stellt daher die Verteilung der s-Fehler bei Legasthenikern und
guten Rechtschreibern derjenigen der durchschnittlichen Klassen-
rechtschreibleistung gegenüber [2].

s-Fehler	Legastheniker / Klasse								
	3a	3b	3c	insg.	5a	5b	5c	insg.	6c
s statt ß	1	5	9	15	4o	26	72	138	29
ss statt ß	1	-	-	1	-	1	4	5	7
z statt ß	-	2	5	7	5	-	1	6	-
ß statt s	-	1	1	2	-	-	1	1	2
s statt ss	-	2	3	5	2	2	2	6	12
z statt s	-	-	1	1	6	-	4	1o	1
ss statt s	-	2	-	2	3	-	-	3	-
ß statt ss	1	-	7	8	-	-	-	-	1
z statt ss	-	-	4	4	-	-	-	-	-
sonstige	-	-	-	-	1o	-	4	14	5
insgesamt	3	12	3o	45	66	29	88	183	57
durschschn.	1,5	4	3,75	3,46	8,25	7,25	8,8	8,32	5,7

Tabelle Nr. 26: Aufgliederung der reformrelevanten s-Fehler
bei Legasthenikern in den einzelnen Klassen

---

1 Vgl. Abbildung Nr. 2 dieser Arbeit.
2 Vgl. Tabelle Nr. 23 dieser Arbeit

s-Fehler	beste Rechtschreiber / Klassen								
	3a	3b	3c	insges.	5a	5b	5c	insges.	6c
s statt ß	-	-	1	1	11	13	1	25	2
ss statt ß	-	-	1	1	2	1	1	4	-
z statt ß	-	-	1	1	-	-	-	-	-
ß statt s	-	-	-	-	-	-	-	-	1
s statt ss	1	-	1	2	-	1	-	1	-
z statt s	-	-	-	-	1	-	-	1	-
ss statt s	-	-	-	-	-	-	-	-	-
ß statt ss	1	-	2	3	-	-	-	-	2
z statt ss	-	-	-	-	-	-	-	-	-
sonstige	-	-	-	-	3	-	-	3	2
insgesamt	2	-	6	8	17	15	2	34	7
durchschn.	0,13	-	0,40	0,53	1,13	1,0	0,13	2,27	0,47

Tabelle Nr. 27: Aufgliederung der reformrelevanten s-Fehler bei
den jeweils 5 besten Rechtschreibern in den einzelnen Klassen

Trotz der ungleichen Wörter mit s-Schreibung, die in den einzelnen Tests gewählt wurden, ist vor allem die Problematik um ⟨ß⟩ bei allen drei Leistungsgruppen im Verhältnis zu der Gesamtfehlerzahl von ⟨s⟩ , ⟨ss⟩ und ⟨ß⟩ am offensichtlichsten. Dieser prozentuale Anteil von Verstößen gegen ⟨ß⟩ , die vor allem in Verwechslungen mit ⟨s⟩ auftreten, fällt in den 3. bis 6. Klassen vergleichsweise recht unterschiedlich aus:

Leistungsgruppen	3. Klassen	5. Klassen	6. Klasse
Legastheniker	68,9 %	81,42 %	64,92 %
durchschnittl. Rechtschreibleistung	80,32 %	73,48 %	64,91 %
gute Rechtschreiber	75,0 %	85,29 %	57,14 %

Tabelle Nr. 28: Häufigkeit der ⟨ß⟩-Fehler in den einzelnen Leistungsgruppen

Danach könnte in der 3. Klasse der durchschnittliche Rechtschreiber bei einer Reform der s-Schreibung, in der 5. Klasse der gute Rechtschreiber und in der 6. Klasse wiederum der Legastheniker und durchschnittliche Rechtschreiber relativ gesehen am meisten die s-Fehler reduzieren. Dieser Vergleich setzt jedoch voraus, daß alle drei Leistungsgruppen in entsprechender Weise die neue Regelung verarbeiten und anwenden können. Da aber die wahrscheinlich sich durchsetzende grundsätzliche Veränderung von ⟨ß⟩ in ⟨ss⟩ ein vorhandenes Verständnis der bestehenden Graphemdifferenzierung von ⟨s⟩ und ⟨ß⟩ erwartet, werden Legastheniker sicherlich nicht in demselben Maße die Reformvorteile nutzen können. Allerdings werden sie eine größere Fehlerreduzierung als die Vergleichsgruppen bei bisher fälschlich gesetztem ⟨ß⟩ anstelle von ⟨ss⟩ und ⟨s⟩ (z.B. "gebißen") sowie den nicht hier im einzelnen behandelten Bereich der ⟨ts⟩-⟨z⟩ erreichen.

Zusammenfassend läßt sich aus der Analyse der s-Fehler schließen, daß zwar Legastheniker im Verhältnis zur Gesamtfehlerzahl relativ zu gleich vielen Fehlern im Bereich der s-Schreibung tendieren. Jedoch sind die vor allem in der 6. Klassenstufe zu erwartenden Reformvorteile sehr wahrscheinlich zu ungunsten der Legastheniker eingeschränkt, da anzunehmen ist, daß die lrs Schüler die geforderte Neuregelung der ⟨s⟩ - ⟨ss⟩ Abgrenzung nicht im gleichen Maße wie die anderen Leistungsgruppen beherrschen können. Im Gegensatz zur Groß- und Kleinschreibreform ist hier allerdings weniger eine Benachteiligung, sondern eher eine gleichwertige oder auch teilweise bessere Chance zur prozentualen Fehlerreduzierung zu sehen. Dagegen liegt die größte absolute Fehlerverringerung eindeutig bei den Legasthenikern, vor allem wenn man zusätzlich berücksichtigt, daß sich der durch die Reform dieses Fehlerschwerpunktes bedingte Abbau von Unsicherheiten in der Schreibsituation positiv auf die Konzentration und Anwendung von Rechtschreibregeln auswirkt. Dabei erwies sich die Entscheidung für die Setzung von ⟨ß⟩ an richtiger Stelle in allen Leistungsgruppen als größtes Problem.

Neben den hier im Detail diskutierten Reformpunkten soll im folgenden noch auf einige weitere Vereinfachungsvorschläge eingegangen werden. Sie stehen neben der Groß- und Klein- sowie der s-Schreibung im Mittelpunkt der Diskussion um die Rechtschreibreform.

5.3.2.4. Zur Problematik der Reform weiterer Rechtschreibschwerpunkte

Die für die Untersuchung vorgenommene Auswahl obiger Rechtschreibschwerpunkte erfolgte nach dem Grad der Angemessenheit von Reformaufwand -auswirkungen,-bedürfnissen und erwartetem Erfolg. Zusätzlich ausgeklammert blieben von vornherein auch einige Reformpunkte aufgrund des hier gewählten Testaufbaus durch Lückentexte. In die Kategorie der reformrelevanten, hier aber nicht erfaßbaren Rechtschreibnorm gehört z.B. die Silbentrennung. Diese häufig an dritter Stelle geforderte Rechtschreibreform bedarf einer anders gelagerten Versuchsanordnung, die die voraussichtliche Fehlerreduzierung bei lrs Schülern im Vergleich zu der weiterer Leistungsgruppen durch eine eventuelle Reform kontrollieren kann. [1]

Diese spezielle Veränderung der Rechtschreibnorm hat zudem den Vorteil, daß sie wohl kaum auf so viel Widerstand stoßen wird wie beispielsweise die Reform der Groß- und Kleinschreibung und teilweise auch die der s-Schreibung. Auch wenn sich diese Vereinfachung nur unerheblich auf die Verringerung der Fehlerzahl selbst auswirken wird [2], da besonders schwache Rechtschreiber erst gar keine Worttrennung wagen, so liegt doch der Vorteil mehr in dem Abbau grundsätzlicher Verunsicherungen. Außerdem wird ihnen auch sicherlich bald die technische Notwendigkeit der Trennung bewußt, wenn sie bei längeren Wörtern ständig über den Rand hinausschreiben müssen. Die Bedenken gegen die Neuregelung der Worttrennung liegen in der befürchteten, durch die Zerlegung bedingten Sinnverzerrung eines Wortes. Die Reformbefürworter gehen aber davon aus, daß mit dem automatischen Leseablauf zum nächsten Zeilen-

---
1 Vgl. hierzu z.B. die Untersuchungen von Pomm/Mewes/Schüttler 1974, S. 63 ff.
2 Z.B. machte die Häufigkeit dieses Fehlerschwerpunktes nur 1,7 % aus; vgl. Riehme/Heidrich in: Riehme 1974, S. 1o6 f.

anfang das auseinandergetrennte Wort nicht als Einheit zerstört wird. Die Vereinfachung sehen sie in der zweckmäßigen, im wesentlichen nach Sprechsilben vorgenommenen Trennung bei einfachen Lexemen, Fremdwörtern und erdkundlichen Namen einschließlich der grundsätzlichen Trennmöglichkeit von ⟨st⟩ und ⟨ck⟩ in ⟨s⟩-⟨t⟩, ⟨c⟩-⟨k⟩. Für zusammengesetzte Wörter planen die meisten Reformer eine Aufgliederung nach Wortbestandteilen, einige bevorzugen auch eine grundsätzliche freie Handhabe der Trennung[1].

Ähnlich wie die Vereinfachung der Silbentrennung aufgrund der geringfügigen Veränderung des bestehenden Schriftbildes hat auch die Vereinfachung der Zusammen- und Getrenntschreibung große Aussichten auf die Berücksichtigung bei einer begrenzten Reform.

Hinzu kommt bei der letzteren ein wesentlich höherer als bei der Silbentrennung gegebener Schwierigkeitsgrad, der innerhalb dieser Arbeit aufgrund der ungeeigneten Testkonstellation nicht überprüft werden konnte. Die Problematik der bestehenden Regelung der Zusammen- und Getrenntschreibung liegt vor allem darin begründet, daß das Nebeneinander von Getrennt- und Zusammenschreibung bei gleichen Wörtern mit unterschiedlicher Semantik innerhalb des Kontextes teilweise zu überspitzt in Regeln gefaßt und auch häufig unberechtigt ist.[2] So stellten beispielsweise Riehme/Heidrich in einer Häufigkeitsuntersuchung fest, daß die Fehler der Zusammen- und Getrenntschreibung bereits an zweiter Stelle der Rangskala hinter den Verstößen gegen die Groß- und Kleinschreibregelung mit 9,5 % liegen.[3]

---

1 Vgl. Leipziger Lehrerverein 1931; vgl. hierzu ebenso die Reformempfehlungen im Detail, Literaturhinweise sind in Kapitel 4.1. und 4.2. dieser Arbeit gegeben.
2 Vgl. "sitzen bleiben" in Bedeutung von "nicht aufstehen" und "sitzenbleiben" in Bedeutung von "nicht versetzt werden", vgl. Wiesbadener Empfehlungen in: Drewitz/Reuter 1974 S. 159 ff.
3 Vgl. Riehme/Heidrich in: Riehme 1974, S. 106 ff.; ähnliche Ergebnisse vgl. auch bei Pomm/Mewes/Schüttler 1974, S. 62; Plickat 1974, S. 250.

Die Vereinfachung dieser augenblicklichen Norm wird vor allem
in letzter Zeit verstärkt gefordert. In Zukunft sollen nur noch
"echte" Zusammensetzungen in einem Wort geschrieben werden, wobei unter der Einschränkung "echt" verstanden wird, "daß die
glieder einer zusammensetzung unlösbar und unumkehrbar in dieser
folge stehen".[1] Dagegen wird die Auseinanderschreibung selbständiger Satzglieder oder Gliedteile empfohlen. Der in den Einzelrichtlinien festgehaltene Trend zur Getrenntschreibung zeigt
sich vor allem auch in der für Zweifelsfälle bevorzugten Getrenntschreibung.[2]

Die Betrachtung der Entwicklung einzelner Reformvorschläge seit
der erreichten Einheitlichkeit von 1871 läßt eine zunehmende
Unterdrückung der Reformforderungen erkennen. Dies betrifft besonders die Bereiche, die das augenblickliche Verhältnis der
Phonem- und Graphemebene zu sehr beeinträchtigen würden. So
ist z.B. trotz des enormen Anteils der Dehnungsfehler an der
absoluten Fehlerzahl in bisherigen Untersuchungen - einschließlich der vorliegenden - eine Reform dieses Komplexes kaum zu
erwarten, da mit ihr eine zu starke Veränderung des Schriftbildes verbunden ist.

Die Ausklammerung dieses Rechtschreibschwerpunktes innerhalb
dieser Arbeit wegen der unwahrscheinlichen Berücksichtigung
bei einer Reform und der eigenen Überzeugung von notwendigen Reformgrenzen soll aber nicht diese spezielle Rechtschreibschwierigkeit verharmlosen. Sicherlich hat ein Teilbereich dieses Rechtschreibschwerpunktes die Chance zur Verwirklichung in einer zweiten Reformdurchführung. Die zahlreichen
Schwierigkeiten auf diesem Gebiet geben Grund genug für eine
Vereinfachung im angemessenen Rahmen.

Die Problematik der Dehnungszeichen (⟨h⟩ , ⟨ie⟩ , ⟨ih⟩ ,
⟨ieh⟩, Vokalverdopplung) liegt darin begründet, daß sie als

---
1 Wiesbadener Empfehlungen in: Drewitz/Reuter 1974, S. 159.
2 Vgl. Wiesbadener Empfehlungen; ebenso die Literaturangaben
  zu den Reformvorschlägen in Kapitel 4.2.

visueller Hinweis für die Vokallänge vor einem Konsonanten
(z.B. "zehn") nur zu einem Teil etymologisch gerechtfertigt
sind und meist erst im Mhd., jedoch nicht einheitlich, in Analogie zu parallelen Lexemen aufgenommen wurden. In vielen Fällen sind also die Dehnungszeichen nicht geschichtlich eindeutig
begründet. Vor allem die teilweise sehr willkürliche Beachtung
ihrer Funktion bewirkte, daß eine Reihe langgesprochener Wörter graphisch keine Dehnungskennzeichnung erhalten haben. [1,2]
Die unterschiedliche Phonemrealisierung bei gleicher Aussprache
in diesem Bereich erklärt auch die zahlreichen Fehler der
Schüler, die durch ein intensiveres Wortbildtraining reduziert
werden könnten. Die Verunsicherung in der graphischen Kennzeichnung der Vokallänge überträgt sich auch auf die Reali-
sierungsalternativen von Konsonantenverdopplungen, auf die aber
hier nicht mehr eingegangen werden soll.

Die teilweise geforderte Angleichung der Fremdwortschreibung
an das deutsche Schriftsystem und die Vereinfachung von Einzel-
buchstaben (z.B. ⟨v⟩-⟨f⟩) und der Buchstabenkombinationen
(z.B. ⟨chs⟩ - ⟨cks⟩ - ⟨ks⟩-⟨x⟩und ⟨qu⟩-⟨kw⟩) sowie die der
Doppelformen würde sicherlich Rechtschreiberleichterungen
für die Schüler zur Folge haben, sie werden sich aber nur unerheblich bei der Fehlerreduzierung auswirken können. [3] Da diese
Einzelreformen auch nur geringfügige Veränderungen des augenblicklichen Schriftbildes bewirken, haben sie z.T. (z.B.
Fremdwortschreibung, Doppelformen) Aussichten auf Berücksichtigung bei einer Reform. [4]

Inwieweit diese eventuellen Teilreformen vergleichsweise Vorteile für Legastheniker erbringen können, müßte durch eine weitere Analyse dieser Fehlerschwerpunkte ermittelt werden. Es ist
aber anzunehmen, daß sich bei dem grundsätzlich kleinen Fehler-

---
1 Z.B. "Tor", im Gegensatz zu "Mohr" und "Moor".
2 Vgl. Glinz 1955, S. 83 ff.; von Raumer 1855, S. 67-76;
  Weisgerber, L. 1955, S. 56-58; Roemheld 1955, S. 71-82.
3 Vgl. Tabelle Nr. 11 zur Fehlervorkommenshäufigkeit.
4 Vgl. Reformvorschläge Kapitel 4.2.

anteil dieser Normverstöße an der absoluten Fehlerzahl auch
keine außergewöhnlichen Unterschiede bzw. Benachteiligungen
für die eine oder andere Leistungsgruppe ergeben werden.

Abschließend sei noch auf den Bereich der Flüchtigkeitsfehler
eingegangen, die zwar keinen unmittelbaren Bezug zu den Reform-
schwerpunkten aufweisen, sondern nur auf sekundärer Ebene
Bedeutung bei einer Rechtschreibreform erhalten. Die Tatsache,
daß die Ursachen dieses Fehlerkomplexes in einem Konzentra-
tionsmangel, der Zeitnot, Angst vor Mißerfolgen und in einer
Nervosität und Verunsicherung in der Schreibsituation zu suchen
sind, geben berechtigte Hoffnung auf den Abbau dieser psychischen Beeinträchtigungen durch eine vereinfachte Rechtschreibung. Damit kann bestimmt auch eine Fehlerreduzierung erreicht
werden, wie aus der Zunahme an Flüchtigkeitsfehlern einschließlich Buchstaben- und Wortauslassungen sowie -verwechslungen
und -verdrehungen am Abspiel der s-Schreibung deutlich zu
ersehen war.

Nicht nur die Analyse der Rechtschreibtests, sondern auch die
Beobachtung der Kinder beim Diktat lassen obige Verhaltensauffälligkeiten und die enorme Anzahl der Flüchtigkeitsfehler
(ca. 2o %) vor allem bei den lrs Schülern erkennen.[1]

Ein guter Schüler verarbeitet viel besser ein Rechtschreibproblem, indem er durch verstärktes Überlegen eine Lösung zu
finden versucht und sich dennoch auf den weiteren Schreibablauf
zu konzentrieren vermag. Ein Legastheniker resigniert sehr
leicht, wenn er eine Schreibweise nicht beherrscht und gelangt
infolge seines psychischen Drucks zu zahlreichen neuen Fehlern,
die ihm in einer normalen Situation nicht unterlaufen wären.

Auch wenn mit einer Rechtschreibreform dieser Leistungsdruck
bei Legasthenikern verringert werden kann, so sind doch nach
eigenen Erfahrungen vor allem durch den enormen Konzentrations-
mangel und das verfestigte fehlende Selbstvertrauen dieser Kinder weit weniger positive Auswirkungen hinsichtlich der Normali-

---

[1] Vgl. Fehlervorkommenshäufigkeit in Tabelle Nr. 11 ; ebenso
Riehme/Heidrich in: Riehme 1974, S. 106 f.; Plickat 1974, S.25o.

sierung ihrer psychischen Verfassung im Vergleich zu den durchschnittlichen und guten Rechtschreibern zu erwarten. Sicherlich spielt hier die Klassenstufe, in der sich die Legastheniker befinden, eine bedeutende Rolle. Je früher diese Leistungsnot der lrs Schüler durch eine Reform abgebaut werden könnte, bzw. je weniger sie bereits durch ein zu kompliziertes Schriftsystem verunsichert worden sind, desto geringer ist die Einschränkung ihres allgemeinen Selbstvertrauens und desto weniger wird ihre spezielle Schwäche als unüberwindbar empfunden.

6. SCHLUSSBETRACHTUNG

Die vorangegangene Untersuchung basiert auf der Erkenntnis, daß das heutige Rechtschreibsystem auf die Beibehaltung von Normkonventionen früherer Sprachzustände zurückzuführen und in seiner Reformmöglichkeit eingeschränkt ist. Seine kommunikative Funktion besteht darin, mit Hilfe einer begrenzten Zahl alphabetischer Zeichen ein weitaus größeres Inventar an phonemischen Zeichen der gesprochenen Sprache abzubilden, um Informationen den Sprachteilnehmern ständig verfügbar zu machen. Die von vornherein nicht mögliche 1 : 1 Entsprechung beider Sprachebenen macht die Festlegung der zahlreichen Abbildungsmöglichkeiten für ein Phonem durch Normen bzw. einzelne Rechtschreibprinzipien erforderlich. Ohne die fixierte Regelung ist für eine große Sprachgemeinschaft kein schriftsprachlicher Austausch von Informationen denkbar.

Die Umsetzung der gesprochenen in die geschriebene Sprache verlangt vom Schreiber aufgrund der zahlreichen Diskrepanzen zwischen Phonem- und Graphemzeichen die Anwendung teilweise recht komplizierter Regeln, die zusätzlich durch die normierte Differenzierung von Groß- und Kleinbuchstaben in den Mittelpunkt recht heftiger Diskussionen gerückt sind. Die Vereinfachung dieses Schwerpunktes ist deshalb zu einem Hauptziel der Reformbewegung geworden, da vom kommunikationstheoretischen Standpunkt aus unter Berücksichtigung seiner zahlreichen erforderlichen und häufig uneindeutigen Regeln die Bedeutung für die Informationsentnahme fraglich geworden ist. So gilt es im Rahmen der Reformdiskussion, die Relevanz der Bereiche der augenblicklichen Rechtschreibnorm und ihrer Veränderungen für die kommunikativen Ansprüche von Rechtschreibern und Lesern zu überprüfen. Mit der Reform sollte ein angemessenes Verhältnis von Lernaufwand und Funktionswert angestrebt werden. Dabei liegt die Schwierigkeit darin, daß Reformen nur in begrenztem Maße durchführbar und sinnvoll sind und die Spezialisierung auf bestimmte Reformschwerpunkte möglichst einer gezielten Vereinfachung für alle Kommunikationsteilnehmer unter Vermeidung neuer Probleme (z.B. für den Leser) nahekommen muß.

Im Rahmen dieser Arbeit galt es zu kontrollieren, welche Reformen im Interesse von Legasthenikern vertreten werden müssen und inwieweit diese in den augenblicklich diskutierten Reformkatalogen genügend berücksichtigt werden können. Die dargestellten speziellen Probleme dieser Kinder und die enormen Leistungsdifferenzen gerade in der Rechtschreibbeherrschung einer Klasse rechtfertigen die Beachtung ihrer Schwierigkeiten bei der Eingrenzung der aufgestellten Reformkataloge.

So wurden in die Gruppe der Legastheniker diejenigen Schüler einbezogen, bei denen nach den allgemein anerkannten Kriterien der Inkongruenz von Intelligenz- und Rechtschreibleistung eine wahrscheinliche Legasthenie angenommen werden kann. Die Einschränkung "wahrscheinlich" erfolgte aufgrund der augenblicklichen Diskussion um die Fragwürdigkeit dieser Lernschwäche und der angeblich extrem hohen Zahl an Legasthenikern in vielen Klassen, ohne damit das grundsätzliche Vorhandensein einer Legasthenie entsprechend der allgemeingültigen Definition anzweifeln zu wollen.

Ziel im Rahmen dieser Arbeit war es, Rechtschreibreformkonsequenzen für lrs Schüler einzelner Jahrgangsstufen im Vergleich zu den guten Rechtschreibern und der Durchschnittsrechtschreibleistung der jeweiligen Klassen zu beleuchten. Das 5. Schuljahr diente deshalb als Ausgangsbasis für die Fehleranalyse, weil vor allem hier verfestigte, hartnäckige Rechtschreibprobleme besonders gut zum Ausdruck kommen.

Der Schwerpunkt der Untersuchung richtete sich nach den Reformbedürfnissen der Schüler und der den Tests zugrunde gelegten Voraussetzungen für eine gezielte Analyse. Die zunächst gewählte Bearbeitung der Groß- und Kleinschreibung entsprach sowohl der am meisten in den Reformkatalogen geforderten Vereinfachung, dem angemessenen Grad von Reformaufwand - und auswirkungen, als auch den größtmöglichen Erwartungen für eine Fehlerredu-

zierung bei besagter Schülergruppe. Die Aufschlüsselung der
Vorkommenshäufigkeit an Groß- und Kleinschreibfehlern zeigte
die hier am meisten anzunehmende Fehlerverringerung durch einen
gezielt ausgesuchten Reformschwerpunkt und bekräftigt die bedeutende Relevanz der überwiegend als Lösung verlangten gemäßigten Kleinschreibung im Sinne der Wiesbadener Empfehlungen.

Da im Rahmen dieser Arbeit vor allem die Reforminteressen von
Legasthenikern im Mittelpunkt standen, wurden die jeweiligen Erfolge durch diese Normveränderungen im Hinblick auf das vorauszusehende neue Fehlerprofil überprüft. Beim Vergleich der Reformauswirkungen durch die gemäßigte Kleinschreibung lassen sich
deutliche Vorteile bezüglich der Abnahme der Rohwert- und der
absoluten Fehlerzahlen zugunsten der Legastheniker entsprechend
ihrer in den Tests festgestellten weit höheren Zahl an Groß- und
Kleinschreibfehlern als bei den anderen Leistungsgruppen ableiten. Dies trifft in den 2./3./5. und 6. Klassen zu, wobei die
absolute Fehlereinschränkung durch besagte Teilreform bei den
Legasthenikern der 5. Klassen im Rahmen dieser Testauswertung
am größten war. Eine Begründung ist in dem Zusammentreffen an
überwiegend schlechten Rechtschreibern zu Beginn der Hauptschulzeit, in der sich das Leistungsgefälle noch nicht ausgeglichen hat, zu finden.

Die Gegenüberstellung der Fehlerkurven der Klasse 5 c bzw. 6 c
nach einjährigem Abstand zeigte sogar bezüglich des Gesamtergebnisses aller Schüler ein durchschnittliches Ansteigen dieses Fehlerschwerpunktes trotz annähernd gleichem Schwierigkeitsgrad beider zugrundegelegter Testformen. Dagegen verringerten sich die durchschnittlichen Groß- und Kleinschreibverstöße bei den Legasthenikern etwas, bei den guten Rechtschreibern am meisten.

Anhand der Rechtschreibentwicklung dieser Klasse sowie der
anderen durchschnittlichen Testergebnisse kann belegt werden,
daß die vorhandene Fehlerverringerung mit höherer Klassenstufe
kaum auf die zunehmende Einsicht und die Beherrschung der be-

stehenden Groß- und Kleinschreibnorm zurückzuführen ist. Das
Steigen des prozentualen Anteils dieses Fehlerschwerpunktes an
dem absoluten Fehlervorkommen im Laufe der Schulentwicklung
geben den Beweis dafür, daß der Abbau anderer Fehlerschwerpunkte vergleichsweise schneller vollzogen wird, bzw. die Erlernung
der Groß- und Kleinschreibregeln im Gegensatz zu anderen Rechtschreibbereichen weitaus problematischer ist.

Die Aufschlüsselung der durchschnittlichen Prozentwerte von
25-3o % der Groß- und Kleinschreibfehler an der absoluten Fehlerzahl läßt relativ gesehen geringere Erfolge bei den Legasthenikern erkennen, da die guten Rechtschreiber durch eine Teilreform
durchgehend einen größeren prozentualen Anteil ihrer Gesamtfehlerzahl vermeiden könnten als die durchschnittlichen Schüler
und vor allem die Legastheniker. Ganz besonders ausgeprägt
ist dieses ungleiche Verhältnis der relativen Fehlerverringerung
in der 6. Klasse, in der die Legastheniker durch die gemäßigte
Kleinschreibung nur ca. 2o %, dagegen die guten Rechtschreiber
42 % ihrer Gesamtfehlerzahl auszuschalten in der Lage wären.
Daher ist eher eine Chance der Notenverbesserung der Rechtschreibleistung durch die gemäßigte Kleinschreibung bei den guten und durchschnittlichen Rechtschreibern gegeben, auch wenn
die Fehlersenkung selbst bei den Legasthenikern absolut am
größten ist.

Im Vergleich zu den Auswirkungen dieser Teilreform auf die einzelnen Schülergruppen können die Vorteile einer vereinfachten
s-Schreibung gleichmäßiger genutzt werden. Die hauptsächlich
durch die komplizierte Regelung der ß-Schreibung bedingte
hohe Fehlervorkommenshäufigkeit gab Anlaß, diesen nach den
zugrundegelegten Rechtschreibtests an zweiter Stelle liegenden
Fehlerschwerpunkt bezüglich seiner Reformrelevanz für obige
Stichprobe zu untersuchen. Auch hier ist absolut gesehen entsprechend der wesentlich höher liegenden Häufigkeit an s-Fehlern
bei den Legasthenikern eine größere Möglichkeit der rein zahlenmäßigen Verringerung dieses Fehlertyps anzunehmen.

Die Tatsache jedoch, daß auch bei der zukünftigen Regelung der
s-Schreibung weiterhin viel umfangreichere Rechtschreibkenntnisse als vergleichsweise bei der gemäßigten Kleinschreibung
vorausgesetzt werden und hier mit der Reform keine völlige Ausschaltung dieses Fehlerbereichs erreicht werden kann, läßt die
Behauptung, daß lrs Schüler vergleichsweise in ebenso großem
Maße wie die guten und durchschnittlichen Rechtschreiber durch
die vereinfachte s-Norm profitieren können, äußerst fraglich
erscheinen. Der Verdacht dieses verlagerten Reformnutzens durch
die s-Schreibreform ist schon deshalb berechtigt, da bereits
in den Tests relativ gesehen eine geringere Leistungsverbesserung hinsichtlich dieses Fehlerschwerpunktes bei den Legasthenikern zu verfolgen war.

Die Tatsache jedoch, daß die s-Fehler und die Gesamtfehlerzahl in allen hier untersuchten Klassen- und Leistungsstufen
annähernd im gleichen proportionalen Verhältnis sinken, läßt
- unter oben erläutertem Vorbehalt der grundsätzlichen Voraussetzungen, dieselbe kognitive Verarbeitung einer vereinfachten
s-Norm zu erlangen - auf einen prozentual gesehenen ausgewogeneren Reformnutzen schließen. Hier besteht ein deutlicher Unterschied zu den Auswirkungen der Groß- und Kleinschreibreform.

Der aus der gesamten Fehleranalyse festzustellende, enorme
Anteil an Flüchtigkeitsfehlern, Buchstaben-, Wortverwechslungen und -auslassungen sowie Verdrehungen unter Beachtung ihrer
situativen Umgebung innerhalb des Tests verdeutlicht, daß die
Schüler - vor allem Legastheniker - durch Verunsicherungen bei
komplizierten Wörtern und die dadurch entstehende Zeitnot verstärkt zu diesen Fehlertypen neigen. Daher bietet jede Vereinfachung der bestehenden Rechtschreibnorm einen Weg zum Abbau
der Leistungsnot, zur Unterstützung der Konzentrationsfähigkeit
und Steigerung des Selbstbewußtseins und der Leistungsfähigkeit.

Da jedoch die Reformmöglichkeiten begrenzt sind, ist es nicht
nur notwendig, gezielt unter Beachtung aller Vor- und Nachteile
für den Schreibenden und Lesenden einzelne Schwerpunkte auszu-

wählen, sondern auch andere Lösungen zur Behebung dieses speziellen Schulproblems zu finden. So könnten einerseits verstärkte Bemühungen um die psychische Stabilisierung der lrs Schüler eine Hilfe zur Besserung sein, wenn sie beispielsweise ein für sie angepaßteres Schulklima durch zahlreiche Möglichkeiten der Anerkennung ihrer Teilerfolge vorfinden. Das Ausschalten jeglicher Leistungskontrolle im Rechtschreibunterricht scheint nämlich für Legastheniker weniger motivierend und lernunterstützend zu sein als die Bewußtmachung kleinerer, für sie differenzierter Lernfortschritte.

Die in den letzten Jahren auffallende Verschleierung der Bedeutung der Rechtschreibfähigkeit für die Kommunikation jedes einzelnen und die teilweise zu starke Unterbewertung dieses in die Randposition des Unterrichts gerückten Lernbereiches sind zwar nachvollziehbare Reaktionen auf die Rechtschreibmisere, sicherlich aber keine geeigneten Lösungen, um die Probleme der Legastheniker einschließlich aller rechtschreibschwachen Schüler langfristig zu beheben.

Eine verantwortungsvolle Pädagogik müßte versuchen, verstärkt gezieltere Ansatzpunkte zum Abbau der augenblicklichen Rechtschreibschwierigkeiten durch eine Neuorientierung des Rechtschreibunterrichts zu finden. Letzterer könnte in fundierterem Maße als bisher den Schülern das Rechtschreibsystem methodisch-didaktisch näherbringen, indem mehr Abstand von der rein phonetischen Umsetzung in graphische Zeichen genommen wird. Stattdessen sollten ihnen mehr Hilfen bei der Speicherung und Reproduktion von Wortbildern und mehr Einsicht in die Struktur (Prinzipien) und die Funktion des Orthographiesystems vermittelt werden. Ganz bestimmt reicht es nicht aus, wenn Lehrer und Schüler sich in erster Linie auf die ständig zu erwartenden Rechtschreibreformen verlassen. Auch die dadurch erhofften Verbesserungen sind begrenzt und mehr eine Hilfe als die endgültige Lösung zur Behebung der Leistungsschwächen von Legasthenikern. Schließlich bilden diese mittlerweile keine Randgruppe mehr. Sie machen heute zusammen mit den allgemeinen

lese- und rechtschreibschwachen Schülern einen so erheblichen
Prozentsatz der meisten Klassen aus, daß die Fragen berechtigt
sind, ob es tatsächlich noch eine spezielle Legasthenie gibt
oder ob nicht der Rechtschreibunterricht eher Ursache einer grundsätzlichen Lese-Rechtschreibschwäche geworden ist.

TABELLENVERZEICHNIS

Seite:

Tabelle Nr. 1:	Testübersicht zur Diagnose von Legasthenikern	236
Tabelle Nr. 2:	Reformvorschläge seit 19o1	113
Tabelle Nr. 3:	Testergebnisse der gesamten Klasse 5c/6c vor und nach einjährigem gemeinsamen Unterricht	240
Tabelle Nr. 4:	Schülerbeurteilung der einzelnen Unterrichtsfächer	144
Tabelle Nr. 5:	Fremd- und Selbsteinstufung als Legastheniker	145
Tabelle Nr. 6:	Testergebnisse von angeblichen Legasthenikern	146
Tabelle Nr. 7:	Schulische Begründungen für die schlechte Lese-Rechtschreibleistung	149
Tabelle Nr. 8:	Schülerbeurteilung der Rechtschreibreformpunkte	15o
Tabelle Nr. 9:	Durchschnittsfehlerzahl der Rohwerte in den 5. Klassen	162
Tabelle Nr. 1o:	Durchschnittliche absolute Fehlerzahl in den 5. Klassen	163
Tabelle Nr. 11:	Vergleich der Vorkommenshäufigkeit einzelner Fehlerschwerpunkte in den 5. Klassen mit dem Rohwert und der absoluten Fehlervorkommenshäufigkeit	163 a
Tabelle Nr. 12:	Durchschnittlicher und prozentualer Anteil der Groß- und Kleinschreibfehler an der absoluten Fehlerzahl in den 5. Klassen	176
Tabelle Nr. 13:	Groß- und Kleinschreibfehler als alleiniger Verstoß in einem Wort in den 5. Klassen	177
Tabelle Nr. 14:	Testergebnisse zur Groß- und Kleinschreibung in der Klasse 6c	179

Seite:

Tabelle Nr. 15:	Testergebnisse zur Groß- und Kleinschreibung in den 2. und 3. Schuljahren	181
Tabelle Nr. 16:	Aufgliederung der Groß- und Kleinschreibfehler in den 2. und 3. Schuljahren	181
Tabelle Nr. 17:	Vergleich der Groß- und Kleinschreibfehler zur Gesamtzahl der Wortschreibungen aller Schüler der 2./3./5. und 6. Klassen	182
Tabelle Nr. 18:	Analyse der Groß- und Kleinschreibfehler in den einzelnen Klassenstufen	189
Tabelle Nr. 19:	Analyse der Groß- und Kleinschreibfehler bei den jeweils 5 besten Rechtschreibern in den einzelnen Klassen	193
Tabelle Nr. 2o:	Aufstellung der möglichen Phonem-Graphem Realisierungen im Deutschen	198
Tabelle Nr. 21:	Übersicht über die einzelnen Lösungsvorschläge zur s-Schreibung	199
Tabelle Nr. 22:	Verteilung der reformrelevanten s-Schreibungen in Form A von DRT 2/DRT 3/ DRT 4-5 sowie Form B von DRT 4-5	2o5
Tabelle Nr. 23:	Aufgliederung der reformrelevanten s-Fehler in den einzelnen Klassen	2o7
Tabelle Nr. 24:	Häufigkeit der reformrelevanten s-Fehler bei Legasthenikern in den einzelnen Klassen	21o
Tabelle Nr. 25:	Häufigkeit der reformrelevanten s- Fehler bei den jeweils 5 besten Rechtschreibern in den einzelnen Klassen	212
Tabelle Nr. 26:	Aufgliederung der reformrelevanten s-Fehler bei Legasthenikern in den einzelnen Klassen	216
Tabelle Nr. 27:	Aufgliederung der reformrelevanten s-Fehler bei den jeweils 5 besten Rechtschreibern in den einzelnen Klassen	217
Tabelle Nr. 28:	Häufigkeit der ⟨ß⟩-Fehler in den einzelnen Leistungsgruppen	217

ABBILDUNGSVERZEICHNIS

Seite:

Abbildung 1: Ableitungsschema operationaler Ziele für
den Rechtschreibunterricht 73

Abbildung 2: Prozentualer Anteil der Groß- und Kleinschreibfehler an der absoluten Fehlerzahl von Legasthenikern im Vergleich zu den besten Rechtschreibern und der durchschnittlichen Rechtschreibleistung der einzelnen Klassen 195

Abbildung 3: Prozentualer Anteil der reformrelevanten s-Fehler an der absoluten Fehlerzahl von Legasthenikern im Vergleich zu den besten Rechtschreibern und der durchschnittlichen Rechtschreibleistung der einzelnen Klassen 215

ABKÜRZUNGSVERZEICHNIS

Abb.	= Abbildung
ahd.	= althochdeutsch
bzw.	= beziehungsweise
d.h.	= das heißt
evtl.	= eventuell
LRS	= Lese-Rechtschreibschwäche
lrs	= lese-rechtschreibschwach
mhd.	= mittelhochdeutsch
nhd.	= neuhochdeutsch
Tab.	= Tabelle
z.T.	= zum Teil
[ ]	= optische Kennzeichnung der Phone
< >	= optische Kennzeichnung der Grapheme
/ /	= optische Kennzeichnung der Phoneme

ANHANG

Tabelle Nr. 1: Testübersicht zur Diagnose von Legasthenikern [1]

	Test	Autor
Rechtschreibtests	Rechtschreibtest für 1. Klassen, RST 1	P. Rathenow
	Diagnostischer Rechtschreibtest für 2. Klassen, DRT 2	R. Müller
	Diagnostischer Rechtschreibtest für 3. Klassen, DRT 3	R. Müller
	Rechtschreibung 3 für 3. Klassen	Portmann/Stark
	Rechtschreibung 4 für 4. Klassen	Möhling/Portmann/Stark
	Diagnostischer Rechtschreibtest für 4. und 5. Klassen, DRT 4-5	R. Meis
	Rechtschreibtest, RST 4+	E. Hylla/Süllwold/Wicht
	Rechtschreibtest, RST 8+	Damm/Hylla/Schäfer
	Rechtschreibtest RT für 13. bis 29 und ältere	Jäger, Adolf
	Mannheimer Rechtschreibtest, MRT für 13 bis 5o jährige	Jäger, Reinhold/Jundt
Lesetests	Bremer Lesetest für 1. und 2. Klassen, BLT 1-2	Niemeyer
	Lesetest für 2. Klassen, LT 2	Samtleben/Biglmaier/Ingenkamp
	Sinnverstehendes Lesen, SVL 3 für 2. u. 3. Klassen	Müller, H.
	Lesen 3 für 3. Klassen	Wendeler
	Lesen 4 für 4. Klassen	Wendeler
	Verständiges Lesen, VL 5-6 für 5. u. 6. Klassen	Anger/Bargmann/Voigt
	Lesetestserie für 1- bis 5-Klasse	Biglmaier
	Verständiges Lesen VL 7-8	Anger/Bargmann/Voigt
	Zürcher Lesetest	Linder/Grissemann
Intelligenztests	Bildertest BT 1-2	Mellone/Thomson, dtsch. Bearbeitung von Horn/Schwarz/Vieweger
	Bildertest 2-3	Emmet, dtsch. Bearbeitung von Ingenkamp
	Frankfurter Denkaufgaben für 3. bis 6. Klassen FDA 3-4, FDA 5-6	Wendeler
	Frankfurter Analogietest, FAT 4-6 FAT 7-8	Belser/Anger/Bargmann
	Grundintelligenztest CFT 2 Skala 2 für 9-15jährige	Cattell, dtsch. Bearbeitung von R. Weiss
	Grundintelligenztest CFT 3 Skala 3 für 14-26jährige	Cattell, dtsch. Bearbeitung von Weiss

[1] Vgl. Scherzinger 1975, S. 57-95.

Tabelle Nr. 1: (Fortsetzung)

	Test	Autor
Intelligenztests	Mannheimer Intelligenztest MIT für 12 bis 35jährige	Conrad/Büscher/ Hornke/Jäger u.a.
	Columbia Mental Maturity Scale CMM 1-3 für 6 bis 9jährige	Schuck/Eggert/ Raatz
	Prüfsystem für Schul- und Bildungsberatung PSB für 4. bis 13. Klasse	W. Horn
Mehrfächertests	Kombinierter Schultest KS 3/4/5 für 3. bis 5. Klassen	Mietzel
	Allgemeiner Schulleistungstest für 2. bis 4. Klasse, AST 2, AST 3, AST 4	Rieder/Fippinger
Tests z. Überprfg. motor. Fähigkeiten	Lincol-Oservetzky Skala, LOS KF 18 für 5 bis 13jährige	D. Eggert
	Benton-Test ab 7 Jahren	A. Benton, dtsch. Bearbeitung von Spreen
	Körper Koordinationstest KTK, für 5 bis 14, 11jährige	Schilling/Kiphard
Tests z. Überprfg. der Sprech- u. Sprachfähigkeit	Bremer Artikulationstest BAT, für 2. Klassen	Niemeyer
	Bremer Lautdiskriminationstest BLDT für 2. Klassen	Niemeyer
	Psycholinguistischer Entwicklungstest, PET, für 4 bis 11jährige	Angermaier, dtsch. Version des Illinois Test of Psycholinguistic Abilities-ITPA
Ergänzende Tests z.Überpfg. der Persönlichkeit	Children's Apperception Test, CAT, für 3 bis 10jährige	Bellak, dtsch. Bearbeitung von Moog
	Familien Beziehungstest, FBT, für Eltern und Kinder	Howell/Lickorish
	Sozialer Motivationstest, SMT, für 9 bis 14jährige	R. Müller
	Konzentrationstest, KT 1, für 1. Klassen	Möhling/Raatz u.a.
	Angstfragebogen für Schüler AFS von 9 bis 16/17	Wieczerkowski, Nickel, Janowski/Fittkau/

weitere Testergänzungen s. in: Valtin 1973, S. 3o f.

Diagnostische Rechtschreibtests 2 und 3 [1]

Die Diagnostischen Rechtschreibtests DRT 2 und DRT 3 sind nach demselben Grundsatz aufgebaut. Dem Schüler wird zuerst das zu schreibende Wort einzeln, dann im ganzen Satz und zum Schluß nochmals einzeln vorgelesen. Der Schüler muß dann entsprechend die Lücke im Satz ausfüllen.

z.B. Hand - Ich geben dir die Hand. - Hand
Dach - Das Dach ist rot. - Dach

Auf diese Weise werden in den Tests folgende Wörter diktiert:

DRT 2: Hand, Dach, kommt, Roller, Nacht, Stube, gelegen, Sommer, Geschirr, Wurst, lag, dicht, seinem, rollt, fragt, Zweig, bewegen, dicker, Sprachbuch, schlüpft, bücken, trägt, Geschenk, Spruch, grübt, schluckt, Stricknadel, dünner, Sprung, fällt, gewinnt, knurrt. (32 Wörter)

DRT 3: Wände, Strich, Länder, vorbei, schlägt, Platz, Kreis, vertragen, vorn, klingen, wollte, Klotz, Pilze, fort, Arzt, Fink, zankt, Diener, reisen, Frühlingstag, rennt, flink, klatscht, blank, versprochen, trinkt, grüßt, rechnen, Quelle, schlank, geschlossen, kratzt, schließt, gebissen, quer, Verkäuferin, stärkt, ängstlich, krallt, Schluck, blitzt, Geschicklichkeit, sprießt, Knicks. (44 Wörter)

---

1 Vgl. Müller, R. 1966.

Diagnostische Rechtschreibtest 4-5 [1]

Beim Diagnostischen Rechtschreibtest 4-5 werden 7 Geschichten vorgelesen und die Schüler müssen die fehlenden Wörter in einen vorgegebenen Text eintragen. Auf diese Weise werden in den Tests Form A und B folgende Wörter diktiert:

Form A:
öffentlich, Kunststück, klatschten, Bürgersteig, dreckig, geregnet, Pflaster, zersplitterte, Arme, verletzt, forttrugen, brav, blaß, leichtsinnig, Rätsel, erholen, knurrte, Schnauze, schnuppern, frißt, gierig, erklären, allerhand, Vorderseite, steinalt, blühte, pflügen, schäle, Gießkanne, spazieren, Gardine, fortwährend, Geburtstag, bloß, empfängt, vornehm, Knicks, Schreibpapier, himmelblau, Lineal, Plätzchen, aufgegessen, hungrig, singend, Ordnung, geheizt, endlich, Fernsehapparat, Antenne, paar, paddeln, rannten, vorüber, während, Vorderpfote, häßlicher, entdeckte, ausriß, stürzte, schnappen, morgens, Schmied, Schweiß, abkühlte, fauchend, spritzte, Beckenrand, probierte, Tabak, qualmte, rußig, Werkstatt, wegstellen, nämlich, losläßt, betteln, reizend, glänzt, zwitschern, fortgehen, Antwort, vernünftig, Nähmaschine, ängstlich, quälen, knistern, Schmutz, ausleeren, säubern, Schale, Jagd, Hauptstraße, vollständig, nirgends, gefährlich, Verkehrsampeln, bereits, Unglück, links, überqueren, blitzschnell, riß, tot, Gefängnis, neugierig. (1o5 Wörter)

Form B:

Lokomotive, Schienen, aufstellen, häufig, Schaffner, abwechseln, Signale, allmählich, vorwärts, flitzen, Abend, seufzen, passen, herausziehen, nächsten, barfuß, erkälten, bequem, Schnupfen, husten, Böses, fehlst, ißt, Schal, gähnen, schwatzt, schwind(e)lig, glühend, empfiehlt, gesund, entsetzlich, vielleicht, Klugheit, scheinheilig, vorüberging, weggezogen, Gelächter, ähnlich, versteckst, stören, Lücke, krabbeln, Zwirnsfaden, zerriß, schämen, Verwandten, Schönes, Familie, zurückkehren, Gedränge, Polizist,passiert, niemand, Pfennig, Bahnsteigkarte, Geschwindigkeit, Abschied, begrüßen, angenehm, Heimweh, mittags, Badeanstalt, außer, herrlich, Bevor (Satzanfang), stets, träumte, grasgrün, drängen, dröhnte, ruhig, ordentlich, bißchen, schlapp, Gesundheit, heftig, Frist, draußen, blitzblank, überhaupt, gestern, wenigstens, Paar, Schlittschuh, bedenklich, hohl, Angst, rückwärts, völlig, erfroren, Vorrat, eigentlich, Apfelsinen, Zwieback, Essig, abzählte, wechseln, ehrlich, Strohhalm, bohrte, Rückweg, voraus, Metzger, Hunger, täglich. (1o5 Wörter)

---

1 Vgl. Meis 197o.

Tabelle Nr. 3: Testergebnisse der gesamten Klasse 5c/6c im Okt. 1976/1977 vor und nach einjährigem gemeinsamen Unterricht

Name	DRT 4-5, Form A		DRT 4-5, Form B	
	RW	PR	RW	PR
Andre B.	58	19	45	4o
Oliver B.	56	22	55	23
Stefan G.	57	2o	-	-
Stephan H.	49	33	4o	49
Ralf H.	74	3	59	18
Nils H.	91	1	69	6
Ludger K.	71	5	6o	16
Klaus K.	85	1	57	2o
Rüdiger K.	23	77	9	96
Thorsten K.	68	6	4o	49
Herbert R.	8o	2	67	8
Michael St.	85	1	76	3
Dietmar St.	44	42	39	5o
Michael Sch.	9o	1	9o	1
Rainer T.	42	45	3o	67
Bernd V.	89	1	72	4
Peter W.	53	26	44	42
Marco B.	-	-	45	4o
Gaby A.	3o	56	3o	56
Elke B.	9o	0	74	2
Eva D.	45	28	38	4o
Angelika G.	66	5	59	9
Christiane G.	45	28	33	5o
Marion G.	48	23	35	47
Karina G.	74	2	7o	4
Martina H.	45	28	-	-
Astrid K.	42	32	41	34
Marion L.	38	4o	37	42
Natascha N.	22	71	13	87
Heike R.	6o	9	45	28
Petra R.	46	26	-	-
Ute Sch.	62	8	-	-
Kerstin Sch.	25	66	18	78
Lydia W.	7o	4	53	15
Monika L.	-	-	55	13
Brigitte T.	-	-	43	31

Fragebogen zum Rechtschreibunterricht und zur Rechtschreibreform

Welches Fach (welche Fächer) hast Du am liebsten? _____

Was machst Du am wenigsten gern? _____
Hast Du Schwierigkeiten mit der Rechtschreibung? _____
    seit wann? _____
Bist Du schon einmal als Legastheniker bezeichnet worden?
_____

Glaubst Du, daß Du ein Legastheniker bist? _____
Wurdest Du schon einmal in der Grundschule auf Legasthenie
hin getestet? _____
Durch einen Lehrer? _____
durch eine Schulpsychologische Beratungsstelle? _____
Hat man sich nach dem Test mehr um Dich gekümmert? _____
Hattest Du Förderunterricht in der Grundschule? _____
    Wieviele Stunden wöchentlich? _____
Bekamst Du Noten im Diktat? _____
Wurdest Du dann besser? _____
Wie lange hattest Du Rechtschreibschwierigkeiten? _____

Welche Noten hattest Du meistens in der Grundschule in:
    Mathematik _____; Rechtschreiben _____
    Aufsatz _____
Hattest Du auch Schwierigkeiten in anderen Fächern? _____
    welche? _____
War die Rechtschreibung für Dich am schwierigsten? _____
Hattest Du Nachhilfestunden? _____; worin? _____

Hatten Deine **Eltern** Verständnis für Dich, wenn Du eine
schlechte Note geschrieben hattest? _____
Haben sie dann mit Dir geübt? _____
Haben sie mit Dir geschimpft? _____
Haben sie dich getröstet? _____
Fühltest Du Dich aufgrund der schlechten Rechtschreibleistungen
von den **Lehrern** benachteiligt? _____
    Haben Sie mit Dir geschimpft? _____
Hast Du Dich wegen der schlechten Rechtschreibnoten vor Deinen Klassenkameraden geschämt? _____

Fragebogen (Fortsetzung S. 2)

Waren Deine <u>Klassenkameraden</u> wegen der schlechten Rechtschreibnoten weniger nett zu Dir? _____

Was machten sie? _____

Hattest Du in der Grundschule viele schlechte Rechtschreiber in Deiner Klasse? _____ wieviel ungefähr? _____

Fiel Dir das Lesen- oder Schreibenlernen schwerer? _____

Glaubst Du, daß Deine schlechten Rechtschreibnoten durch einen
- zu schwierigen Rechtschreibunterricht entstanden sind? _____
- oder durch zu weniges Üben im Unterricht? _____
- oder weil Dein Lehrer Dich zu wenig beachtet hat? __
- oder weil Dein Lehrer ungeduldig war? _____
- oder weil er zu streng war? _____
- oder weil er ungerecht war? _____
- oder weil Du zu faul (etwas faul) warst? _____

Mußtest Du schon einmal eine Klasse wiederholen? _____
  welche? _____

Glaubst Du, unsere Rechtschreibung ist zu schwierig? _____

Was fällt Dir an der Rechtschreibung besonders schwer? _____
_____
_____

Wenn Du wählen dürftest, was würdest Du am liebsten an unserer Rechtschreibung verändern? (= vereinfachen)
  s-Schreibung (s - ss - ß) _____
  Dehnungen (i, ie, ieh, ee, aa, ..) _____
  Verdopplungen (tt, pp, mm, ...) _____
  Groß- und Kleinschreibung _____
  v - f - ph - Schreibung _____
  ck - kk - Schreibung _____
  ei - ai - Schreibung _____
  qu - Schreibung _____
  weitere Wünsche: _____

Fragebogen (Fortsetzung S. 3)

Kommst Du mit dem Rechtschreibunterricht an der Hauptschule besser zu recht? _____
Was gefällt Dir nicht? _____
_____
_____
_____
_____

Was würdest Du anders haben wollen? _____
_____
_____
_____
_____
_____

<u>Unterrichtsprotokoll</u> der Klasse 6 c über die Problematik
der Legasthenie und Rechtschreibreform [1]

<u>Einstiegsfrage des Lehrers:</u> Man spricht in letzter Zeit immer
mehr von Legasthenie, wer kann mir sagen, was das ist? (Lehrer)
Das sind Kinder, die im Unterricht nicht so gut mitkommen - oder
die Zensuren haben, die immer unterm Durchschnitt sind (Monika)
...
Legastheniker, ... die sind in einem Fach z.B. Mathe oder Rechtschreiben nicht so gut, ... - oder Deutsch, das ist ganz egal,
in welchem Fach - und die liegen im Durchschnitt unter den Noten,
die die anderen haben (Andre).

Legastheniker sind meistens besonders in der Rechtschreibung
und im Lesen behindert (Eva).

Das sind vielleicht Kinder, die immer Nachhilfeunterricht nehmen (Brigitte).

Legastheniker, ... den sollte man ein Heim einrichten, so daß
die extra noch für Schreiben und Deutsch lernen können, wenn sie
das nicht so gut können oder da am meisten behindert sind
(Rüdiger).

Legastheniker sind Kinder, die nicht lesen können, die sich anstrengen können, wie sie wollen, die das aber nicht richtig
können, die Sprachunterricht oder so etwas darin haben (Astrid).

Man müßte in der Schule auch mal eine Stunde einrichten für
solche (Dietmar).

... Wir haben doch einen Förderunterricht (Lehrer).

Sie haben gesagt, ... solch eine Förderstunde haben wir doch,
da sind vielleicht gar keine Legastheniker drin, vielleicht
einige Legastheniker - der Koschyk (Schüler) hat - glaube ich -
auch da jetzt Förderunterricht, und er ist Legastheniker, das
gibt es viel zu wenig in Schulen. Manche Kinder ... die haben
Sprachfehler, die können nicht richtig rechnen, in allen Fächern
sind die schwach, die gehen auf eine ganz besondere Schule
(Andre).

Eine Sonderschule (Nils).

Das heißt noch lange nicht, daß die von der Schule runter müssen,
es kann ja genauso sein, die können das schon, bloß sie sind
so schwach da drinne, also, die sind vielleicht in anderen Fächern
ein bißchen besser, aber darin, das ist für sie das besondere
schwache, sich anstrengen können, so viel wie sie wollen, üben,
so viel wie sie wollen, sie begreifen es einfach nicht - z.B.
sie haben ein besonderes Wort, das können sie nicht schreiben
und so, und das kommt so oft vor, und das können sie dann gera-

---
[1] Das von den Schülern selbst geführte Unterrichtsgespräch durch
eigenes Aufrufen der Klassenkameraden wurde im vorliegenden
Unterrichtsprotokoll entsprechend der Tonbandaufnahme nur bei
redundanten und abwegigen Äußerungen sowie Versprechungen im
Wortlaut gekürzt, um so die Situation möglichst unverfälscht
wiederzugeben.

(Fortsetzung Protokoll, S. 2)

de noch (Karina).

Legastheniker, die haben das Problem, die schmeißen die Buchstaben durcheinander, die können das nicht richtig lesen, die lesen dann rückwärts und durcheinander, und die schreiben auch alles durcheinander, die schaffen das einfach nicht (Eva).

Meistens kommen die Legastheniker von der Grundschule und dann meistens nicht auf die höhere, sondern auf die Hauptschule, eben eine Stufe drunter, und manche sind dann eben so schlecht, die kommen dann auf diese Sonderschule (Oliver).

Legastheniker, wie die Eva schon gesagt hat, schmeißen die Wörter durcheinander, die sagen z.B. "Klaus" nicht in einem durch, die sagen ["K-laus"], so sprechen manche Legastheniker dann auch falsch aus (Andre).

Nein (von einigen Schülern in die Klasse gerufen).

Ne, das ist ganz anders, die - ich z.B. verwechsele[w] und [f] und so, und jetzt kann ich das auch schon besser, aber z.B. "Wagen" - ich glaub, da hab ich früher mal ein ⟨f⟩ vorgeschrieben ... oder "Falle" und ein ⟨w⟩ davor gemacht (Nils).

Legastheniker sagen sogar manchmal statt "Zeitung" "Seitung" und statt "Bonbon" "Bombom" (Astrid).

Aber ich möcht' sagen, das was der Oliver gesagt hat, das stimmt nicht, ich hätt' auch auf eine Realschule gehen können, das Zeugnis dafür hatte ich ja, - nur wegen der Rechtschreibung bin ich nicht gegangen; das ist hinterher so schlimm, dann bleib ich sitzen bloß wegen der Rechtschreibung, ... (Klaus).

Das liegt auch nicht so an den Worten, vor allem an den Buchstaben, die schreiben Worte, das ist nicht so schlimm, aber das Schreiben dann, das ist schon schwerer (Nils).

Du meinst das Aussprechen ist nicht so schlimm, das Schreiben ist schlimmer (Lehrerin).

Ja (Nils) (undeutliche Bestätigung).

Bei meiner Schwester sind solche Legastheniker in der Klasse, die kriegen gar keine Noten für das Schreiben, und die haben unwahrscheinlich viel Förderunterricht (Marco).

die brauchten den Förderunterricht auch, wenn sie jetzt überhaupt auch keinen Förderunterricht hätten, wären sie vielleicht noch viel schlechter (Brigitte).

... Die wissen zwar die Buchstaben jetzt z.B. und Reihenfolge, die verdrehen die Wörter, die schreiben z.B. ... "n u d" statt "u n d", die verdrehen die Buchstaben, die wissen zwar, wie die Buchstaben lauten, aber die verdrehen die (Ralf).

Manche Lehrer haben auch keine Geduld mit Legasthenikern, die schreien sie sofort an: "Mensch, jetzt kapiers doch mal!" ... Da kann das Kind doch überhaupt nichts für, wenn es Legastheniker ist (Kerstin).

(Fortsetzung Protokoll, S. 3)

Sie trauen sich vielleicht auch nicht zu sagen: ... "Erklären Sie mir das vielleicht noch mal richtig", vor der Klasse, weil andere sie vielleicht dann auslachen ... (Natascha).

Ich möchte sagen, aber Legastheniker, die schreiben ja auch nicht immer in Wörtern, z.B. die Buchstaben woanders hin, sondern wenn jetzt da ein Wort ist, wo⟨e⟩ und ⟨ä⟩ drin vorkommt mit ⟨a⟩ , da schreiben die z.B. ein ⟨e⟩ statt ein ⟨ä⟩ und z.B. wenn jetzt sie jetzt Vater schreiben sollen, dann schreiben sie vielleicht ⟨F⟩ davor und so was (Klaus).

Vor allem die Kinder - oder wir schreiben die Worte nicht falsch rum, sondern wir verwechseln die Buchstaben, das ist eigentlich Blödsinn, was er gesagt hat, wir schreiben die Worte nicht - von mir aus - ... verkehrt herum ..., wir verwechseln nur eben das ⟨d⟩ mit dem ⟨g⟩ oder so .... (Nils).

Meine Schwester, die ist auch als Legastheniker getestet worden, obwohl sie in den anderen Fächern ganz gut ist, aber da war sie eben nur in Rechtschreiben ..., da hatte sie einmal eine Note daneben gehauen, und da wurde sie jetzt für immer - auch auf der neuen Schule als Legastheniker angegeben (Monika).

Das stimmt eigentlich auch nicht, was der Klaus gesagt hat, das kann wohl mal passieren, daß man ⟨a⟩ als ⟨ e ⟩ schreibt, das hört sich auch schlecht an, so wie "Väter", das wüßt ich auch nicht immer so ganz gut, also "Väter", das weiß ich natürlich, aber es ist doch manchmal schwer mit der Rechtschreibung, da kann man ja auch nichts für (Brigitte). ...

Also, die alten Wörter, die kann man dann schon verstehen, wenn man die oft genug schon geschrieben hat, aber die neuen Wörter, die sind dann schwierig für Legastheniker (Kerstin).

Und ich finde, daß die Eltern auch mal so richtig mit den Legasthenikern üben müssen, nicht nur die Lehrer, die Eltern müssen auch mal damit üben, sie müssen nicht denken: "Das Kind schreibt jetzt Fünfen und Sechsen, es ist mir ganz egal, sollen die Lehrer damit zurecht kommen" (Ralf). ...

Ich glaube, manche Legastheniker die schreiben auch vielleicht hören mit ⟨h⟩ , weil sie denken, ... das wird mit ⟨h⟩ geschrieben, auch wenn sie das vorher dann gehört haben oder "Höhe" schreiben sie dann ohne ⟨h⟩ (Astrid).

Die Eltern, um noch einmal darauf zurückzukommen, die müssen dann ihr eigenes Kind davon heilen - so zu sagen - müssen sie das selbst unterstützen ..., z.B. durch vieles Üben und dann die richtige Zusammensetzung der Wörter (Oliver).

Ja, aber es gibt doch so viele Kinder, wo die Eltern den ganzen Tag über arbeiten oder geschieden sind, oder sonst was - und vor allen Dingen, die keine Zeit haben, was sollen sie denn dann machen, dann können sie doch nur zur Nachhilfe oder so (Nils).

(Fortsetzung Protokoll, S. 4)

Und gerade hat einer gesagt, es kommt darauf an, daß man schreiben kann, ... man muß die Wörter auch erst einmal richtig aussprechen können, wenn man jetzt z.B. falsch ausspricht, dann schreibt man ja auch falsch, ... - manche sagen, z.B. andere Buchstaben drin oder sie sprechen das falsch aus, zu kurz oder zu lang und dann kann man, dann weiß man auch nicht, wie man das richtig schreiben soll, man muß erst einmal gut sprechen lernen (Karina)
...

Bei der Elke merkt man das ja auch, die liest zu langsam (Lydia).

Ja, ich wollt noch sagen, man sollte ein Heim für diese Kinder einrichten, das sind doch keine kranken Kinder, oder die sollten auf Sonderschulen gehen, die sind doch gar nicht krank, sie haben nur eine Schwäche halt, da können die doch nichts für (Eva).

Sind denn solche Kinder überall schlecht? (Lehrerin)

Nein, die sind oft in Mathe dann besonders gut (Eva).

Nehmt auch mal die Elke daran (Lehrer).

Ich wollte sagen zum Nils, es gibt welche (hier Bezug auf Eltern), die immer arbeiten, aber Samstag und Sonntag, da arbeiten ja viele nicht (...), dann üben sie eben mit den Kindern eben Samstag und Sonntag (Elke).

Ich habe jetzt eine Frage an Mutze (Spitzname für Herbert), bist du Legastheniker? - Sag ja (Herbert sagt ja), ja und z.B. hier in der Schule ist er nicht ganz so gut, aber Zuhause, wenn wir unsere Buden da bauen, ich möchte mal sehen, wer die besser da baut (Nils).

Was willst du damit sagen, Nils? (Lehrer)

Wir bauen uns Zuhause da ganz schön, wir hatten da eine richtige Baracke und so und die hielt auch, die hatte einen ersten Stock und so (Nils).

Du willst sicherlich damit sagen, daß der Herbert bestimmt nicht dumm ist, denn Herbert hat auch immer in Mathematik ganz gute Ideen, und arbeitet immer gut mit (Lehrer).

Ja, und wenn es jetzt an das Handwerkliche geht ..., aber wenn er schreiben will, dann arbeitet er nicht so mit, aber wenn er da jetzt irgendwie etwas Handwerkliches machen will oder wenn wir irgendwelche Spiele machen, dann er hat doch immer gute Ideen (Nils), ...

<u>Was habt ihr für einen Eindruck, wie werden Legastheniker von anderen Schülern und von den Eltern behandelt?
Auf wieviel Verständnis stoßen sie, auch bei den Lehrern, wer hat da schon einmal Erfahrungen gemacht</u> (Lehrer)
...
Z.B. der Rene, der nebenan in der Klasse ist, mein Bruder, der ist auch Legastheniker und der hat dann Hilfsunterricht gekriegt und mein Vater, die haben sehr viel Geduld mit dem gehabt und jetzt wurd's immer besser, nachdem er den Hilfsschreibkurs da gemacht hat; seitdem ist es auch besser im Diktat und im Lesen. Manche

(Fortsetzung Protokoll, S. 5)

Schüler sagen: "Guck mal der, der ist blöd im Rechtschreiben, der kann das ja gar nicht, der ist doof, mit dem spielen wir nicht", so sagen vielleicht welche, besonders in der Sonderschule, weil da die meisten Kinder drin sind, ... (Andre).

... Ich hatte mal bei einer Lehrerin, und da war ich nicht so gut in Deutsch und die nicht mitgekommen sind, die hat sie einfach nicht mehr mitgenommen, die hat nur mit denen gemacht, die weitergekommen sind, da wären Legastheniker gleich sitzen geblieben (Rüdiger).

Ich wollte auch mal was sagen, der Nils hatte eben gemeint, wenn die Eltern tagsüber arbeiten, also den ganzen Tag, wo die Kinder dann hingehen sollten, es gibt ja auch Tagesschulen, wo sie sich mit ihren Freunden oder Freundinnen zusammentun können und dann ein bißchen mit denen lernen (Brigitte).

Ich wollte sagen, Legastheniker, die werden auch oft ausgestoßen, dann sagen sie, "Ne, mit denen spielen wir nicht." (Elke)

Ich würde auch sagen, daß ich ein Legastheniker bin, aber meine Mutter sagt nichts, wenn ich jetzt mal mit einer schlechten Note nach Hause komme, die sagt immer: "Dann setzen wir uns hin und dann üben wir". Manche Eltern, die sind auch sauer, daß die Kinder jetzt mit schlechten Noten nach Hause kommen und dann sagen sie nachher: "Du willst doch ein guter Schüler werden - jetzt kriegst du Stubenarrest, jetzt kriegst du jeden Tag von mir eine saftige Hausaufgabe auf, obwohl du von der Lehrerin auch viel aufkriegst, kriegst du auch von mir auch noch extra auf." So machen das manche Eltern, dann wissen die Kinder hinterher nicht, was sie machen sollen. Viele aus unserer Siedlung - einer ist sogar schon einmal abgehauen (Ralf).

Viele Lehrer, die haben keine Geduld mit solchen Kindern, wenn die z.B. eine Arbeit schreiben, dann sagt der Lehrer: "Ja, ich geb euch noch 10 Minuten, dann müßt ihr aber eigentlich fertig sein." Dann sagen wir "Ja, ja, in 5 Minuten sind wir fertig." Ein Legastheniker, der will das jetzt unbedingt schaffen, der will unbedingt eine gute Note schreiben, obwohl er weiß: "Hoffentlich schaffe ich es", dann ist er da am Schwitzen, nach 10 Minuten hat er vielleicht Dreiviertel von der Arbeit, und die anderen haben schon 5 Minuten fertig, dann gibt der Lehrer denen keine Zeit mehr und die Legastheniker, die arbeiten dann in der Pause. Wenn die dann mal ein bißchen Zeit haben, ... daß der auch mal im Rechtschreiben ein bißchen höher kommt, vielleicht klappt es dann besser. Es geben die Lehrer den Kindern viel zu wenig Zeit (Andre).

Manche Legastheniker schreiben dann manchmal auch gute Arbeiten und die guten Schüler z.B. - irgendeiner aus dem siebten oder so - die schreiben dann mal schlechte und die denken dann: "Öö, der kann keine Arbeiten schreiben", und die Legastheniker, die sagen: "Ja, ja, ich kann zwar auch keine guten Arbeiten schreiben, aber manchmal hab ich Glück gehabt", - wieso schreiben die manchmal gute Arbeiten? und die guten schreiben manchmal schlechte, kann jedem passieren (Thorsten).

(Fortsetzung Protokoll, S. 6)

... wir schreiben ja öfter mal Lückentexte, glaubt ihr denn, daß das hilft? (Lehrer)

Mehrere Schüler sagen: "Ja".

Jetzt können sich ja einmal speziell die melden, die öfter Lückentexte geschrieben haben (Lehrer).

... Das ist dann nicht so viel, und ... die anderen, die sind dann schneller fertig, wenn sie schreiben und es nur Lücken sind, dann ist es irgendwie einfacher, dann hat man mehr Zeit als die anderen, dann kann man noch mal nachgucken, wenn die anderen noch einmal ganz vorlesen, oder wenn die anderen noch schreiben, das wird dann doch viel besser (Karina), ...

Ich find das nicht so besonders gut mit den Lückentexten ..., da lernt man nicht so viel, die meisten schweren Wörter sind ja schon dann vorgedruckt (Klaus).

Da möchte ich was zu sagen, das stimmt nicht mit den schweren Wörtern vordruckt, das glaube ich bestimmt nicht, obwohl ich noch nie einen Lückentext geschrieben habe, aber ich würde sagen, gerade die schweren Wörter lassen die Lehrer stehen, z.B. der Legastheniker hat vielleicht Schwierigkeiten mit dem Wort "Klassenraum" oder "Tafelgebäck", die Wörter läßt der Lehrer dann bestimmt frei und läßt den Schüler diese Worte schreiben, die schweren Wörter (Andre).

Die Legastheniker, wenn die einen Lückentext schreiben, die lernen doch zuerst einmal die Wörter, die sie da reinschreiben müssen (Stephan).

Sie können ja auch, wenn sie wollen, normale Diktate schreiben (Lehrerin).

...

Für manchen Legastheniker hilft der Lückentext gar nicht, die schweren Wörter muß man dann selber eintragen und manche denken: "Ja, dann schreibe ich lieber das und das hin, und das hilft dann, es ist besser, wenn die einen Lückentext schreiben, obwohl die Lückentexte manchmal auch schwierig sind (Thorsten).

Lydia, du hast manchmal auch einen Lückentext geschrieben, wie war es bei dir? (Lehrer).

Ja, manchmal war es sehr schwer, es waren ja auch schwere Wörter dran ... (Lydia).

Aber war es denn leichter als normale Diktate? (Lehrer)

Ja, jo, war leichter (Beiträge von den Schülern).

Ich wollte sagen, beim Lückentext, da habe ich immer bessere Noten geschrieben, jetzt schreibe ich wieder nur noch Fünfen und Sechsen (Elke) - (in den letzten 3 Diktaten wurden keine Lückentexte mehr geschrieben).

Also, bei den Lückentexten, da wurde es auch immer ein bißchen strenger bewertet als bei denen, die richtig geschrieben haben.

(Fortsetzung Protokoll, S. 7)

Also, wenn man da ein paar Fehler mehr hatte, da gab es schon
eine schlechtere Note; das war schon richtig, aber wenn man das
schon macht, dann finde ich es auch besser, daß man dann auch genauso
gleiche Noten gibt - ich hab ja auch den Lückentext mitgeschrieben
und da habe ich jetzt auch immer gute Noten gehabt
und irgendwie bin ich jetzt auch besser in den Arbeiten. -
Früher als wir noch normale Diktate geschrieben haben, da war ich
nicht so gut und jetzt bin ich auch, wenn wir richtige Diktate
schreiben, immer besser (Karina).

Lückentexte, das verhindert auch, daß die leichten Wörter falsch
geschrieben werden wie "ist" oder so (Christiane).

Ich find das gut, wenn die Legastheniker so einen Lückentext kriegen,
da sind ja alle schweren Wörter freigelassen, da können sie
sich mehr auf die Wörter konzentrieren, und wenn sie da immer
gute Noten schreiben, dann werden sie auch selbstsicherer und
können dann später besser die richtigen Arbeiten schreiben (Eva).

Ich nehme an, daß ein Lückentext deswegen gut ist, weil erstens
machen sie dann in den nicht schweren Wörtern keine Flüchtigkeitsfehler
und sonst, die schweren Wörter, da können sie sich auch
viel mehr drauf konzentrieren, als wenn man jetzt auch noch andere
Wörter schreiben muß, dann schnell, schnell, schnell nächste Zeile,
dann entstehen auch mehr Flüchtigkeitsfehler (Peter). ...

Ich finde es aber auch ... nicht gut, - wenn da nur schwere Wörter
sind (Nils).

... Ich bin zum Beispiel kein Legastheniker, aber wenn man dagegen
angehen könnte, Legastheniker die hätten von mir aus - wenn es
denen nichts ausmachen würde - also mir würde es nichts ausmachen -
z.B. wenn ich Legastheniker wäre, wenn die Stadt für die Schule
nur auch extra einmal oder zweimal in der Woche Förderunterricht
ein oder zwei Stunden für Legastheniker einrichten würde, ... dann
wäre das schon ganz gut, aber der Staat sagt, wäre zu viel Aufwand,
zu viel Geld, und soundso viel Schulden macht der Staat dann auch,
... und hier in Deutschland, der gibt mehr Geld aus für die anderen
Ausländer als hier in Deutschland (Andre).

Glaubt ihr denn, daß es gut ist, daß man den Legasthenikern keine
Noten gibt? (Lehrer).

Ja (mehrere Schüler)....

Aber, wie soll man es denen denn anders im Zeugnis geben? (Nils).

Vielleicht fertigen sie dann so einen Satz an und schreiben da
drauf: "Ihr Kind hat sich gebessert", oder "es ist besser geworden",
daß es nicht mehr so viel vorkommt, daß das als das Zeugnis angesehen
wird (Oliver). ...

Vielleicht sagen die Lehrer, daß die Kinder so nicht schriftlich
das Zeugnis kriegen, also die Arbeit, sondern daß sie sich mehr
mündlich anstrengen und dann kriegen sie dafür Noten (Thorsten). ...

Ich find das ganz gut, daß das nicht benotet wird, denn erstens
machen sie sich keine Vorwürfe: "Ach, ich hab schon wieder eine Sechs
geschrieben, und da muß ich mich aber bessern" - und dann versuchen
sie, sich in der Arbeit anzustrengen und machen dabei noch mehr

(Fortsetzung Protokoll, S. 8)

Flüchtigkeitsfehler, ich meine, da würde man besser das, wie sie mitarbeiten, das Bemühen bewerten (Peter).

Und ich find das nicht gut, wenn einer im Förderunterricht ist und wenn man dann im Zeugnis schreibt,"derjenige hat an einem Förderunterricht teilgenommen", das finde ich nicht gut, dann kommt das einem so ein bißchen komisch vor, wenn man das anderen jetzt vorzeigt, und die sagen immer: "Ach, du bist ja gar nicht so gut, das kam ja gerad nur, weil du im Förderunterricht warst", (Karina).

Ja und ich find das auch, daß der Förderunterricht in der Hinsicht gut ist, daß man dann einfach eine Unterstützung hat, auch im Unterricht (Christiane).

Ich möchte noch einmal auf die Frage von Ihnen zurückkommen, ich glaub, die hat noch keiner beantwortet, wie hier in der Klasse und was die Schüler und Eltern dazu sagen, oder wie die reagieren auf Legastheniker, ich glaube, es ist eigentlich sehr nett hier, hier sagt keiner, "Ja Legastheniker, mit dir wollen wir nichts zu tun haben oder so in der Art" (Nils).

Du hast jetzt hier gute Erfahrungen gemacht, wie war es denn in der Grundschule? (Lehrer).

Da war es auch nicht schlimm, aber - (Nils)

Vielleicht können die anderen mal von ihren Erfahrungen erzählen (Lehrer).

Ich möcht da was zu sagen, z.B. ich glaub, der Klaus ist ja auch ein Legastheniker, ich und der Klaus und die anderen hier, die spielen ja auch zusammen in der Pause jedesmal kriegen, die können ja sagen: "Klaus, hau ab, du machst nicht mit, du bist doof, du bist Legastheniker, du kannst von mir aus abhauen, kannst machen, was du willst, such dir einen anderen Freund, mit dem du spielen kannst", könnte ich ja genauso sagen, aber wieso denn? Nur weil er im Rechtschreiben oder Lesen schwach ist? Seh ich gar nicht ein (Andre).

Und auch meistens, die Legastheniker in anderen Schulen, beispielsweise, wo die Kinder noch naiver sind, ... werden Legastheniker andauernd ausgestoßen, die wissen gar nicht, was das ist, Legasthenie, ... (Rüdiger).

...

Also, ich hab da früher keine schlechten oder sehr schlechte Erfahrungen gemacht, klar, es hat mich mal jemand darauf angesprochen und so , aber der war auch mehr nett und hat mich nicht angemault oder so, - aber ich wollt sagen, wenn hier einer ausgestoßen wird, hier sind nämlich ziemlich viele Legastheniker, glaube ich, - dann gibt's da zwei Gruppen, aber das ist hier ja nicht. Hier, da halten wir so ein bißchen zusammen (Nils).

Legastheniker sind ja auch Kinder, die können zwar nicht so gut rechnen, schreiben und so was, aber deshalb sind sie noch lange keine anderen Kinder, die man ausstoßen soll (Kerstin).

Ich wollte sagen, in der Grundschule, da haben aber viel mehr Kinder mit mir gespielt als jetzt (Elke).

(Fortsetzung Protokoll, S. 9)

Ich möchte mal etwas dazu sagen, wegen dem Ausstoßen. Jetzt, wenn sie Legastheniker sind, dann brauchen sie noch lange nicht in ihrem Charakter so zu sein oder in der Nettheit (Oliver).

Wie ich früher in der Grundschule war, da haben sie zu mir auch gesagt, du bist ein Legastheniker, weil ich sehr schlecht in den Noten war, und da habe ich mich dann irgendwie geärgert. Als ich dann hier auf die Schule gekommen bin, da hat mich dann keiner mehr darauf angesprochen, ohne daß das irgendeiner gemerkt hat, bis daß ich dann besser wurde (Christiane).

<u>Woran liegt es wohl, daß es so viele Legastheniker gibt? Geht da noch einmal zum Schluß drauf ein</u> (Lehrer).

Also, bei mir war das auch so, die Kinder haben mich in meiner früheren Klasse immer geärgert, und das kam auch daher, also, die Lehrer waren auch nicht so gut, die hatten ihre Lieblingskinder gehabt und so, das war dann auch ein bißchen schlecht, und da hab ich mich dann auch meistens nicht konzentriert auf die Schule, da hab ich immer daran gedacht wegen den Kindern und so, daß die immer so doof sind und deswegen kam ich dann auch nicht - daß ich dann nicht so gute Noten hatte und jetzt ist das hier nicht mehr so, deshalb werde ich auch schon besser (Karina).

...

Ich glaube bestimmt, daß Legastheniker manche schon von Geburt an schon so sind, als kleine Kinder. ...(Andre)

Also, ich find das ist nicht so ganz richtig, was der Andre eben gesagt hat, also richtig ist es doch, aber es kann ja wohl schlecht von klein auf sein, es handelt sich ja jetzt schließlich um das Lesen und um das Schreiben und nicht, so was man lernt von den Großen - und dann wollt ich noch mal etwas sagen, man könnte ja auch eine Schule bauen für die legasthenen Kinder (Brigitte)

...

Vielleicht ist das ein Erbstück, beispielsweise, daß in grauer Vorzeit die Großmutter Legasthenikerin war, und das hat sich jetzt auf den Jungen vererbt (Rüdiger).

Vielleicht sind jetzt - also eine Familie hat mehrere Kinder, und einer davon ist ganz gut, die anderen sind vielleicht Legastheniker, und die Legastheniker werden so gelobt: "Ja, ist ja egal, ob du eine schlechte Note hast, jedenfalls du bist besser als der", und obwohl der ganz gut ist, und vielleicht gewöhnt der sich, Legastheniker zu werden, und dann will er vielleicht auch gelobt werden (Thorsten).

<u>Habt ihr euch schon einmal überlegt, ob es auch an der Rechtschreibung selber liegen kann? Nehmt mal dazu Stellung</u> (Lehrer).

(Die Schüler rufen sehr angeregt in die Klasse)

Die Rechtschreibung ja, wenn da ein paar Buchstaben weniger wären, brauchen wir weniger Wörter zu schreiben und so (Monika).

Ich fänd das auch viel besser, wenn das nicht alles so kompliziert wäre, wie z.B. alleine schon mit dem ⟨f⟩, dieses Vogel- ⟨v⟩ und das andere ⟨f⟩, man könnte doch ein ⟨f⟩ nehmen, und dann könnte man auch anstatt einem ⟨ä⟩ immer ⟨e⟩ schreiben oder immer ⟨ä⟩ oder immer ⟨e⟩ schreiben, und man könnte auch dieses komische ⟨ß⟩ einmal weg-

(Fortsetzung Protokoll, S. 10)

lassen, man könnte auch alles kleinschreiben, das ginge doch alles viel einfacher, wenn man nicht alles doppelt und dreifach haben würde (Eva).

Was würdet ihr am liebsten reformieren? (Lehrer).

Kleinschreibung (Kerstin).

...

Sie haben ja eben gefragt, woran das liegen kann, es gibt ja auch viele Kinder: "Wenn du jetzt keine gute Note schreibst, dann kriegst du Schläge", und da haben sie Angst (Marco).

Aber wir wollen noch einmal auf die Rechtschreibung eingehen (Lehrer)

Es kann vielleicht auch an der seelischen Belastung liegen, da man das dann nicht schafft oder daß man dann irgendwie Legastheniker wird, dann kriegt man Halluzinationen oder so was (Oliver).

Also, ... es ist besser, wenn man alles kleinschreibt, z.B. am Anfang des Satzes. ... Dann finde ich doch gut, wenn ... es dann nicht so viele Buchstaben geben würde, und auch wie die Eva gesagt hat, anstatt ⟨ss⟩ , z.B. nur ein ⟨s⟩ schreiben oder ⟨e⟩ und ⟨ä⟩ (Karina).

Also, ich find das auch besser, was die Eva gesagt hat, das wäre eigentlich viel einfacher, aber dann müßt sich das ja dann ganz anders anhören, z.B. /Straße/ das würd sich dann anhöre /Strase/ (Brigitte).

Dann müßte man vielleicht ein anderes Wort für "Straße" sagen (Oliver). - (Gelächter der Schüler)

Ich wollte sagen, bei uns in der Familie, mein Vater war gut, meine Mutter war gut, und na, mein großer Bruder, der andere Bruder und ich, wir waren alle und sind alle Legastheniker (Elke).

Ja, es braucht ja auch nicht immer Vererbung sein, es kann ja auch irgendwie einen anderen Grund haben, vielleicht Angst oder einfach Komplikationen Zuhause, also wenn viele Kinder sind, dann können sich die Eltern nicht immer nur auf ein Kind konzentrieren, und dann auf alle, und dann haben die Kinder dadurch auch mehr Nachteile (Christiane).

Glaubt ihr denn, wenn man die Rechtschreibung vereinfachen würde, das Problem wäre dann besser? (Lehrer)

Ja (einige Schüler).

Nein, es würden wieder andere Buchstaben kommen, die dann wieder nicht ...?.... werden (Oliver).

Vor allem, wenn man das von Kind auf dann wieder gelernt hat, die anderen, also, die Kinder dann von denen, die die Rechtschreibung vereinfacht haben, für die ist das dann wieder schwer, und so wird das dann immer niedriger (Nils).

Ja und wenn das dann eingeführt werden würde, dann müßte sich die ganze Welt ja darauf einstellen, alle die alten Leute, die das alle gelernt haben, die gar nichts anderes mehr kennen, die müssen sich dann dadrauf umspezialisieren (Klaus).

(Fortsetzung Protokoll, S. 11)

Am besten wäre es ja, wenn man die ganze Rechtschreibung abschaffen würde (Michael Sch.) = (stark verhaltensgestörter Legastheniker)
Allgemeines Gelächter und Protest
Was würdest du stattdessen machen? (Lehrer)
Nichts (Michael) (Protest u. Gelächter, allgemeines Durcheinander)
Ich möchte sagen, mit dem Erben, das kann allerdings schlecht sein, wenn meine Schwester auf dem Gymnasium ist und ich auf der Hauptschule, und da ist sie gut, das geht ja wohl schlecht (Marco).
...
Aber ich finde, die Kerstin sagte eben, oder die Brigitte mit der "Straße", wenn man das alles nur einmal hätte, dann könnte man ja /Straße/ sagen und wenn das alles so vereinfacht wär, das wäre doch ganz praktisch und man hatte, so weit ich weiß, auch schon mal versucht, irgendetwas zu vereinfachen, aber da hat man Ärger gekriegt mit den älteren Leuten, die haben das jetzt ja alles schon anders gelernt, und die wollen das jetzt nicht alles noch einmal neu lernen, die wollen sich nicht mehr darauf umstellen, ich glaub, wir würden auch ganz schön motzen, wenn wir das jetzt plötzlich alles kleinschreiben sollten (Eva).

Ich würd sagen, mit den Legasthenikern, das ist genauso, wie vom Start bis zum Ziel, manche Legastheniker schaffen das auch, die schaffen das durch unbequeme Wege und Straßen - wie man sagt - und dann kommen die plötzlich zum Ziel und ... dann denken die ja, jetzt haben wir es geschafft und versuchen wir es weiter und jetzt kann ich es und dann versuchen sie es weiter. ...

(Die Diskussion wird hier abgebrochen)

LITERATURVERZEICHNIS

(Adelung 1788=) Adelung, Johann Christoph, Vollständige Anweisung zur deutschen Orthographie, Leipzig 1788

(aktion kleinschreibung "ak"=) "aktion kleinschreibung"e.v.("ak") bürgerinitiative für sprachpflege und rechtschreibvereinfachung, gegründet 1972 in Tuttlingen. Sie hat jetzt ihren Sitz in Immendingen, Veröffentlichungen in den Mitgliederrundbriefen "ak"

(Althaus 1973a=) Althaus, Hans Peter, Graphetik, in: Althaus, H.P., Henne, H., Wiegand, H.E.: Lexikon der Germanistischen Linguistik, Tübingen 1973, S. 1o5-118

(Althaus 1973b=) Althaus, Hans Peter, Graphemik, in: Althaus, H.P., Henne, H., Wiegand, H.E.: Lexikon der Germanistischen Linguistik, Tübingen 1973, S. 118-132

(Angermaier 1972=) Angermaier, Michael, Legasthenie - Verursachungsmomente einer Lernstörung, Weinheim 1972

(Arbeitskreis Legasthenie=) Arbeitskreis Legasthenie im Bundesverband zur Förderung Lernbehinderter, e.V., Münster, Manfred-von-Richthofen-Str. 49

(Arbeitsgemeinschaft "neue rechtschreibung" 1953=) Arbeitsgemeinschaft "neue rechtschreibung". Reformplan der Arbeitsgemeinschaft "neue rechtschreibung", Stuttgart 1953, in: Nerius, Dieter: Untersuchung zu einer Reform der deutschen Orthographie, Berlin, DDR, 1975, S. 85

(Arbeitsgemeinschaft Schreibbeziehung 1972=) Arbeitsgemeinschaft Schreibbeziehung, Mitteilungen, Schrift. Schreiben. Schule. Schreibbeziehung in der Lehrerbildung 1972, S. 5-14

(Atzesberger 1972/73=) Atzesberger, Michael, Probleme der Legastheniepädagogik in der Primar- und Sekundarstufe, Schwäbisch Gmünd 1972/73

(Augst 1974b=) Augst, Gerhard, Abriß einer Geschichte der Rechtschreibung und Rechtschreibreform, in: Augst, Gerhard (Hrsg.): Deutsche Rechtschreibung mangelhaft,Heidelberg 1974, S. 48-55

(Augst 1974c=) Augst, Gerhard, Rechtschreibung und Rechtschreibreform als Normproblem, in: Augst, Gerhard (Hrsg.): Deutsche Rechtschreibung mangelhaft? Heidelberg 1974, S. 79-91

(Augst/Mewes/Pomm 1974=) Augst, Gerhard/Mewes, Ute/Pomm, Peter Hermann, u.a., Rechtschreibung und Rechtschreibreform in der öffentlichen Diskussion, in: Augst, Gerhard (Hrsg.): Deutsche Rechtschreibung mangelhaft, Heidelberg 1974, S. 117 -129

(Balhorn 1974=) Balhorn, Heiko, Rechtschreibtraining mit Wortlisten, in: Die Grundschule, 1974, Heft 4, S. 33o-333

(Balhorn/Harries 1972=) Balhorn, Heiko/Harries, Brigitte, Zum leidigen thema rechtschreibung, Versuch der ableitung von lernzielen - darstellung einer lernzielorientierten methode, in: Westermanns Pädagogische Beiträge 1972, S. 647-662

(Barker/Kibler 1974=) Barker, Larry/Kibler, Robert, Dimensionen und Aspekte der Kommunikation, in: Paschen, Harm: Kommunikation, München 1974, S. 47-56

(Bärmann 1972=) Bärmann, Fritz, Taxonomie der Lernziele im Schreibunterricht. Ist "Schreiberziehung" ein Lehr- und Forschungsgegenstand erziehungswissenschaftlicher Hochschulen? in: Westermanns Pädagogische Beiträge 1972, S. 431-437

(Bauer 1973=) Bauer, Gerhard, Einige Grundsätze zum Kampf um die vereinfachte Rechtschreibung, in: Linguistische Berichte, 1973, Heft 25, S. 1o3-111

(Bauer 1974=) Bauer, Gerhard, wie setzen wir die reform der rechtschreibung durch? in: Drewitz, I./Reuter, E. (Hrsg.) vernünftiger schreiben, reform der rechtschreibung, Frankfurt 1974, S. 79-85

(Bauer, G. u. S. 1972=) Bauer, Gerhard u. Sibylle, Die Religion der Rechtschreibung, in: Linguistische Berichte, 1972, Heft 18, S. 64-69

(Baum 1974=) Baum, Gerhart, Hundert Jahre sind genug! in: Das Parlament, Nr. 38, 21.9.1974

(Bernstein 197o=) Bernstein, Basil, Soziale Struktur, Sozialisation und Sprachverhalten, Aufsätze 1958 - 197o, Amsterdamm 197o

(Bernstein/Oevermann 197o=) Bernstein, Basil/Oevermann, Ulrich u.a., Lernen und soziale Struktur. Aufsätze 1965 - 197o, Amsterdamm 197o

(Bollinger 1974=) Bollinger, Reinholf, Führt eine rechtschreibreform zu untragbaren finanziellen einbußen? in: Mitgliederrundbrief vernünftig schreiben der "aktion kleinschreibung" 3/1974, S. 7

(Börge 1974=) Börge, Vagn Albeck, Die Reform der Rechtschreibung in Dänemark, in: Hiestand, W. (Hrsg.): Rechtschreibung - Müssen wir neu schreiben lernen? Weinheim 1974, S. 125-135

(Börner 1972=) Börner, Wolfgang, Zur Übertragbarkeit phonologischer Kategorien auf die Graphematik, in: Linguistische Berichte, Band 21,1972, S. 67-72

(Brekle 1971=) Brekle, Herbert, E., Einige Bemerkungen zur Graphematik-Diskussion, Regensburg 1971, in: Linguistische Berichte, Bd. 16, 1971, S. 53-59

(Chaloupek 1972=) Chaloupek, Ferdinand, Die Rechtschreiberneuerung - ein sozialer Fortschritt, in: Pacolt, Ernst (Hrsg.): Beiträge zur Erneuerung der deutschen Rechtschreibung, Wien 1972, S. 1o3 - 112

(Cornioley 1934=) Cornioley, Hans, Bibliographie zur deutschen rechtschreibreform, Bern 1934

(Creiner 1973) Creiner, Ulrich, Sprache als Nachrichtentechnik, Zum "Deutschen Germanistentag" in Trier, in: Frankfurter Allgemeine Zeitung, Nr. 42, 19.2.1973, S. 24 f.

(Dahms 1967=) Dahms, Günter, Das Diktat auf der Eingangsstufe, in: Der Deutschunterricht, Stuttgart 1967, Heft 3, S. 91-94

(Der Sprachspiegel 1976=) Der Stand der rechtschreibreform, herausgegeben vom deutschschweizerischen Sprachverein, Basel 1976

(Die Tribüne 1973-1978=) Organ der österreichischen gesellschaft für sprachpflege und rechtschreiberneuerung, Wien 1973-1978

(die tribüne 3/1976=) So einfach ist Wusters "vereinfachte Großschreibung" nicht! in: die tribüne, 3/1976, S. 6

(Die Welt 1973=) Wider die Diktatur des Duden, in: Die Welt vom 19.2.1973

(Die Welt 1974=) Die Kleinschreibung - der Klassenkampf, in: Die Welt vom 9.1o.1974

(Digeser 1973=) Digeser, Andreas, Große und kleine buchstaben: gut mit großen Gefahren, in: Frankfurter Allgemeine Zeitung vom 2.6.1973, Nr. 127

(Drewitz/Reuter 1974=) Drewitz, Ingeborg/Reuter, Ernst (Hrsg.), vernünftiger schreiben, reform der rechtschreibung Verband deutscher Schriftsteller - PEN-Zentrum der BRD, Gewerkschaft Erziehung und Wissenschaft, Frankfurt 1974

(Duden-Rechtschreibung o.J.=) Band 1: Duden-Rechtschreibung der deutschen Sprache und der Fremdwörter, herausgegeben von der Dudenredaktion unter Leitung von Paul Grebe, Mannheim o.J.

(Eggers 1973=) Eggers, Hans, Deutsche Standardsprache des 19./ 2o. Jahrhunderts, in: Althaus, H.P./Henne, H./ Wiegand, H.E.: Lexikon der Germanistischen Linguistik, Tübingen 1973, S. 437-442

(Eggert 1971=) Eggert, Dietrich, Zum Begriff der Legasthenie, in: Schwartz, Erwin (Hrsg.): Legasthenie - ein pädagogisches Problem, Beiträge zur Reform der Grundschule, Band 8, Frankfurt 1971

(Digeser 1974=) Digeser, Andreas (Hrsg.), Groß- oder Kleinschreibung? Beiträge zur Rechtschreibreform, Göttingen 1974

(Eggert 1971a=) Eggert, Dietrich, Zur Ätiologie der Legasthenie in: Schwarz, Erwin (Hrsg.): Legasthenie - ein pädagogisches Problem, Beiträge zur Reform der Grundschule, Frankfurt 1971

(Empfehlungen 1959=) Empfehlungen des Arbeitskreises für Rechtschreibregelung, Authentischer Text, Duden-Beiträge herausgegeben von Grebe, Paul, Heft 2, Mannheim 1959

(Engelen 1974=) Engelen, Bernhard, entwurf eines an kommunikativen bedürfnissen orientierten sprachunterrichts, in: Drewitz, I./Reuter, E. (Hrsg.): vernünftiger schreiben reform der rechtschreibung, Frankfurt 1974, S. 93-106

(Entschließung 1973=) Entschließung der sektion I des deutschen Germanistentages in Trier vom 14.2.1973, in: Drewitz, I./Reuter, E. Hrsg.): vernünftiger schreiben, reform der rechtschreibung, Frankfurt 1974, S. 164

(Eo Plunien 1973=) Eo Plunien, Wider die Diktatur des Duden. Deutscher Germanistentag in Trier: Didaktisches Abrakabra? in: Die Welt, Nr. 42 vom 19.2.1973

(Erfurter Rechtschreibprogramm 1931=) Erfurter Rechtschreibprogramm vom 7. Vertretertag des Bildungsverbandes der deutschen Buchdrucker in Erfurt, beschlossene Vorschläge zur Reform der deutschen Orthographie, in: Nerius, Dieter: Untersuchungen zu einer Reform der deutschen Orthograpenie, Berlin, DDR, 1975, S. 82 f.

(Fachschaft Deutsch 1972=) Fachschaft Deutsch an den Pädagogischen Hochschulen des Landes NRW, in: Linguistische Berichte 1972, S. 1o5-1o7, ebenso in: Drewitz, I./ Reuter, E. (Hrsg.): vernünftiger schreiben, reform der rechtschreibung, Frankfurt 1974, S. 165

(Faigel 1973=) Faigel, Peter, Die Problematik der Rechtschreib-Zensur - Überlegungen und Untersuchungsergebnisse, in: Linguistische Berichte 1973, S. 1o3-11o

(Ferdinand 1970=) Ferdinand, Willi, Über die Fehlerarten des rechtschreibschwachen Kindes, in: Ingenkamp, Karlheinz, Lese- und Rechtschreibschwäche bei Schulkindern, Weinheim 1970, S. 88 ff.

(Ferdinand 1971=) Ferdinand, Willi, Über die Erfolge des ganzheitlichen Lese-(Schreib)unterrichts in der Grundschule, Bochum 1971

(Fleischer 1965=) Fleischer, Wolfgang, Zum Verhältnis von Phonem und Graphem bei der Herausbildung der neuhochdeutschen Schriftsprache, in: Wissenschaftliche Zeitschrift der Friedrich-Schiller-Universität Jena 1965, Heft 3, S. 461-465

(Frankfurter Rundschau 1973=) Widerstand gegen die enteignung der großbuchstaben, in: Frankfurter Rundschau vom 8.1o.1973

(Frister 1974=) Frister, Erich, podiumsdiskussion "vernünftiger schreiben", in: Drewitz,I./Reuter, E. (Hrsg.): vernünftiger schreiben, reform der rechtschreibung, Frankfurt 1974, S. 111

(Fucyman 1975=) Fucyman, W., Die wissenschaft bestätigt neuerlich: Kleinschreibung genauso gut oder sogar leichter zu lesen als grosschreibung, in: die tribüne, 1/1975, S. 8 f.

(Geiling 1973=) Geiling, Heinrich (Hrsg.), Grundschule: Lernziele - Lehrinhalte - Methodische Planung, Band 6: Deutsch - Rechtschreiben, München 1973

(Gewerkschaft der Lehrer und Erzieher 1947=) Gewerkschaft der Lehrer und Erzieher (GEW), ist eine reform unserer rechtschreibung notwendig? Kreis Leipzig 1947, in: Nerius, Dieter: Untersuchungen zur Reform der deutschen Orthographie, Berlin, DDR, S. 83

(Glinz 1955=) Glinz, Hans, Die Kennzeichnung des langen Vokals in der deutschen Rechtschreibung und die Möglichkeiten und Grenzen einer Vereinfachung, in: Der Deutschunterricht, Stuttgart 1955, S. 83-91

(Gössmann 1974=) Gössmann, Wilhelm, die richtigkeit der rechtschreibung. einführung in den stand der rechtschreibreform, in: Drewitz, I./Reuter, E. (Hrsg.): vernünftiger schreiben, reform der rechtschreibung, Frankfurt 1974, S. 18-35

(Grebe 1963=) Grebe, Paul, Akten zur Geschichte der deutschen Einheitsschreibung 1870-1880, Mannheim 1963

(Grebe 1972=) Grebe, Paul, Ziel und Verwirklichung einer Rechtschreibreform, in: Pacolt, Ernst (Hrsg.): Beiträge zur Erneuerung der deutschen Rechtschreibung, Wien 1972, S. 48-52

(Grebe 1975=) Grebe, Paul, Die Wiesbadener Empfehlungen des Arbeitskreises für Rechtschreibregelung, in: Jahrbuch für Internationale Germanistik, Bern 1975, S. 61-69

(Greyerz 1969=) Greyerz, Otto von, Die enthauptung der hauptwörter, Sonderdruck aus der "Rechtschreibung" Nr. 9o August 1969, herausgegeben vom Bund für vereinfachte rechtschreibung, Schweiz 1969

(Grimm 1854a=) Grimm, Jakob, Über den albernen Gebrauch groszer buchstaben, Aus der Vorrede zum 1. Band des Deutschen Wörterbuches, 2.3.1854, in: Das Parlament, nr. 38, vom 21.9.1974

(Grimm 1854b=) Grimm, Jakob, Über das pedantische in der deutschen sprache. Aus der Vorlesung vor der Akademie der Wissenschaften, Berlin am 21. Oktober 1847, in: Das Parlament vom 21.9.1974, Nr. 38, S. 4

(Grissemann 1968=) Grissemann, Hans, Die Legasthenie als Deutungsschwäche zur psychologischen Grundlegung der Legasthenietherapie, Bern 1968

(Grissemann 197o=) Grissemann, Hans, Die Legasthenie als Deutungsschwäche - eine wahrnehmungs- und leistungspsychologische Betrachtung, in: Hägi, H./Bürli, A./ Mathis, A.: Legasthenie - Ursachen, Erscheinungsformen, Erfassung, Behandlung, Weinheim 197o, S. 59-73

(Grothausmann 1975/76=) Grothausmann, Karlheiz, Unveröffentlichte Ausarbeitung für das Forschungsvorhaben: Entwicklung der deutschen Rechtschreibung, Kapitel: Historische Entwicklung der deutschen Rechtschreibung, Münster 1975/76

(Habe 1974=) Habe, Hans, Analphabeten an die Front, in: Das Parlament Nr. 38 vom 21.9.1974

(Haberl 1974=) Haberl, Herbert, Experimentelle untersuchungen zur lesbarkeit der kleinschreibung, in: Hiestand, Wilhelm (Hrsg.): müssen wir neu schreiben lernen? Weinheim 1974, S. 115-124

(Hägi/Bürli u.a. 197o=) Hägi, H./Bürli, A./ u.a. (Hrsg.), Legasthenie - Ursachen, Erscheinungsformen, Erfassung, Behandlung, Weinheim 197o

(Hahn 1974=) Hahn, Wilhelm, Offizielle Äußerungen von Regierungsvertretern, Liberalisierung - kein Kahlschlag! in: Das Parlament 21.9.1974

(Harweg 1971=) Harweg, Roland, Buchstabe und Graphem, in: Linguistische Berichte, Band 13, 1971, S. 78-8o

(Heidrich 1974=) Heidrich, Marianne, Zur Arbeit mit Rechtschreibregeln und mit den Regelteilen orthographischer Nachschlagewerke, in: Deutschunterricht, DDR, Heft 2, S. 97-1o2

(Heyd 1959=) Heyd, Werner, Bibliographie der zeitschriftenaufsätze zur Rechtschreibreform, Stuttgart 1959

(Herrlitz 1973a=) Herrlitz, Wolfgang, Einführung in die allgemeinen Grundlagen der Kommunikation, in: Funk-Kolleg Sprache I., Frankfurt 1973, S. 27-37

(Herrlitz 1973b=) Herrlitz, Wolfgang, Aufbau eines Modells der sprachlichen Kommunikation, in: Funk-Kolleg Sprache I, Frankfurt 1973, S. 38-47

(Herrlitz 1973c=) Herrlitz, Wolfgang, Modell der Kodierung und Dekodierung, in: Funk-Kolleg Sprache I, Frankfurt 1973, S. 47-56

(Hiestand 1973=) Hiestand, Wilhelm (Hrsg.), Materialsammlung zur Rechtschreibreform, Tuttlingen 1973

(Hiestand 1974=) Hiestand, Wilhelm, Wirtschaft und Kleinschreibung, in: Das Parlament, Nr. 38, 21.9.1974

(Hiestand 1974=) Hiestand, Wilhelm (Hrsg.), Rechtschreibung, Müssen wir neu schreiben lernen? Weinheim 1974

(Hiestand 1974b=) Hiestand, Wilhelm, kleinschreibung in der praxis, in: Drewitz, I./Reuter, E.: vernünftiger schreiben, reform der rechtschreibung, Frankfurt 1974, S. 85-93

(Hiestand 1976=) Hiestand, Wilhelm, Wo steht die Rechtschreibreform 1976, in: Mitgliederrundbrief "vernünftig schreiben" der "aktion kleinschreibung", Immendingen 1976, S. 8-11

(Hiestand 1976b=) Hiestand, Wilhelm, Wissenschaftliche Ergebnisse zu Fragen der normierten Rechtschreibung, in: Beilage zur Stenographischen Rundschau 12/1976, S. 1-1o

(Hiestand 1977=) Hiestand, Wilhelm, Die Behinderung von Bildungschancen durch die Rechtschreibung in der Grundschule und Änderungsvorschläge (unveröffentlichte Texte zum Referat, das im Seminar: Die gegenwärtige Primarstufenreform - Zur Geschichte der Grundschule III von Prof. Dr. D. Haarmann gehalten wurde, S. 1-9)

(Hofer 1974=) Hofer, Adolf, linguistik und orthografieunterricht: überlegungen zu den abbildungsbeziehungen zwischen fonem- und grafemebene, in: Hiestand, W. (Hrsg.): Rechtschreibung. Müssen wir neu schreiben lernen? Weinheim 1974, S. 69-87

(Höller 1953=) Höller, E., Zeitgemäßer Rechtschreibunterricht auf der Grundlage einer fehlerkundlichen Erhebung bei Zehnjährigen, Wien 1953

(Holzfeind 1975=) Holzfeind, Ernst, Mehrdeutigkeit und Großschreibung, in: die tribüne 1/1975, S. 1-3

(Hornung 1972=) Hornung, Max, Die Arbeit der österreichischen Kommission für die Orthographienorm, in: Pacolt, Ernst (Hrsg.): Beiträge zur Erneuerung der deutschen Rechtschreibung, Wien 1972, S. 71-8o

(Hotzenköcherle 1955=) Hotzenköcherle, Rudolf, Großschreibung oder Kleinschreibung? Bausteine zu einem selbständigen Urteil, in: Der Deutschunterricht 7, Stuttgart 1955, S. 3o-49

(Ingenkamp 1973=) Ingenkamp, Karlheinz, Die Fragwürdigkeit der Zensurengebung, Weinheim 1973

(Ingenkamp 1976=) Ingenkamp, Karlheinz, Bildertest 2-3 (BT 2-3), deutsche Neubearbeitung des Tests von Emmet, Weinheim 1976

(Jäger 1974=) Jäger, Siegfried, Der gegensatz zwischen herrschender rechtschreibung und sprachrichtigkeit und seine folgen in schule, beruf und familie, in: Drewitz I./ Reuter, E. (Hrsg.): vernünftiger schreiben, reform der rechtschreibung, Frankfurt 1974, S. 53-65

(Kemmler 1975=) Kemmler, Lilly, Erfolg und Versagen in der
    Grundschule, Göttingen 1975
(Kern 1973=) Kern, Artur, Rechtschreibung als Funktion des Sprach-
    unterrichts, Freiburg 1973
(Klappenbach 1955=) Klappenbach, Ruth, Die Silbentrennung, in:
    Der Deutschunterricht, Stuttgart 1955, S. 93-1o3
(Klasen 197o=) Klasen, Edith, Das Syndrom der Legasthenie,
    Bern 197o
(Klute 1974=) Klute, Wilfried (Hrsg.), Orthographie und Gesell-
    schaft, Materialien zur Reflexion über Rechtschreib-
    normen, Frankfurt 1974
(Knobloch 1972=) Knobloch, Johann, Die Entwicklung der deutschen
    Rechtschreibung, in: Grebe, Paul (Hrsg.): Beiträge
    zur Erneuerung der deutschen Rechtschreibung, Wien 1972,
    S. 38-47
(Kochan/Ader u.a. 1972=) Kochan, D./Ader, D. u.a., Sprache und
    Sprechen, Arbeitsmittel zur Sprachförderung in der
    Primarstufe, Lehrerband für das 3. Schuljahr, Hannover
    1972
(Kongreß "vernünftiger schreiben" 1973=) Kongreß "vernünftiger
    schreiben", in: Drewitz I./Reuter, E. (Hrsg.): vernünf-
    tiger schreiben, reform der rechtschreibung, Frankfurt
    1974, S. 177-181
(Korn 1973=) Korn, Karl, Rechtschreibreform wird zum Politikum,
    in: Frankfurter Allgemeine Zeitung vom 8.1o.1973,
    abgedruckt auch im Pressespiegel vom Kongreß Reform
    der Rechtschreibung, vernünftiger schreiben, Frankfurt
    1973, S. 1ff.
(Korn 1973=) Korn, Karl, Zur neuen Initiative der Orthographie-
    reformer, in: Frankfurter Allgemeine Zeitung vom
    7.3.1973
(Kossow 1972=) Kossow, Hans-Joachim, Zur Therapie der Lese-Recht-
    schreibschwäche, Berlin 1972
(Köster 1973=) Köster, Sabine, Mein Versuch, die Gliederungs-
    und Differenzierungsschwäche bei lese-rechtschreib-
    schwachen Kindern durch den Einsatz ausgewählter Medien
    innerhalb des Förderunterrichts zu therapieren, un-
    veröffentlichte Examensarbeit zur 2. Staatsprüfung für
    das Lehramt an Grund- und Hauptschulen, Ibbenbüren 1973
(Köster 1974=) Köster, Sabine, Probleme der Diagnose bei
    Legasthenikern, unveröffentlichte Diplomarbeit, Münster
    1974
(Kötter/Grau 1966=) Kötter, Ludwig/ Grau, Uwe, Welche Umstell-
    schwierigkeiten sind bei einer Rechtschreibreform zu er-
    warten? Empirische Untersuchung zum Einfluß unvermittelt
    eingeführter gemäßigter Kleinschreibung auf die Lese-

bzw. Schreibleistung von Schülern und Studenten, Deutsches Institut für pädagogische Forschung, Frankfurt 1966

(Kowarik/Kraft 1973=) Kowarik, O./Kraft, J., Die Legasthenie und ihre methodische Behandlung, Pädagogik der Gegenwart, Wien 1973

(Kracht 1974=) Kracht, Harald, Die rechtschreibreform in Dänemark, in: Drewitz, I./Reuter, E. (Hrsg.): vernünftiger schreiben. reform der rechtschreibung, Frankfurt 1974, S. 133-137

(Kultusministererlaß 1973=) Kultusministererlaß, Richtlinien zur Förderung von Schülern mit isolierter Lese-Rechtschreibschwäche (LRS), Runderlaß des Kultusministers vom 4.1o.1973, II A 5.7o-2o/o-2oo8/73

(Kutalek 1974=) Kutalek, Norbert, Soziologische Gesichtspunkte zur Rechtschreibreform, in: Hiestand, W. (Hrsg.): Rechtschreibung - Müssen wir neu schreiben lernen? Weinheim 1974, S. 39-45

(Landmann 1975=) Landmann, Michael, Rettet die Großschreibung, in: Jahrbuch für Internationale Germanistik 1975, S. 4o-45

(Landolt 1976=) Landolt, Rolf, Beibehalten oder übernehmen? Eine umfrage des instituts Isopublic im auftrag der Weltwoche, in: Mitteilungen des Bundes für vereinfachte rechtschreibung, september 1976, S. 2o-23

(Ledl 1975=) Ledl, Viktor, Die lesbarkeit der kleinschreibung, in: die tribüne, 2/1975, S. 1 f.

(Leipziger Lehrerverein 1931=) "vereinfacht die rechtschreibung! ein vorschlag des leipziger lehrervereins", 1931. in: Nerius, Dieter: Untersuchungen zu einer Reform der deutschen Orthographie, Berlin, DDR 1975, S. 82 f.

(Lory 1966=) Lory, Peter, Die Leseschwäche, München 1966

(Lyons 1973=) Lyons, John, Einführung in die moderne Linguistik, München 1973

(Luckmann 1973=) Luckmann, Thomas, Aspekte einer Theorie der Sozialkommunikation, in: Althaus, H.P./Henne, H./Wiegand, H.E.: Lexikon der Germanistischen Linguistik, Tübingen 1973, S. 1-13

(Machemar 1973=) Machemar, Peter, Auslese, Analyse des Verhaltens und Behandlung von Legasthenikern unter besonderer Berücksichtigung verhaltenstherapeutischer Aspekte und des Einsatzes der Eltern als Hilfstherapeuten, Dissertation Münster 1973

(Malmquist/Valtin 1974=) Malmquist, E./Valtin, R., Förderung legasthenischer Kinder in der Schule, Weinheim und Basel 1974

(Maser 1974=) Maser, Siegfried, Systematik der Kommunikationswissenschaft, in: Paschen, Harm: Kommunikation, München 1974, S. 41-47

(Masser 1977=) Masser, Achim, Norm und praxis in der deutschen orthographie, in: die tribüne, nr. 71, heft 2/1977, S. 1-5

(Matthiesen 1973=) Matthiesen, Hayo, Gemeinsame Deutschstunde? Die Reform der Rechtschreibung, die DDR und die Germanistik, in: Die Zeit vom 23.2.1973

(Meis 197o=) Meis, Rudolf, Diagnostischer Rechtschreibtest DRT 4-5, Schulleistungstest für 4. und 5. Klassen von Rudolf Neis, herausgegeben von Ingenkamp in der Reihe: Deutsche Schultests, Weinheim 197o

(Meyer, Hans u. Ruth 1972=) Meyer, Hans und Ruth, Lese-Rechtschreibschwäche und ihre Behandlung im Unterricht (I), Hannover 1972

(Mitgliederrundbrief 1974-1978=) Mitgliederrundbrief "vernünftig schreiben" der "aktion kleinschreibung", Tuttlingen/Immendingen 1974-1978

(Mitteilungen 1976=) Mitteilungen des Bundes für vereinfachte rechtschreibung, Nr. 3, September 1976

(Mitteilungen 1961=) Mitteilungen I der Österreichischen Kommission für die Orthographiereform I, 1961, redigiert von Richard Meister, Wien 1961

(Mitteilungen 1962=) Mitteilungen II der Österreichischen Kommission für die Orthographiereform, redigiert von Richard Meister, Wien 1962

(Moos 1974=) Moos, Gerhard, Die "wiesbadener empfehlungen" sind die richtige mitte, in: Drewitz, I./Reuter, E.: vernünftiger schreiben, reform der rechtschreibung, Frankfurt 1974, S. 4o-42

(Moser 1951=) Moser, Hugo, Die Entstehung der neuhochdeutschen Einheitssprache, in: Der Deutschunterricht, Stuttgart, Bd. 3, 1951, Heft 1, S. 58-74

(Moser 1955=) Moser, Hugo, Rechtschreibung und Sprache. Von den Prinzipien der deutschen Orthographie, in: Der Deutschunterricht, Stuttgart 1955, Bd. 7, Heft 3, S. 5-3o

(Moser 1958=) Moser, Hugo, Groß- oder Kleinschreibung, ein Hauptproblem der Rechtschreibreform, Mannheim 1958

(Moser 1963=) Moser, Hugo, Vermehrte Großschreibung - ein Weg zur Vereinfachung der Rechtschreibung? Duden-Beiträge zu Fragen der Rechtschreibung, Grammatik und des Stils, Mannheim 1963

(Moser 1975=) Moser, Hugo, 15 Jahre später: Nochmalige Überlegungen zum Problem der Großschreibung der "Hauptwörter", in: Jahrbuch für Internationale Germanistik, Bern 1975, S. 16-3o

(Müller, Rudolf 1966=) Müller, Rudolf, Diagnostischer Rechtschreibtest, DRT 2-3, DRT 3-4, Weinheim 1966

(Müller, Rudolf 1966a=) Müller, Rudolf, Anleitungsheft zum DRT 2, Weinheim 1969

(Müller, Rudolf 1969=) Müller, Rudolf, Anleitungsbuch zum Material für gezieltes Rechtschreibtraining (MGR), Weinheim 1969

(Müller-Marzohl 1972=) Müller-Marzohl, Alfons, Die Reformbestrebungen in der Schweiz, in: Pacolt, Ernst (Hrsg.): Beiträge zur Erneuerung der deutschen Rechtschreibung, Wien 1972, S. 53-7o

(Müller-Marzohl 1974a=) Müller-Marzohl, Alfons, Das schweizerische nein und seine entstehungsgeschichte, in: Hiestand, Wilhelm (Hrsg.): Rechtschreibung, Müssen wir neu schreiben lernen? Weinheim 1974, S. 186 f.

(Müller-Marzohl 1974b=) Müller-Marzohl, Alfons, 1oo jahre diskussion um die rechtschreibung in der Schweiz, in: Schweizer Schule 3/1974, S. 95-1o1

(Müller-Marzohl 1974c=) Müller-Marzohl, Alfons, Die schweizerische orthografiekonferenz vom 18. januar 1974. Ein tagungsbericht, in: Schweizer Schule, 3/1974, S. 117-118

(Naef 1971=) Naef, K.J., Zur Rechtschreibreform. Das Wiener Symposion 22. bis 26. März 1971, in: Schweizer Rundschau 1970/ 1971, S. 226-237

(Nerius 1975=) Nerius, Dieter, Untersuchungen zu einer Reform der deutschen Orthographie, Berlin 1975

(Nündel 1967=) Nündel, Ernst, Das Diktat, in: Der Deutschunterricht, Stuttgart 1967, Heft 3, S. 82-9o

(von Oertzen 1974=) von Oertzen, Peter, Herr Stöcklein als Großinquisitor oder: Verfolgungswahn als Grundlage politischer Polemik, in: Das Parlament Nr. 38, 21.9.1974

(Oevermann 197o=) Oevermann, Ulrich, Sprache und soziale Herkunft, Berlin 197o

(Österreichische Kommission 1976=) Österreichische Kommission für die Orthographiereform, in: Die Tribüne 2/1977, S. 3 ff.

(Pacolt 1972=) Pacolt, Ernst, Das Ringen um eine Rechtschreibreform, in: Pacolt, Ernst (Hrsg.): Beiträge zur Erneuerung der deutschen Rechtschreibung, Wien 1972, S. 7-17

(Pacolt 1974=) Pacolt, Ernst, Kongress in Wien, Die reform der deutschen rechtschreibung, in: Mitgliederrundbrief der bürgerinitiative ak "vernünftig schreiben" 1/74, S. 5 ff.

(Pacolt 1977=) Pacolt, Ernst, Österreichische Kommission für die Orthographiereform beim Bundesministerium für Unterricht und Kunst, in: Die Tribüne, 1/1977, S. 6-9

(Pacolt 1976a=) Pacolt, Ernst, Vereinfachung der Großschreibung durch gemäßigte Kleinschreibung, in: die Tribüne, Sondernummer, april 1976, S. 1-8

(Pacolt 1976b=) Pacolt, Ernst, Pädagogische argumente für die gemäßigte kleinschreibung, in: die tribüne 2/1976, S. 5-11

(Penzl 1974=) Penzl, Herbert, Zur Frage der deutschen Rechtschreibreform, in: Jahrbuch für Internationale Germanistik, 1974, Heft 1, S. 9-15

(Piirainen 1968=) Piirainen, Ilpo Tapani, Graphematische Untersuchungen zum Frühneuhochdeutschen, Berlin 1968

(Piirainen 1971=) Piirainen, Ilpo Tapani, Grapheme als quantitative Größen, in: Linguistische Berichte, Band 13, 1971, S. 81 f.

(Piirainen 1975/76=) Piirainen, Ilpo Tapani, Unveröffentlichte Ausarbeitungen zum Forschungsvorhaben : Entwicklung der deutschen Rechtschreibung, Kapitel Sprache und Schrift, Prinzipien der deutschen Rechtschreibung, Münster 1975/76

(Plautz 1977=) Plautz, Adolf, Stellungnahme steirischer lehrer zur rechtschreibreform, in: Die tribüne, 2/1977, S. 7-9

(Plickat 1965=) Plickat, H.-H., Rechtschreibfehler und Rechtschreibreform, in: Unsere Volksschule, 1965, 16/1, S. 23-24

(Plickat 1971=) Plickat, H.-H., Handbuch der Unterrichtsforschung in Schule und Hochschule, Berlin Bd. 3, 1971, Spalte 2888 ff.

(Pomm/Mewes 1974=) Pomm, Hermann Peter/Mewes, Ute/Schüttler, Heike u.a., Die Entwicklung der Rechtschreibleistung von Schulkindern unter besonderer Berücksichtigung von Reformvorschlägen, in: Augst, Gerhard (Hrsg.): Deutsche Rechtschreibung mangelhaft? Materialien und Meinungen, Heidelberg 1974, S. 59-79

(Posner 1973=) Posner, Roland, Linguistische Poetik, in: Althaus, H.P./Henne, H./Wiegand, H.E.: Lexikon der Germanistischen Linguistik, Tübingen 1973, S. 513-522

(Prescher 1973=) Prescher, Gerd, Rechtschreibreform in zwei Stufen, in: Die tribüne 2/1973, folge 43, S. 15

(Pressespiegel der GEW 1973=) Pressespiegel der GEW, Sonderausgabe vom Kongreß "Reform der Rechtschreibung" 5./6.1o. 1973 in Frankfurt, Hrsg. Gewerkschaft Erziehung und Wissenschaft am 12. Okt. 1973

(Plichat 1974=) Plichat, H., Rechtschreibreform, Rechtschreibfehler, Rechtschreibzensur, Ergebnisse einer fehleranalytischen Untersuchung, in: Westermanns Pädagogische Beiträge, 1974, S. 247-254

(Prokoph/Prokoph 1974=) Prokoph, Magda/Prokoph, Kurt, Befähigung der Schüler zum Gebrauch des Wörterverzeichnisses der "Deutschen Rechtschreibung", in: Deutschunterricht, DDR 1974, Heft 6, S. 352-362

(Raschke 1862=) Raschke, Manuel, Proben und Grundsäze der deutschen Schreibung auß fünf Jarhunderten, Wien 1862

(von Raumer 1837=) von Raumer, Rudolf, Aspiration und Lautverschiebung, Leipzig 1837

(von Raumer 1855=) von Raumer, Rudolf, Über Deutsche Rechtschreibung, Wien 1855

(Rechtschreibausschuß 1951=) Rechtschreibausschuß des lehrerverbandes Niedersachsens, Vorschlag zur vereinfachung der deutschen rechtschreibung, in: Nerius, Dieter: Untersuchungen zur deutschen Orthographie, Berlin, DDR, 1951, S. 85

(Reimann 1977=) Reimann, Peter, Zur Diagnose erwartungswidriger Schulleistungen, in: Westermanns Pädagogische Beiträge, 1977, Heft 9, S. 361-365

(resolution 1973=) resolution des kongresses "vernünftiger schreiben", beschlossen am 5./6. oktober 1973, in: Drewitz, I./Reuter, E. (Hrsg.): vernünftiger schreiben, reform der rechtschreibung, Frankfurt 1974, S. 177 ff.

(Richtlinien Grundschule, Sprache 1973=) Richtlinien und Lehrpläne für die Grundschule für Nordrhein-Westfalen, Sprache, Eine Schriftenreihe des Kultusministers, Wuppertal, Ratingen 1973

(Richtlinien Hauptschule, Sprache 1973=) Richtlinien und Lehrpläne für die Hauptschule für Nordrhein-Westfalen, Sprache, Eine Schriftenreihe des Kultusministers, Ratingen 1973

(Riehme 1974=) Riehme, Joachim, Probleme und Methoden des Rechtschreibunterrichts, Berlin 1974

(Riehme 1974a=) Riehme, Joachim, Zur Bedeutung der Wort- und Formenbildung für die Erlernung der Orthographie, in: Deutschunterricht, DDR, 1974, Heft 6, S. 332-346

(Riehme 1974b=) Riehme, Joachim, Zur Verbesserung der orthographischen Leistungen der Schüler, in: Deutschunterricht, DDR 1974, Heft 2, S. 66-81

(Riehme 1974c=) Riehme, Joachim, Probleme und Methoden des Rechtschreibunterrichts, Berlin 1974

(Riehme 1974d=) Riehme, Joachim, Zur weiteren inhaltlichen Ausgestaltung des Orthographie- und Grammatikunterrichts, in: Deutschunterricht, DDR, 1974, Heft 6, S. 322-331

(Roemheld 1955=) Roemheld, Friedrich, Die Längenbezeichnung in der deutschen Rechtschreibung, in: Der Deutschunterricht, Stuttgart 1955, S. 71-81

(Ruhfus-Köster 1975/76=) Ruhfus-Köster, Sabine, Unveröffentlichte Ausarbeitungen zum Forschungsvorhaben: Entwicklung der deutschen Rechtschreibung, Kapitel, Kommunikation, Rechtschreibunterricht, Legasthenie, Münster

(Ruprecht 1857=) Ruprecht, Ludwig, Die deutsche Rechtschreibung vom Standpunkte der historischen Grammatik, Göttingen 1857

(Sanders 1879=) Sanders, Daniel, Orthographisches Hilfsbüchlein, Leipzig 1879

(Schau 1974=) Schau, Albrecht, Rechtschreiben als normsystem, Gibt es ein "recht"-schreibsystem?, in: Das Parlament, Nr. 38 vom 21.9.1974

(Scheffler 1973=) Scheffler, Heinrich, Die deutsche Sprache ist ein kostbares Gut, in: Frankfurter Allgemeine Zeitung 26.3.1973

(Schenk-Danzinger 1971=) Schenk-Danzinger, Lotte, Handbuch der Legasthenie, Weinheim 1971

(Schenk-Danzinger 1974=) Schenk-Danzinger, Lotte, Psychologische grundlegung der rechtschreibung, in: Hiestand, W. (Hrsg.): Rechtschreibung. Müssen wir neu schreiben lernen? Weinheim 1974, S. 27-39

(Scherzinger 1975=) Scherzinger, Gerhard, Diagnose: Legasthenie. Meldeverfahren - Testverfahren - Gutachten, Weinheim 1975

(Schild 1974=) Schild, René, berichte aus der Schweiz, in: Drewitz, I./Reuter, E. (Hrsg.): vernünftiger schreiben, reform der rechtschreibung, Frankfurt 1974, S. 132 f

(Schlee 1976=) Schlee, Jörg, Legasthenieforschung am Ende? München 1976

(Schmidt 1973=) Schmidt, Siegfried, Texttheorie: Pragmalinguistik, in: Althaus, H.P./Henne, H./Wiegand, H.E.: Lexikon der Germanistischen Linguistik, Tübingen 1973, S. 233-244

(Schott 1974=) Schott, Gerda, Großschreibung und Datenverarbeitung, in: Das Parlament, Nr. 38 vom 21.9.1974

(Schway 1977=) Schway, Fritz, Stand der Rechtschreibreform, in: Mitgliederrundbrief vernünftig schreiben der aktion kleinschreibung "ak" 5/1977

(Schule 6/1973=) Rechtschreibung - Unantastbares Kulturgut oder sinnlose Schikane,an der Millionen Schüler scheitern? in: Schule 6/1973

(Schwartz 1969=) Schwartz, Erwin, Erfolg und Versagen in der
   Grundschule, in: Westermanns Pädagogische Beiträge 1969,
   Heft 7, S. 383-388

(Schweizer Bund 1946=) Schweizer Bund für vereinfachte Rechtschreibung, Die erneuerung der deutschen rechtschreibung, Vorschläge des "bundes für vereinfachte rechtschreibung", (Schweiz), 1946, in: Nerius, Dieter: Untersuchungen zur Reform der deutschen Orthographie, Berlin, DDR, 1975, S. 83

(Schweizerische Orthographiekonferenz 1963=) Stellungnahme der Schweizerischen Orthographiekonferenz zu den Empfehlungen des Arbeitskreises für Rechtschreibregelung, 1963, in: Nerius, Dieter: Untersuchungen zu einer Reform der deutschen Orthographie, Berlin, DDR, 1975, S. 88

(Sirch 1975=) Sirch, Karl, Der Unfug mit der Legasthenie, Stuttgart 1975

(Smith 1974b=) Smith, Ronald, Modelle der Kommunikation, in: Paschen, Harm: Kommunikation, München 1974, S. 57-68

(Stuttgarter Empfehlungen 1954=) Empfehlungen zur Erneuerung der deutschen Rechtschreibung 1954, in: Weisgerber, Leo: Die Grenzen der Schrift. Der Kern der Rechtschreibreform, Düsseldorf 1955, S. 4o ff, ebenso in: Nerius, Dieter: Untersuchungen zu einer Reform der deutschen Orthographie, Berlin, DDR, 1975, S. 86 f.

(Tamm 1969=) Tamm, Helmut, Lies mit uns, schreib mit uns, Arbeitsbuch für Rechtschreib-Fördergruppen und für die innere Differenzierung des Unterrichts, Klasse 2, 3, 4, 5, Weinheim 1968/1973

(Tamm 1971=) Tamm, Helmut, Die Betreuung legasthenischer Kinder, Weinheim 1971

(Tielebier-Langenscheidt 1974=) Tielebier-Langenscheidt, Karl Ernst, Was wird die Rechtschreibreform kosten? in: Das Parlament, Nr. 38, 21.9.1974

(Ungeheuer 1974=) Ungeheuer, Gerold, Zur Bedeutung der Kommunikationswissenschaft, in: Paschen, Harm: Kommunikation, München 1974, S. 11-23

(Unseld 1974=) Unseld, Siegfried, Plädoyer zu einem Denkproblem, in: Das Parlament, Nr. 38, 21.9.1974

(Vachek 1939=) Vachek, Josef, Zum Problem der geschriebenen Sprache, 1939, in: Vachek, Josef: Selected Writings in English and General Linguistics, Academia Prague 1976, S. 112-121

(Vachek 1971=) Vachek, Josef, Zu allgemeinen Fragen der Rechtschreibung und der geschriebenen Norm der Sprache, in: Stilistik und Soziolinguistik, Berlin 1971, Band 8, S. 1o2-122

(Valtin 1971=) Valtin, Renate, Auditiv-sprechmotorische Fähigkeiten von Legasthenikern, in: Schwarz, Erwin (Hrsg.): Beiträge zur Reform der Grundschule, Frankfurt 1971

(Valtin 1972=) Valtin, Renate, Empirische Untersuchungen zur Legasthenie, Hannover 1972

(Valtin 1973=) Valtin, Renate, Einführung in die Legasthenie - Forschung, Weinheim 1973

(Vorschläge 1921=) Vorschläge des Sachverständigenausschusses beim Reichsinnenministerium über die Vereinfachung der Rechtschreibung 1921, in: Weisgerber, Leo: Die Verantwortung für die Schrift, Duden-Beiträge, Heft 18, Mannheim 1964, S. 3 ff.

(Vorschläge 1946=) Vorschläge des Vorausschusses zur Bearbeitung der Frage der Rechtschreibreform bei der Deutschen Verwaltung für Volksbildung, 2. Fassung, in: Muttersprache, 1, 1949, S. 76 ff.

(Valtin 197o=) Valtin, Renate, Legasthenie - Theorien und Untersuchungen, Weinheim 197o

(Vrticka 197o=) Vrticka, K., Lese- und Rechtschreibschwäche in phoniatrischer Sicht, in: Hägi, H./Bürli, A./Mathis, A.: Legasthenie - Ursachen, Erscheinungsformen, Erfassung, Behandlung, S. 93-99

(Wacker 1972=) Wacker, Erich, Erstleseunterricht, in: Wolfrum, Erich (Hrsg.): Taschenbuch des Deutschunterrichts, Esslingen 1972

(Weber, H. 1973=) Weber, Heinrich, Synpleremik II: Morphemik, in: Althaus, H.P./Henne, H./Wiegand, H.E.: Lexikon der germanistischen Linguistik, Tübingen 1973, S. 163-175

(Weber, W. 1958=) Weber, Walter, Das Aufkommen der Substantivgroßschreibung im Deutschen, München 1958

(Weisgerber, B. 1974b=) Weisgerber, Bernhard, Rechtschreibreform in der Grundschule?, in: Die Grundschule,1974, Heft 6, S. 324-329

(Weisgerber, L. 1955=) Weisgerber, Leo, Die Grenzen der Schrift. Der Kern der Rechtschreibreform, Arbeitsgemeinschaft für Forschung des Landes NRW, Düsseldorf 1955

(Weisgerber, L. 1964=) Weisgerber, Leo, Die Verantwortung für die Schrift, Duden-Beiträge, Mannheim 1964, Heft 18

(Weisgerber, L. 1972=) Weisgerber, Leo, Sprache und Rechtschreibung, in: Pacolt, Ernst (Hrsg.): Beiträge zur Erneuerung der deutschen Rechtschreibung, Wien 1972, S. 18-37

(Weisgerber, L. 1974a=) Weisgerber, Leo, Rechtschreibreform, Bedingungen, Umfang und Zeitpunkt, in: Jahrbuch für internationale Germanistik, 1974, Heft 1, S. 42-59

(Wiener Empfehlungen 1973=) Wiener Empfehlungen 18./19. Oktober
1973, in: Hiestand, Wilhelm (Hrsg.): Müssen wir neu
schreiben lernen? Weinheim 1974, S. 171-182

(Wiener Kongreß 18./19.1o.1973=) die reform der deutschen
kleinschreibung, in: Drewitz, I./Reuter, E. (Hrsg.): vernünftiger schreiben, reform der rechtschreibung,
Frankfurt 1974, S. 167 ff.

(Wiener Symposion 1971=) Wiener Symposion, in: Pacolt, Ernst
(Hrsg.): Beiträge zur Erneuerung der deutschen Rechtschreibung, Wien 1972, S. 15-17

(Wiesbadener Empfehlungen 1958=) Wiesbadener Empfehlungen des
Arbeitskreises für Rechtschreibregelung, Authentischer
Text, Duden-Beiträge, herausgegeben von Grebe, Paul,
Heft 2, Mannheim 1959

(Wilmanns 188o=) Wilmanns, W., Kommentar zur Preußischen Schulorthographie, Berlin 188o

(Winter 1949=) Winter, G., Die Änderung der deutschen Rechtschreibung, in: Muttersprache 1949-5o, Heft 1, S. 74-84

(Wuster 1961=) Wuster, Eugen, Auszüge aus dem Entwurf: "Die
Vereinfachung der Großschreibung durch Beseitigung
willkürlicher Kleinschreibungen" (19.8.1961), in:
Mitteilungen der Österreichischen Kommission für die
Orthographiereform, redigiert von Richard Meister,
Wien 1961, S. 55 ff.

(Wuster 1962=) Wuster, Eugen, Vereinfachung der Großschreibung
durch Beseitigung willkürlicher Kleinschreibung, in:
Muttersprache, Wien 1962, Heft 8

(Wuster 1974=) Wuster, Eugen, Verwechslungsmöglichkeiten beim
Kleinschreiben, in: Jahrbuch für internationale Germanistik, Heft 2, 1974, S. 2o-34

(Wuster 1975=) Wuster, Eugen, Neun Fragen zur Schreibung der
deutschen s-Laute, in: Muttersprache, 1975, S. 122-129

(Zingeler-Grundlach 1973=) Zingeler-Grundlach, U./Langheinrich,
D. u.a., Fehleranalyse von guten und schwachen Rechtschreibleistungen normalbegabter Grundschüler, in:
Valtin, Renate (Hrsg.): Einführung in die Legasthenieforschung, Weinheim 1973, S. 75- 85

(Zoller 1974=) Zoller, Walter, Meinungen zur Rechtschreibung
und Rechtschreibreform / Ergebnisse einer Umfrage,
in: Augst, Gerhard (Hrsg.): Deutsche Rechtschreibung
mangelhaft? Heidelberg 1974, S. 91-117

www.ingramcontent.com/pod-product-compliance
Ingram Content Group UK Ltd.
Pitfield, Milton Keynes, MK11 3LW, UK
UKHW021835210426
5322IPUK00021B/304